一看就懂的人体健康说明书

3D人体解剖图

骨骼、关节、肌肉

编著 [日] 竹井仁 日本首都大学东京大学院教授　　译 赵百灵

审读 任栓成 生理学博士、中国人民解放军陆军军医大学基础医学院副教授

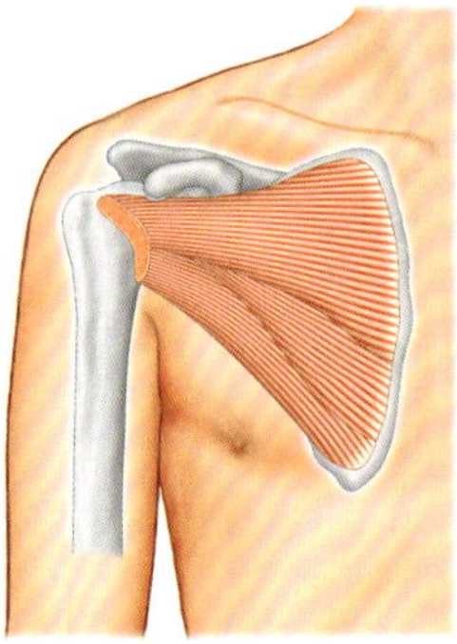
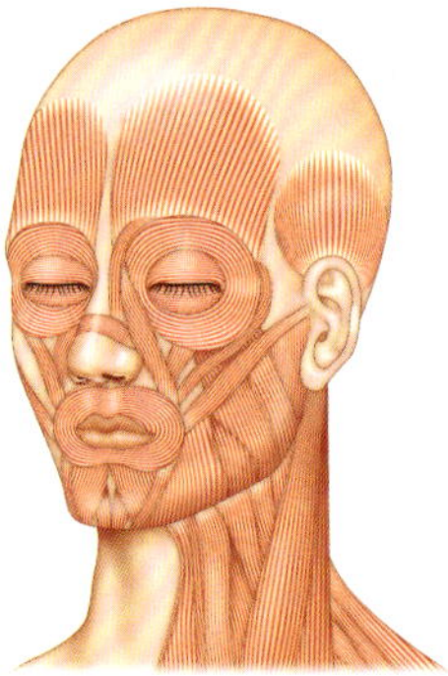
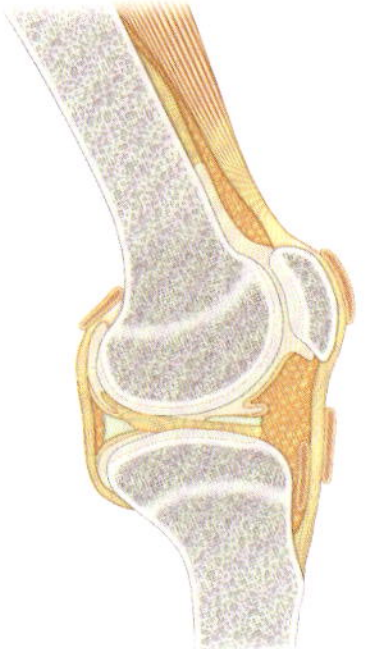
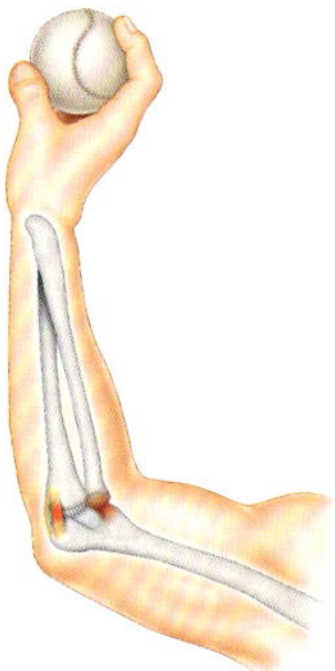

江西科学技术出版社

序言

对人体运动系统的解剖学及其功能的学习，对于理疗师、职业治疗师、推拿按摩师、针灸师、艾灸师，以及其他各类体育从业人员而言至关重要。不过，其信息量非常庞大，即使学习对象只有一条肌肉，也必须掌握其起点、止点、走向、作用、神经支配、血管等各种各样的知识。而且，在临床实践中，相关从业者必须在理解皮肤或筋膜的结构和功能的基础上，掌握正确触诊其下方多层重叠的肌肉或关节活动，并将其应用于治疗的能力和技术。

因此，作为学生必须付出巨大的努力，花费大量的时间完成相关学习。本书内容丰富完备，既包含佐以大量插图的最小必要信息，也涉及可以应用于临床的专业知识，旨在对相关从业者的日常学习有所帮助。

本书着眼于人体各部位的主要肌肉和关节、韧带，利用大量精细的插图，对其结构、作用、主要动作等进行了通俗易懂的解说。此外，还列举了主要的肌肉和关节、韧带在日常生活和运动中容易出现的病变(损伤)，让读者对其功能和作用有更加具象的了解。另外，还增加了学习人体运动时不可或缺的生物力学、正常姿势和异常姿势、正常步态和异常步态等内容。

本书包含大量必须记忆的内容，因此对于有志从事医疗相关工作的学生和新入职的医疗人员，可能会稍有难度。但笔者认为本书是一本妙趣横生的读物，即使仅浏览插图，也可以了解肌肉和关节的运动方式。

如果各位读者将本书作为学习指南，甚至作为读物广泛应用，那将是笔者的莫大荣幸。

日本首都大学东京大学院 教授

竹井仁

目录CONTENTS

PART 1 ☛ 骨、关节、肌肉的构造和功能

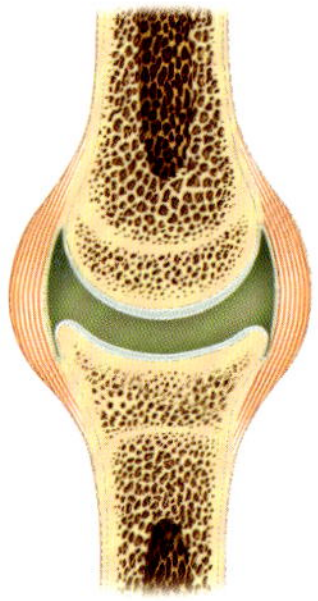

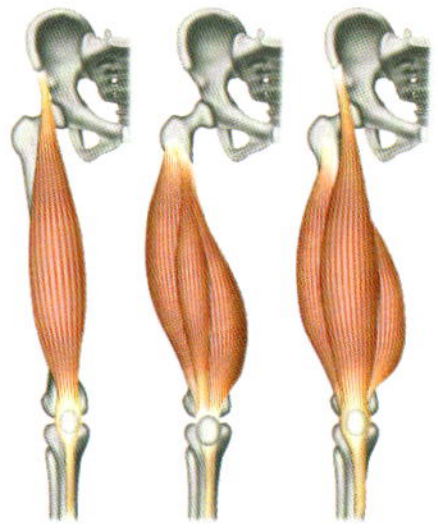

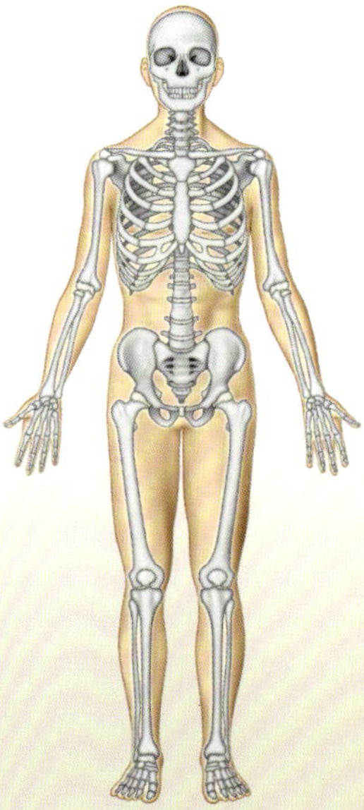

CONTENTS

PART 2 ☛ 人体解剖及其功能

上肢（手臂）的运动

下肢（腿部）的运动

躯干的运动

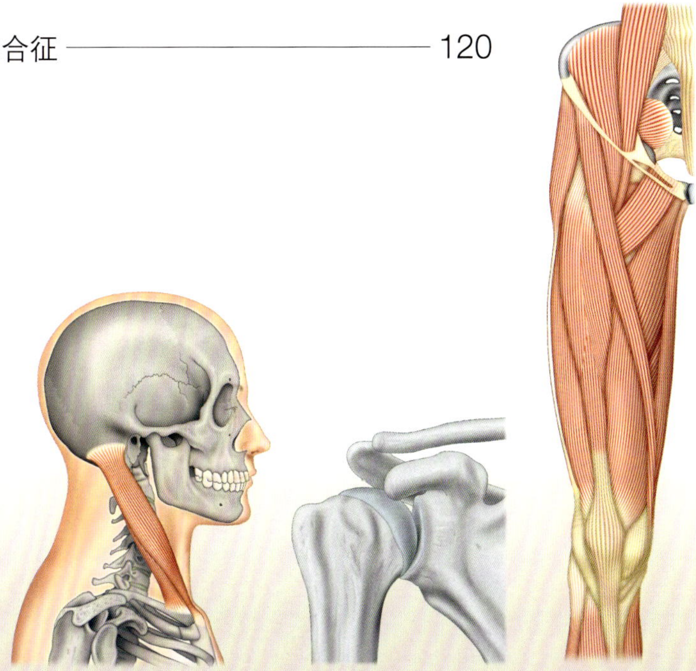

CONTENTS

PART 3 ☛ 姿势和步行的机制

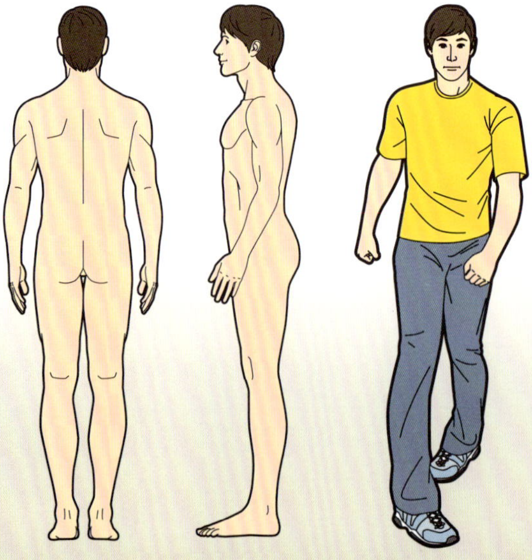

PART 4 ☛ 运动造成的急性损伤和慢性损伤

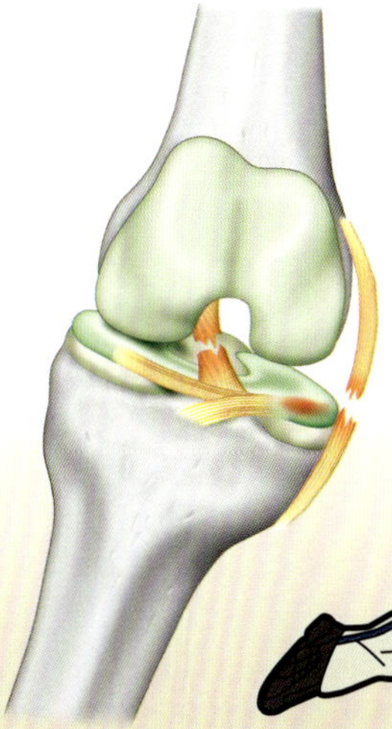

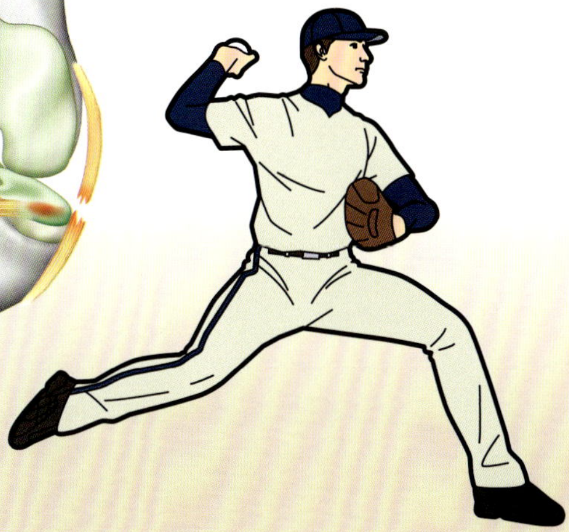

本书的用法

本书由通俗易懂的文字和细致的插图组成，便于初学者理解。

正文中的重要词句用醒目的红色标注

相关内容的标题和页码

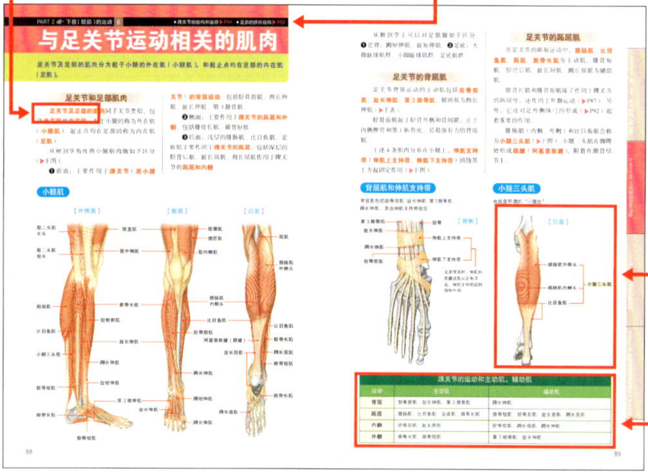

本书通过真实而精细的插图表现骨骼、关节和肌肉的细节，方便读者理解肌肉和关节的构造与功能。特别重要的名称配有背景色

通过简单易懂的表格汇总读者需要了解的信息

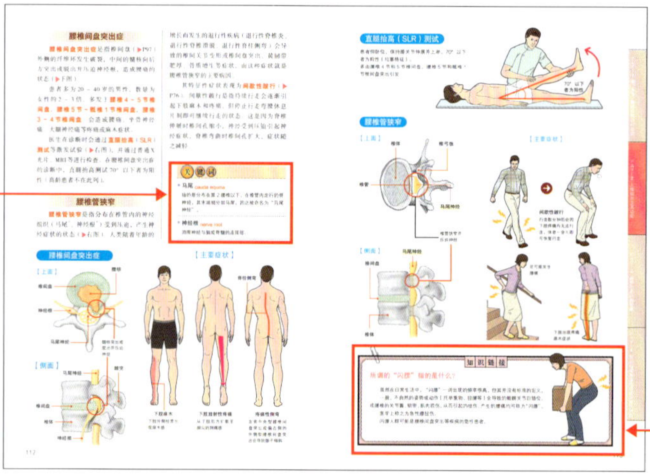

“关键词”栏目对正文和插图中出现的词汇进行讲解

“知识链接”中介绍了正文内容的延伸信息

本书的内容

PART 1 ☛ **骨、关节、肌肉的构造和功能**

本章介绍了骨、关节、肌肉基本的构造和功能。

PART 2 ☛ **人体解剖及其功能**

本章将人体分为上肢（手臂）、下肢（腿部）、躯干，介绍了各部位的骨、关节、韧带、肌肉等的名称、功能、运动和典型疾病等。

PART 3 ☛ **姿势和步行的机制**

本章在读者理解人体动作的基础上，讲解了重要的姿势和步行的基础知识。

PART 4 ☛ **运动造成的急性损伤和慢性损伤**

本章列举了典型的急性运动损伤和慢性运动损伤，并对其原因与应对方法等进行了讲解。

PART 1

骨、关节、肌肉的构造和功能

骨、关节、肌肉是支持人体活动的主要运动器官。骨骼系统由骨构成，骨与骨之间的连结部分叫作关节。关节活动是由肌肉带动的。

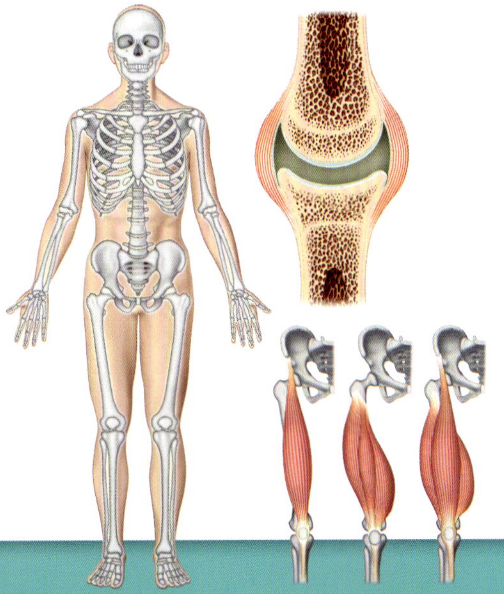

• 关节的活动和结构 ▶ P6 • 骨骼肌的功能 ▶ P14

骨的种类和结构

人体的骨按形态可分为长骨、短骨、扁骨、籽骨、不规则骨及含气骨。骨由骨膜、骨质（骨密质、骨松质）、骨髓、关节软骨组成。

骨的功能

骨相互连结构成骨骼，并与**关节**（▶P6）共同参与被动运动功能。肌肉（▶P14）具有**主动运动功能**，**肌肉收缩**（▶P18）可以带动骨和关节运动。

另外，骨还具有**支撑功能**，作为人体内部的支柱，维持人体形态；**保护功能**，保护内脏器官和大脑等免受外力伤害；**储存功能**，储存钙、磷、镁等无机盐；**造血功能**，在骨髓内生成血液成分。

骨的种类

人体的骨骼由大**约 200 块骨**组成。人体骨骼分为中轴骨和附肢骨。中轴骨是人体的支柱，由 23 块颅骨、26 块椎骨、25 块胸廓骨组成。附肢骨附属于中轴骨，由 64 块上肢骨（包括 2 块肩胛骨和 2 块锁骨）、62 块下肢骨（包括 2 块髋骨）以及 6 块听小骨组成。

骨的形状也多种多样，大致可分为**含气骨**、**扁骨**、**短骨**、**长骨**、**不规则骨**和**籽骨**（▶下图）。

骨的种类

根据形状骨大致可分为 6 种

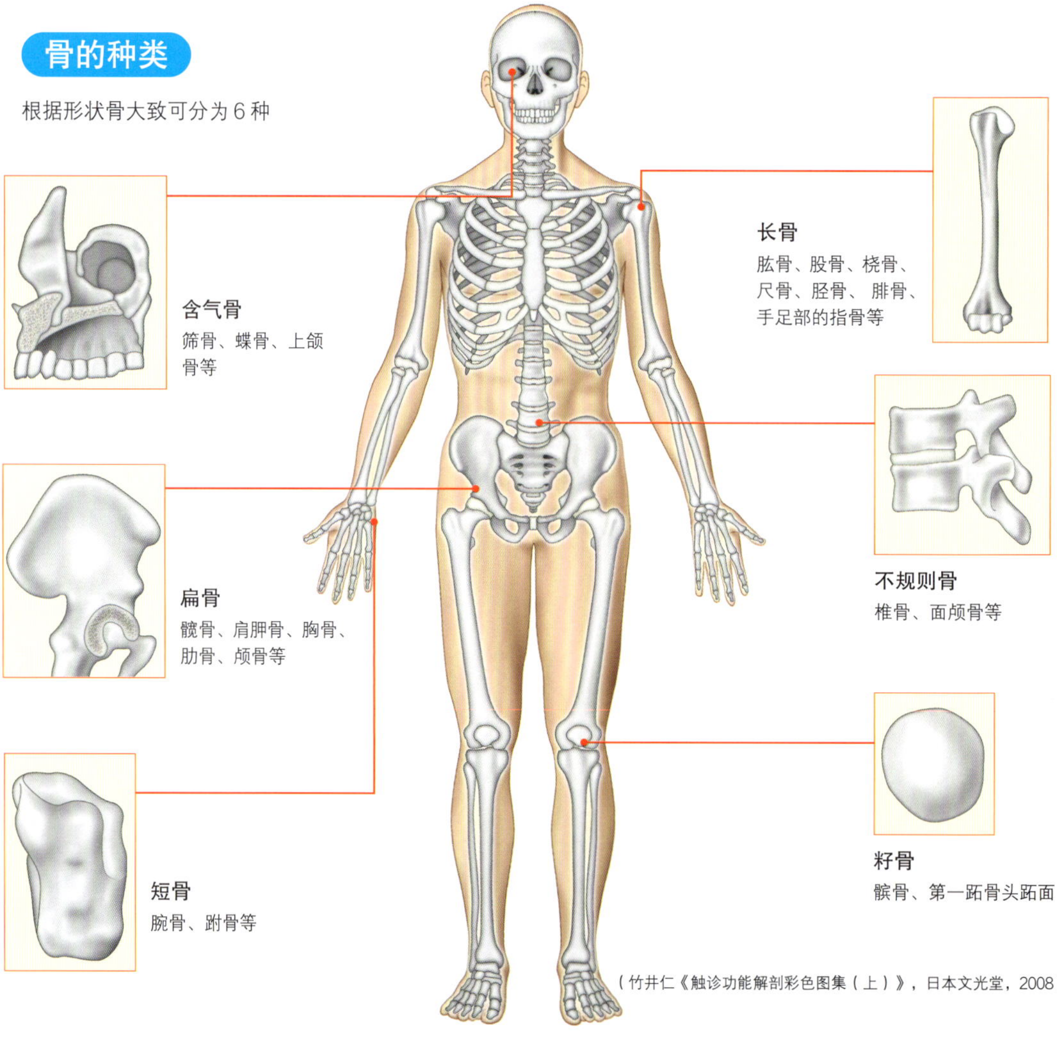

（竹井仁《触诊功能解剖彩色图集（上）》，日本文光堂，2008）

骨的宏观结构

骨骼由**骨膜**、**骨质**、**骨髓**、**关节软骨**组成（▶下图）。长骨的两端称为骨骺，较粗的中部称为骨干，从骨干到骨骺的移行区称为干骺端。长骨自外向内由外骨膜、骨皮质（骨密质）、骨松质、内骨膜组成，骨干中央有骨髓腔。短骨与长骨不同，各部位并无差别，均充满了骨松质。

下图为骨的微观结构。骨皮质致密而坚硬，又称骨密质。骨密质由中央管（**哈弗斯氏管***）以及环绕其呈同心圆状排列的、多层环状骨板组成。其为构成骨皮质的基本结构单位，称为骨单位（osteon）。血管纵行于哈弗斯氏管内，与横向分布的**福克曼氏管***连接。

骨内血流通畅。骨中有❶从骨膜流入骨内的**骨膜动脉**、❷从滋养孔（小孔）进入并贯穿骨密质到达髓腔的**滋养动脉**、❸向骨两端输送血液的**干骺端动脉和骨骺动脉**。

骨上还分布着神经，与动脉共同走行其间。神经纤维走行于骨密质的哈弗斯氏管、福尔克曼氏管内，主要包括感受疼痛的**骨髓神经**（**感觉神经**），以及与血管收缩和扩张有关的**血管运动神经**。

长骨的结构

长骨由骨干、骨骺、干骺端构成

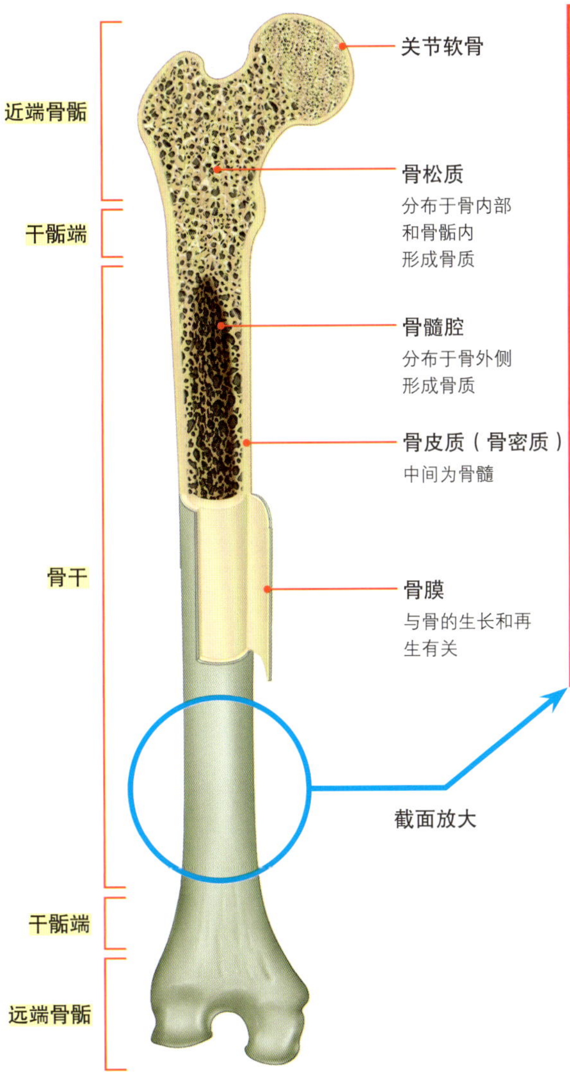

（竹井仁《触诊功能解剖彩色图集（上）》，日本文光堂，2008）

板层骨的组织结构 以哈弗斯氏管为中心呈同心圆状排列

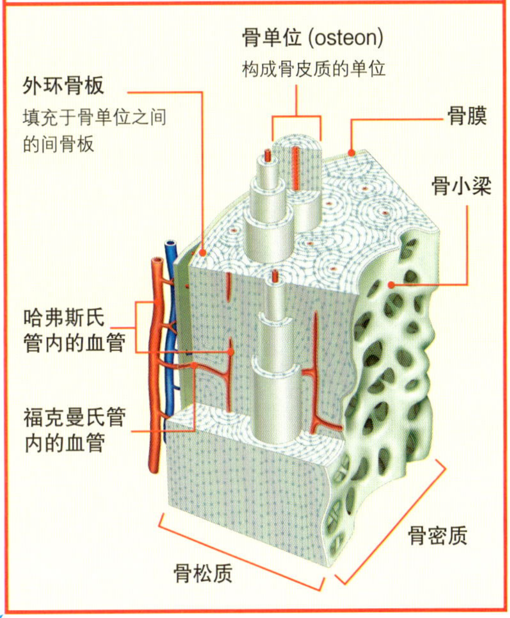

关键词

* **哈弗斯氏管** haversian canal

纵向分布于骨内的管道，内有血管通过。

* **福克曼氏管** volkmann's canal

在骨内横向连通的管道。内有血管通过，与哈弗斯氏管相连。

骨骼生长与代谢（重建）

在胚胎阶段，骨曾以软骨组织的形式存在，之后逐步替换为骨（骨化）。
骨化的过程包括膜内骨化和软骨内骨化。

骨重建

人类一生的骨代谢分为胚胎期：决定骨骼形态；发育期：从出生到成年过程中，骨骼生长并强化的阶段；平衡期：20 ~ 50岁骨质和骨量保持不变；退化期：50岁以后骨量减少。

骨骼发育完全后会反复进行形成、吸收、再形成的新陈代谢，以维持其形态和大小。该过程被称为骨重建（Bone remodeling），❶通过破骨细胞破坏骨组织，❷依靠成骨细胞形成新的骨组织，❸而骨细胞则具有保存骨组织的作用。

骨骼的生成和发育

骨有两种生成方式。一种是膜内骨化，即不通过软骨组织，从间充质*细胞直接形成骨，长骨（▶P2）的横径生长和颅骨的一些扁骨、下颌骨、锁骨等都是通过该方式形成的。

另一种以软骨内成骨的方式发生，被称为软骨内骨化（▶右图），四肢骨、颅底骨、骨盆等都适用于此。

首先，软骨组织出现钙化。软骨组织的中心出现成骨细胞，骨组织逐渐取代钙化的软骨组织。成骨细胞开始骨化的部分称为初级骨化中心，可见于胚胎期7 ~ 8周。上述骨化会不断向两端推进，使软骨不断退化，一直持续到胎儿出生前。胎儿出生后，骨的两端会出现1 ~ 3个次级骨化中心，逐渐形成骨骼。

初级骨化中心和次级骨化中心之间存在一种名为骨骺生长板的软骨组织。骨骺生长板存在期间，骨骼持续增长，骨骺生长板完全消失并形成骨骺线（▶P6）后，骨骼停止生长。通过X光片可以确认骨骺线的生长状况。

与骨重建相关的激素

多种激素在骨骼生长中起着重要的作用。

❶生长激素（growth hormone：GH）：由脑垂体分泌，具有促进骨骺生长板的软骨细胞增殖，使骨骼纵向生长的作用。

❷甲状旁腺激素（parathyroid hormone：PTH）：由位于甲状腺附近的甲状旁腺分泌，PTH可以通过增加破骨细胞的活性促进骨吸收，增加血钙浓度。此外，PTH能促进肾脏合成活性维生素D，其具有促进肠道钙吸收的作用。

❸降钙素具有与PTH相反的作用，可以抑制破骨细胞的活动，抑制骨吸收。它们都具有促进骨形成的作用。

骨形成所需的维生素

维生素D是脂溶性维生素的一种，其作用是促进小肠对钙的吸收，帮助钙沉积在骨骼上。肾脏生成的活性维生素D，在维持体内钙磷平衡、调节骨代谢中起着重要作用。

维生素K多以叶绿醌的形式存在于黄绿色蔬菜内。维生素K能促进骨细胞生成骨钙素，促进骨形成。

维生素C是合成胶原蛋白的酶的辅助因子。骨骼中存在着高韧性的胶原纤维，维生素C对合成这种胶原蛋白至关重要。

维生素A为脂溶性维生素，能增加破骨细胞的活性。因此，慢性过量摄入维生素A会导致骨密度降低。

长骨的软骨内骨化

在发育初期形成透明软骨雏形，在软骨周骨化（❶）后，可见软骨钙化并出现血管（❷）。成骨细胞引起的骨化（初级骨化中心：❸）、骨骺的骨化（次级骨化中心：❹）后，骨骺线形成（❺），骨骼停止生长（❻）

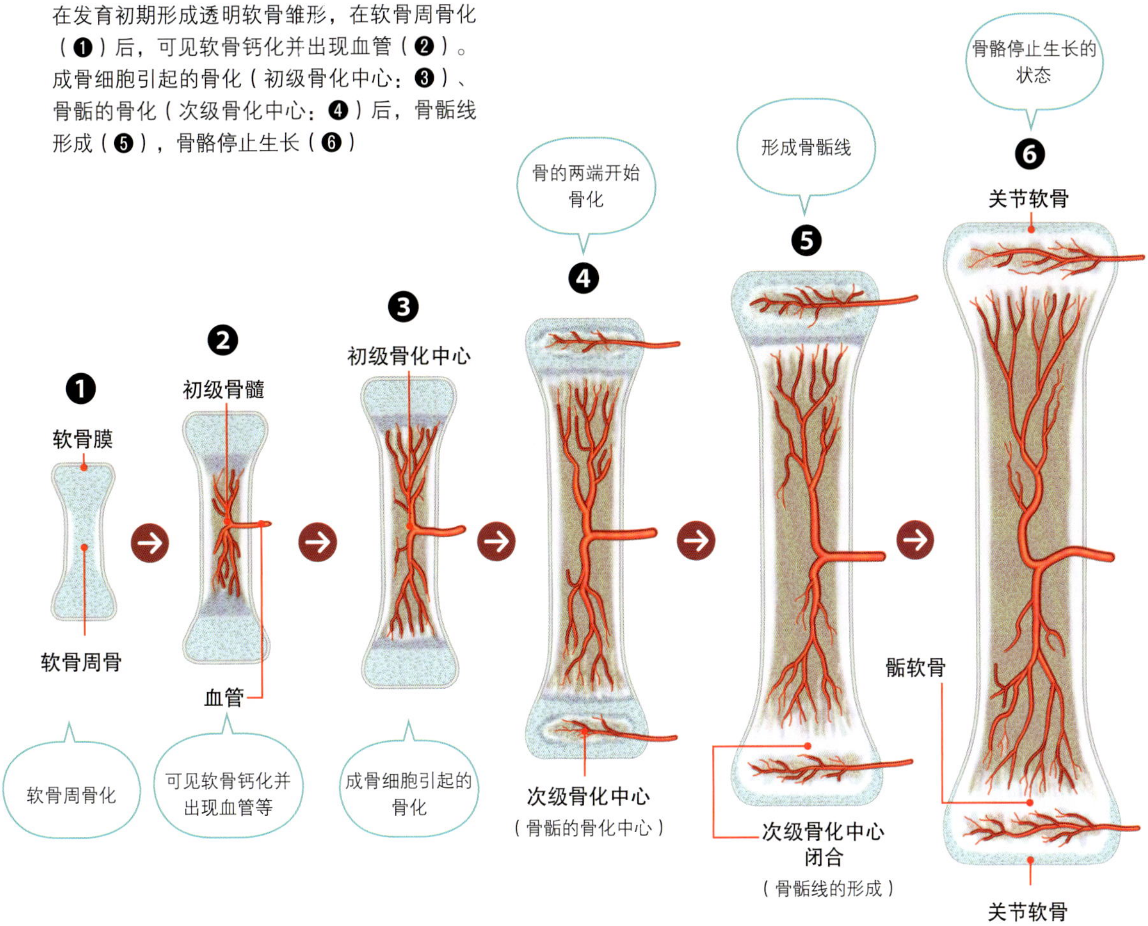

关键词

* 间充质 mesen chyme

指胎儿中胚胎性结缔组织。由结缔组织、骨、脂肪、肌肉等的中胚层细胞分化而来。

知识链接

女性运动员的骨骼疾病

女性运动员容易罹患的三症候“进食障碍、无月经、骨质疏松症”，是影响其继续比赛的重要因素。尤其是马拉松等长跑运动员，为了提高成绩需要保持纤细的体型，因此容易缺乏维生素 D。

另外，由于性激素变化等因素的影响，会引起无月经或月经稀少等现象，导致骨量减少。这类女性运动员更容易出现应力性骨折等骨骼损害。激素、维生素、钙等营养，是形成骨量的重要因素。

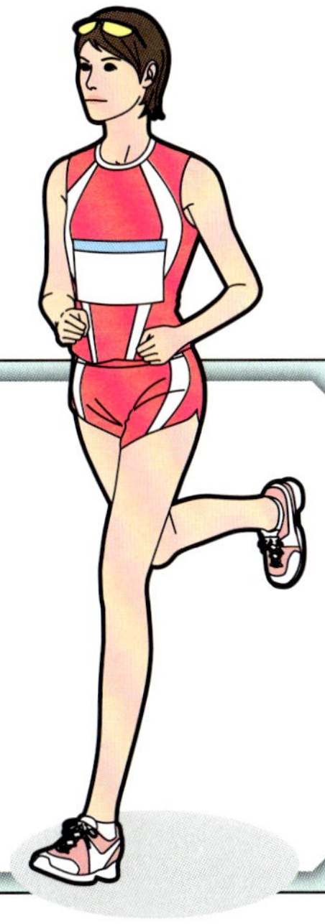

●关节的分类▶P8 ●维持关节的正常活动▶P10

关节的活动和结构

关节是骨骼之间的连接处，人类依靠关节才可以弯曲、伸展和旋转身体。

关节的作用

关节是指骨与骨之间可以活动的连接处。

关节❶具有活动性（可动性），❷与韧带、关节囊等构成静态稳定结构*，❸与肌肉构成动态稳定结构*，❹内部有感觉传感器（多见于韧带或关节囊等，用于感知关节位置和活动等）。

滑膜关节的结构

一般提到关节，指的是包含关节囊的滑膜关节（▶下图）。关节由关节面、关节囊、关节腔及一些特殊的辅助结构组成。

关节至少连结两块骨。关节面一般一侧为凸面（关节头），另一侧为凹面（关节窝）。关节面上覆有 1 ~ 5 mm厚平滑的透明软骨，起到很好的缓冲作用。

滑膜关节的结构

滑膜关节指的是可动关节，即狭义的关节

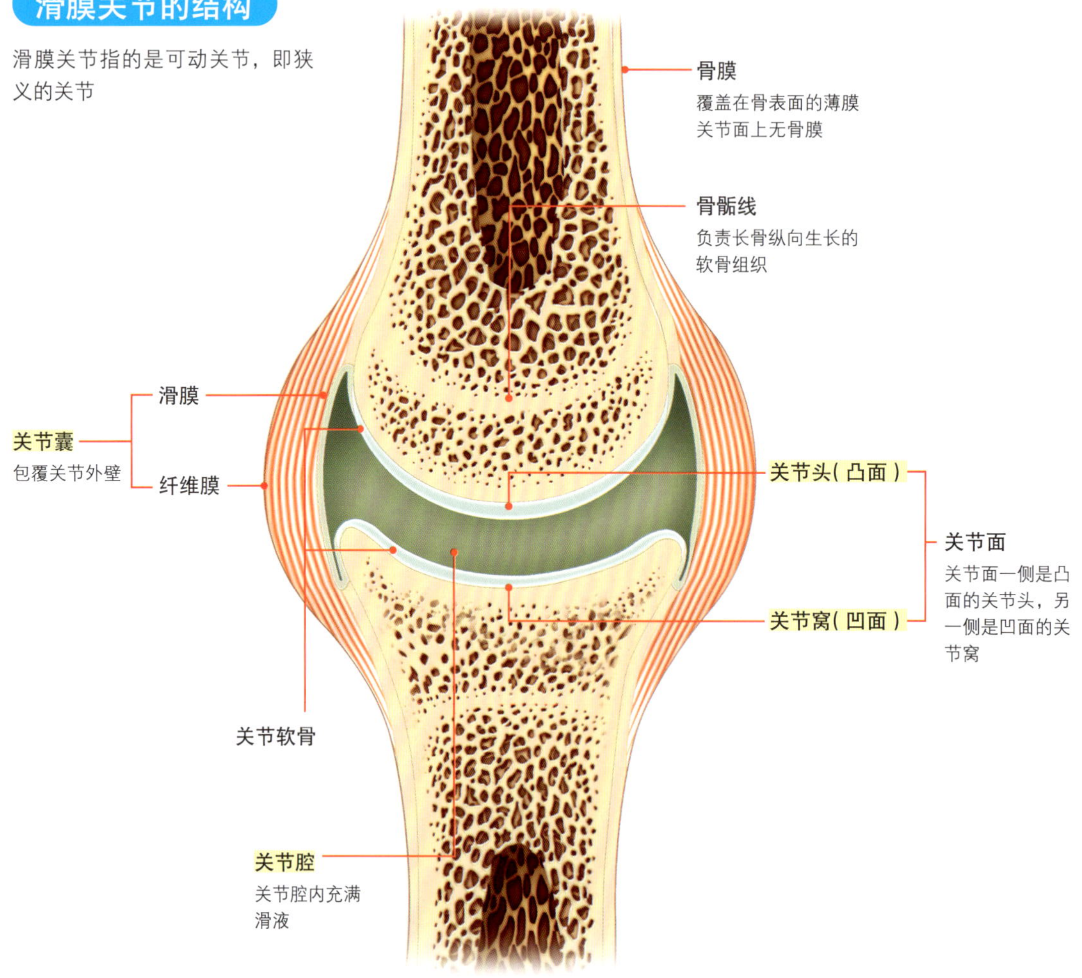

关节腔指的是构成关节的两块骨之间的腔隙。关节腔中充满了**滑液**，可以使关节活动更加顺畅。滑液的黏度随**透明质酸**含量的不同而变化，温度升高，滑液的黏度降低，关节活动会更加顺畅。

两个关节腔并不相连，通过包裹关节腔的强韧的袋状结构——关节囊连接在一起。另外，滑液是由关节囊内侧的**滑膜**分泌的。

辅助关节活动的特殊结构

辅助关节活动的**特殊结构**包括**关节盘**和**关节半月板**、**关节唇**、**滑膜囊**、**韧带**等。

例如，在关节头和关节窝不太适配时，关节盘和关节半月板起到了辅助的作用。关节盘见于颞下颌关节（▶P114）、手关节（▶P57）等，关节半月板见于膝关节（▶P78）。

关节唇存在于肩关节（▶P36）和髋关节（▶P68），为有弹性的纤维软骨，具有加强关节窝的作用。

韧带是用于强化关节囊的纤维束，位于关节囊之外。另外，韧带还有助于提高关节的稳定性和灵活性。此外，还有部分韧带位于关节囊内侧，如髋关节的**股骨头韧带**。

不能活动的关节（不动关节）

不动关节指的是几乎无法活动的关节。其特征是没有关节囊，关节腔内填充着软骨和结缔组织，根据骨骼连接的方式可分为**纤维连结**、**软骨连结**和**骨性结合**三种（▶下图）。

骨连结的分类

骨连结即广义的关节，分为直接连续和间接连接。直接连结较牢固，间接连续具有较大的活动性

- 骨连接
  - 间接连接（可动关节：滑膜关节）
  - 直接连结（不可活动或少许活动）
    - 纤维连结：骨骼通过纤维性结缔组织连接。颅缝（齿状缝、鳞状缝）、骨间膜等
    - 软骨连结：骨骼通过软骨连接。包括透明软骨结合（胸骨和第一肋骨之间的连接）、纤维软骨结合（椎间盘、耻骨联合）
    - 骨性结合：两骨之间通过骨组织相连。髋骨（骨盆）等

滑液的作用　滑液又称关节液，是一种透明的蛋白样液体

❶为关节软骨补充营养

❷润滑关节面。减少摩擦，使关节活动更加灵活

❸减轻对关节面的冲击

关键词

＊**静态稳定结构**

指的是通过部分组织的被动活动使关节保持稳定的机构，如韧带、关节唇等。

＊**动态稳定结构**

指的是通过肌肉的主动收缩使关节保持稳定的结构，如肌肉和筋膜等。

● 关节的活动和结构 ▶ P6　● 维持关节的正常活动 ▶ P10

关节的分类

关节可以根据运动轴、构成关节的骨的数量、形状等进行分类。
关节的形态各异，因此根据形状可以分为多个种类。

按运动轴分类

关节按**运动轴***的数量可分为**单轴关节**、**双轴关节**和**多轴关节**（▶下表）。

❶单轴关节：只有一个运动轴。只能做单一方向的运动（1个自由度）。代表性的如**指间关节**（▶P57），只能做屈曲或伸展的运动。

❷双轴关节：有两个运动轴。可以做两个方向的运动（2个自由度）。以**腕关节**（▶P57）为代表，手腕可以向手掌一侧（掌屈）或手背一侧（背屈）弯曲，也可以向桡骨一侧（桡屈）或尺骨一侧（尺屈）弯曲（▶P60）。

❸多轴关节：有三个或三个以上的运动轴。可以做多个方向的运动（3个自由度）。代表性的**肩关节**（▶P36）可以进行内收和外展、屈曲和伸展、内旋和外旋、水平屈曲和水平伸展（▶P43）等运动。还可以将上述动作组合后做**环转运动**（▶P42）。

按构成关节的骨的数量分类

根据组构成关节的骨的数量，可分为**单关节**、**复关节**。

❶单关节：由两块骨构成。如肩关节（▶P36）、髋关节（▶P68）等。

❷复关节：由三块及三块以上的骨构成。如肘关节（▶P46）、膝关节（▶P78）等。

按关节形状分类

根据关节的形状，可分为**屈戌关节**、**蜗状关节**、**车轴关节**、**髁状关节**、**椭圆关节**、**鞍状关节**、**平面关节**、**微动关节**、**球窝关节**、**杵臼关节**。如果按照运动轴的自由度对上述关节进行分类，可以分为只能做单一方向运动的单轴关节、可以做两个方向运动的双轴关节，可以做多个方向运动的多轴关节（▶下表）。

关节的分类（运动轴及形状）

按运动轴分类	按形状分类	特征	代表性关节
单轴关节	屈戌关节	形似门上的“铰链”。运动轴为横向，只能做单一方向运动 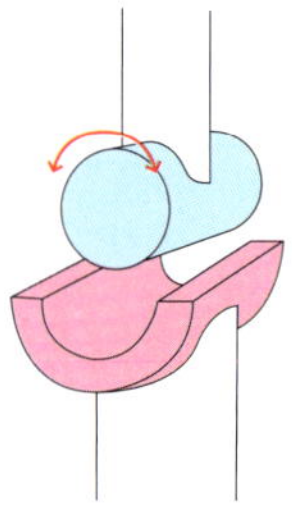	●指间关节
	蜗状关节	类似屈戌关节。运动轨迹呈螺旋状	●肱尺关节 ●距小腿关节
	车轴关节	可以像车轮一样旋转。只能做单一方向运动 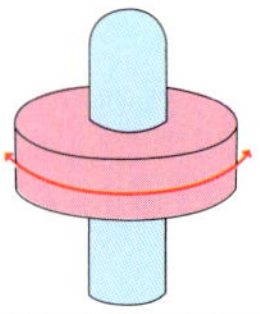	●桡尺近侧关节 ●桡尺远侧关节 ●寰枢正中关节

双轴关节	髁状关节	与球窝关节类似，但关节窝较浅。可以沿长轴和短轴两个方向运动。不能做旋转运动 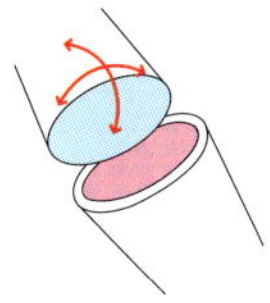	●掌指关节 ●跖趾关节 ●颞下颌关节 ●膝关节
	椭圆关节	椭圆形的关节头置于与之相吻合的关节窝内 可以沿长轴和短轴两个方向运动。不能做旋转运动 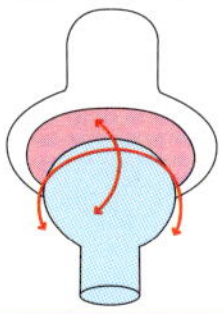	●桡腕关节 ●寰枕关节
	鞍状关节	关节头和关节窝呈鞍状。可以做互相垂直的两个方向的运动 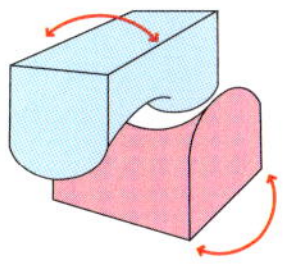	●拇指腕掌关节 ●胸锁关节 ●跟骰关节
多轴关节	平面关节	关节头和关节窝的关节面几乎是平面的，可以做滑动运动 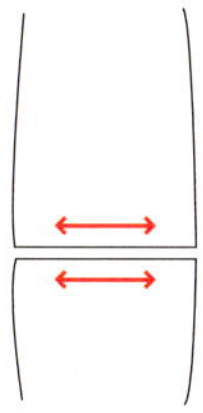	●寰枢外侧关节 ●肋头关节 ●胸肋关节 ●肋横突关节 ●椎间关节 ●肩锁关节 ●腕骨近侧列和远侧列之间的关节 ●拇指以外的腕掌关节 ●髌股关节 ●胫腓关节 ●除去距舟关节的跗骨间关节
	微动关节	形似平面关节，但关节面有凹凸。运动范围比平面关节小	●骶髂关节
	球窝关节	关节头为半球状，关节窝有与关节头相吻合的凹陷。活动范围最大 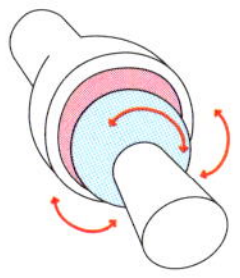	●肩关节 ●肱桡关节 ●头状骨和钩骨间关节 ●舟骨和月骨间关节
	杵臼关节	形似球窝关节，但关节窝较深。因此，活动范围比球窝关节小	●髋关节

关键词

* **运动轴**

人体运动是在三个面和三个轴上进行的。面包括将身体分为左右两个部分的矢状面，以及前后两个部分的冠状面和上下两个部分的水平面。轴包括呈上下方向的垂直轴、呈前后方向的矢状－水平轴、呈左右方向的冠状－水平轴。

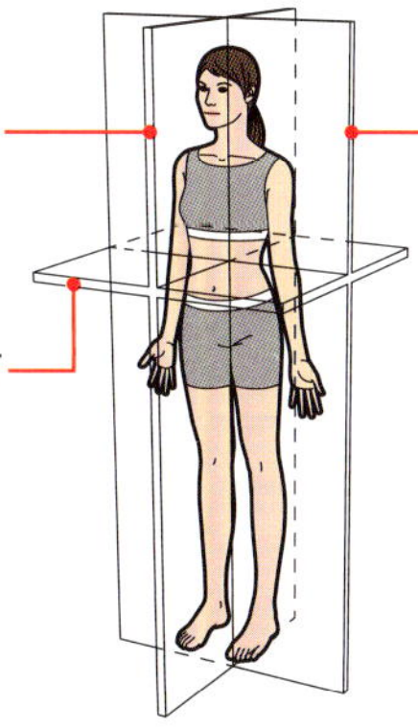

维持关节的正常活动

维持关节的正常活动，需要关节囊处于松弛状态，并在关节内进行附属运动。关节囊内的运动主要包括滑动、滚动、轴旋转。

关节的松紧

关节囊（▶P6）内滑膜关节（▶P6）的两个关节面均处于润滑状态，才能保证关节的正常活动。运动时关节面会相互接触，但关节的角度不同，接触面积也会发生变化。

关节的接触面较大，且韧带或关节囊处于紧张状态的位置时称为**功能位**。而关节接触面较小，韧带或关节囊处于上述以外的位置时称为**松弛位**，而完全松弛状态又称为**休息位**（resting position）。

关节囊内运动

关节囊内运动又名**附属运动**，大致可分为**关节间隙运动**（joint play）和**构成运动**（component motion）。

所谓关节间隙运动，是指在肌肉完全放松的状态下，被动完成的关节面活动。

附属运动（关节间隙运动）

关节间隙运动是附属运动的一种，是在肌肉完全放松的状态下，被动完成的关节面活动。下图表示固定左侧骨骼，活动右侧骨骼时的动作

❶分离（牵引）

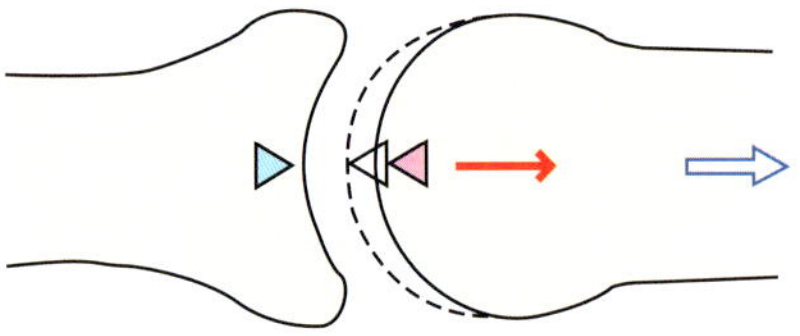

右侧骨骼沿垂直方向离开左侧骨骼的动作

❷压迫

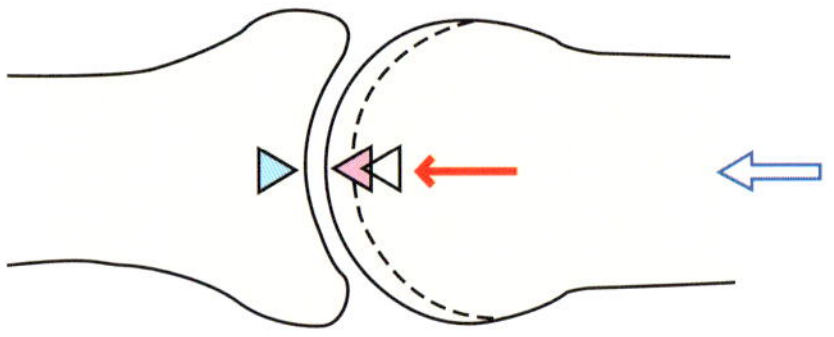

右侧骨骼沿垂直方向靠近左侧骨骼的动作

❸滑动

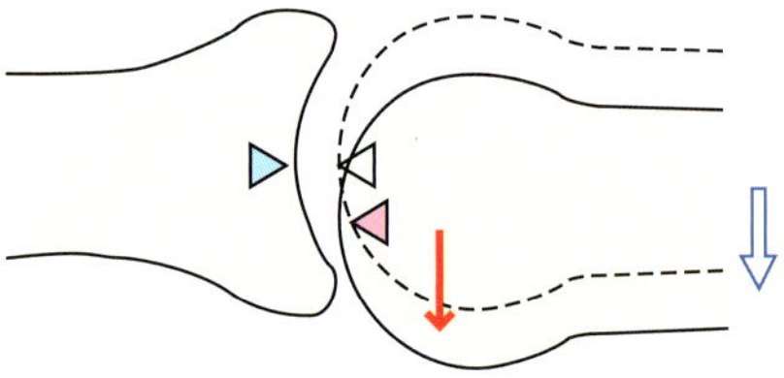

右侧骨骼沿左侧骨骼的平行方向滑动的动作

❹滚动

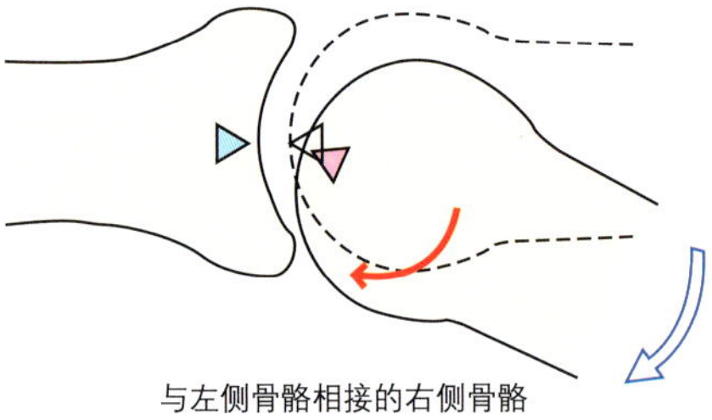

与左侧骨骼相接的右侧骨骼位置不断变化的动作

❺轴旋转

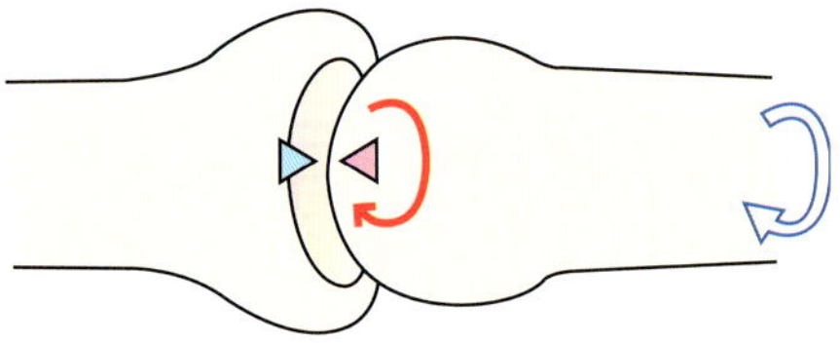

与左侧骨骼相接的右侧骨骼以轴为中心旋转的运动

←：关节囊内运动
⇦：骨运动
▷：固定点　◁：起点
◁：移动点

（竹井仁《触诊功能解剖彩色图集（上）》，日本文光堂，2008）

关节间隙运动包括分离（牵引）、压迫、滑动（▶P81）、滚动（▶P81）、轴旋转等（▶左图）。而构成运动是指伴随骨骼运动产生的关节面之间的生理运动。是指两个以上滑动、滚动、轴旋转等动作组合而产生的复合运动。

例如，膝关节屈伸时，会同时发生滚动和滑动的运动。在膝关节的最终伸直时，还会发生轴旋转运动（▶下图，P81）。

关节面的凹凸和滑动运动

关节面多分为凹面和凸面，其滑动方向与发生运动的关节形状有关。该规律称为凹凸定律。

凸面的关节头保持不动，关节窝一侧的骨骼移动时，关节面的滑动方向与骨骼运动的方向相同（凹面定律）。

而凹面的关节窝不动，凸面关节头一侧的骨骼移动时，关节面的滑动方向与骨骼运动方向相反（凸面定律）。

膝关节伸展时发生的构成运动

构成运动是关节附属运动的一种，以膝关节伸展运动为例，在其伸展的最后阶段会发生胫骨外旋、胫骨相对于股骨向前方滑动、髌骨相对股骨向上方滑动，以及腓骨向上方滑动等运动

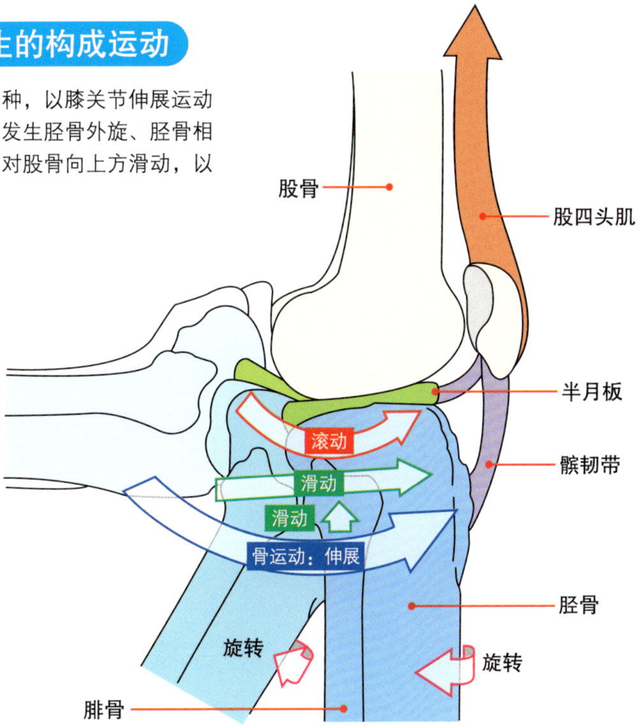

（竹井仁《触诊功能解剖彩色图集（上）》，日本文光堂，2008）

凹凸定律

关节面的滑动方向与发生运动的关节形状有关

❶凹面定律

关节面滑动方向与骨运动方向一致

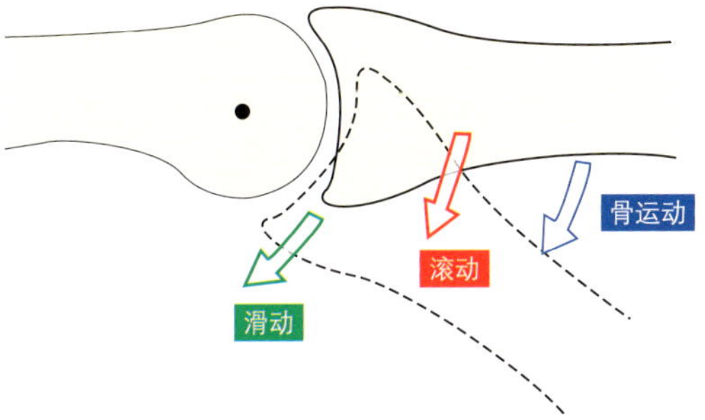

❷凸面定律

关节面滑动方向与骨运动方向相反

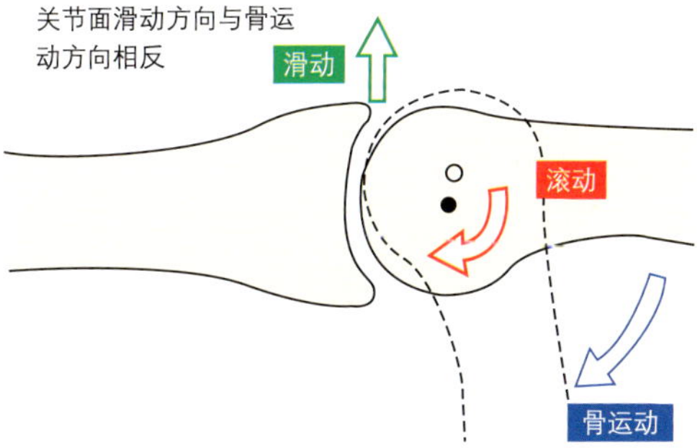

（竹井仁《触诊功能解剖彩色图集（上）》，日本文光堂，2008）

● 骨骼肌的结构 ▶ P16 ● 肌纤维的种类 ▶ P20

筋膜的结构

顾名思义，筋膜就是包裹肌肉的膜，其还具有包裹身体重要组织的作用，因此被称为“第二骨骼”。

皮肤的构造

皮肤是人体最大的器官，由表皮、真皮组成。其下为筋膜（▶右图）。

表皮是皮肤的最外层，具有防止细菌或病毒的侵入，保护肌肉和神经免受外伤损害的作用。

真皮中的胶原蛋白（▶P4、16）和弹性蛋白中含有大量蛋白质，它使皮肤具有弹性和拉伸能力。除此之外，皮肤还具有调节体温，感受外界的冷、热等功能。

筋膜的结构和功能

筋膜是存在于真皮正下方的纤维组织。除全身的肌肉外，筋膜还包裹着骨骼以及心脏、大脑等所有脏器，因此被称为第二骨骼。

筋膜的结构大致可分为浅筋膜和深筋膜（▶P16）。浅筋膜包含在皮下组织内。皮下组织包括脂肪细胞、皮肤的血管和神经、浅层淋巴系统*等。

深筋膜位于浅筋膜深处并与肌肉相连。另外，包裹肌肉的肌外膜（▶P16）、包裹肌束（▶P16）的肌束膜（▶P16）、包裹各个肌纤维的肌内膜，都被称为筋膜。

筋膜由胶原纤维和少量弹性纤维构成，前者的主要成分为胶原蛋白，后者的主要成分为弹性蛋白。不过，肌内膜中不含弹性纤维。胶原纤维虽然缺乏弹性，但具有很高的抗张力。

而弹性纤维与橡胶的性质相似，极富弹性。

筋膜由胶原纤维和弹性纤维在纵、横、斜 3 个方向上呈网状交错排列构成。

通常，在弹性纤维的收缩力作用下，胶原纤维处于波浪状收缩状态。不过在外力的作用下，弹性纤维最长可延伸至 2.5 倍，而胶原纤维则从波浪状变为直线状，但纤维本身并不会变长。该功能与控制人体的姿势和运动密切相关。

关键词

* **淋巴系统** lymphatic system

淋巴系统由淋巴液、淋巴管、淋巴结组成。是在免疫防御方面发挥重要作用的网络系统。

知识链接

肉类的筋膜

在烹饪鸡肉时，剥去鸡肉表面的皮后能看见一层薄膜，这就是筋膜。大多为滑溜溜、有弹性的白色薄膜。

而经常运动，纤维比较密集的牛肩肉（肩胛骨部分）和牛腱肉中可见大量筋膜。其胶质含量较高，因此适合做炖菜等。

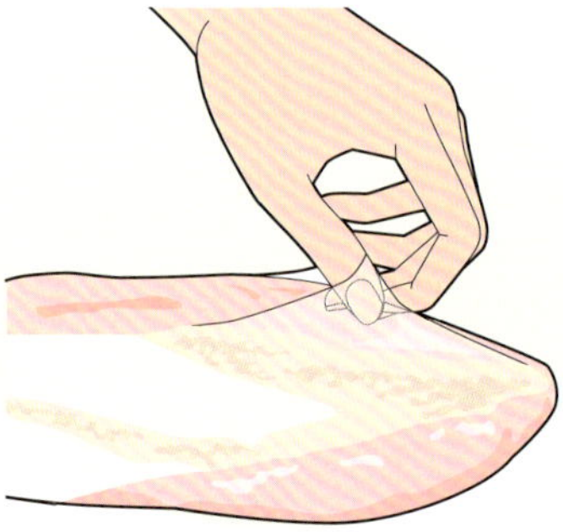

皮肤的构造

皮肤由表皮和真皮组成，其下方为皮下组织，接下来为筋膜

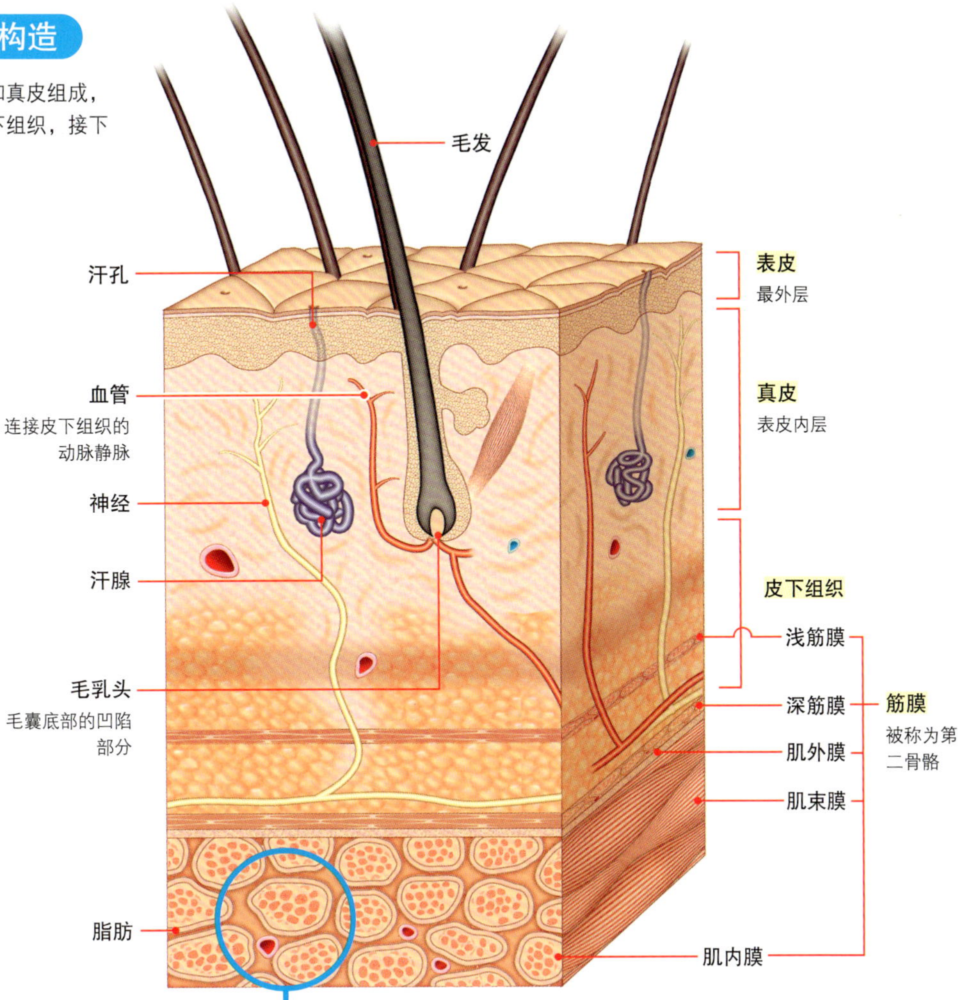

筋膜的一部分 深筋膜下有肌外膜、肌束膜、肌内膜

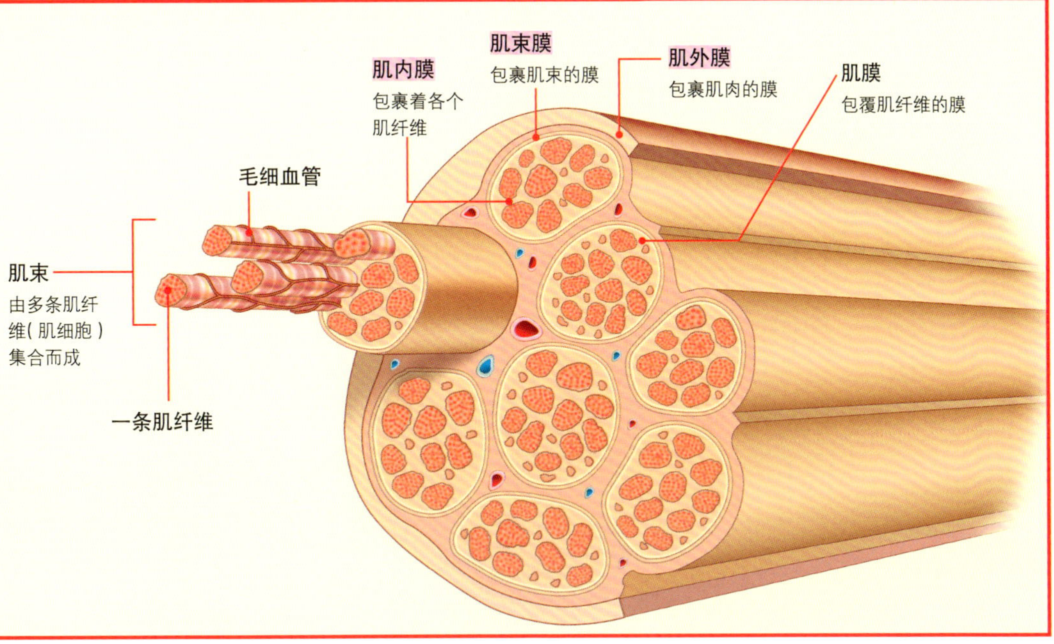

骨骼肌的功能

骨骼肌就是通常意义上的肌肉。
人体约有 650 块骨骼肌，占体重的 40% ~ 50%。

骨骼肌、心肌、平滑肌

肌肉由**肌纤维**（▶P13、16）集合而成，包括内脏器官在内的所有人体组织活动都是通过肌纤维的收缩（▶P18）实现的。根据肌肉的结构或功能，可分为**骨骼肌**、**心肌***、**平滑肌***三种。

骨骼肌和心肌的肌纤维同为条纹结构，因此也被称为**横纹肌**（▶P28）。而平滑肌是非横纹肌的肌肉组织。

骨骼肌的性质

骨骼肌一般附着在骨骼上，部分附着在关节囊、皮肤或筋膜（▶P12）上。

骨骼肌大多受意识支配，因此被称为**随意肌**。此外，骨骼肌还具有如下表所示的特性。

肌肉的起止点

肌肉两端在骨骼上的附着点分别叫作**起点**和**止点**（▶下图）。肌肉的近端（接近身体正中线）附着点被称为起点，通常在肌肉收缩时相对固定。而肌肉的远端（远离身体正中线）附着点被称为止点，通常在肌肉收缩时相对活动。

以肱二头肌的起止点为例，人将杯子送到嘴边时，止点向起点靠近，而用单杠引体向上时，起点向止点靠近。后者被称为**反向运动**（reversed action）。

肌肉的起止点（肱二头肌）

肌肉的两端附着在骨骼上，接近身体正中线的一端叫作起点，远离身体正中线的一端叫作止点

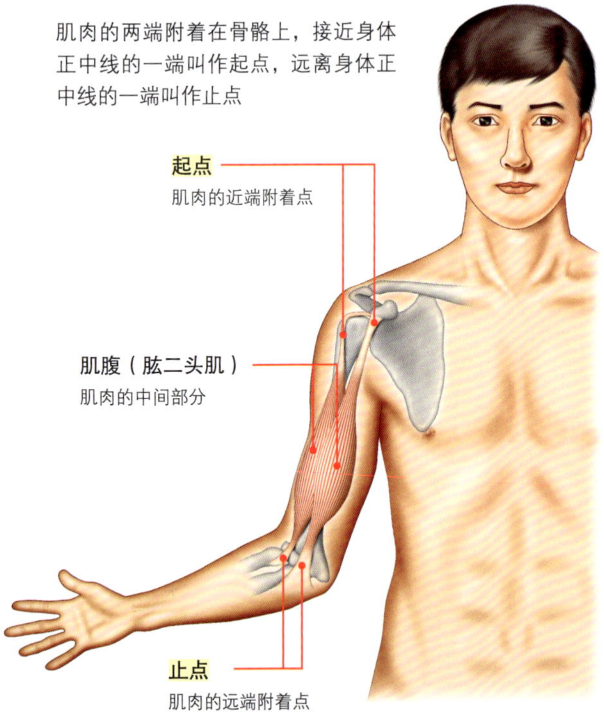

骨骼肌的特性

❶形成人体的体型、轮廓和表情
❷具有兴奋性
可以对神经刺激做出反应
❸具有收缩性
可以自行收缩
❹具有伸展性
肌肉本身可以被拉长
❺有弹性
在被收缩或拉伸后可以恢复原始长度

关键词

* **心肌** cardiac muscle
属于不随意肌，只存在于心脏内。

* **平滑肌** smooth muscle
存在于血管、消化道、呼吸道、膀胱等内壁。为不随意肌。

根据肌肉的形状进行分类

根据肌肉的形状骨骼肌大致可分为梭形肌、羽状肌。
另外，骨骼肌还可以根据肌头的数量进行分类。

形态各异的肌肉

骨骼肌（▶P14）是由**肌束**（▶P13、16）构成的，而肌束则由许多肌纤维（▶P14、16）聚集而成，骨骼肌在人体的不同部位，会形成不同的形状（▶下图）。根据肌肉形状进行分类，最具代表性的包括**梭形肌**、**羽状肌**。

梭形肌的肌纤维与肌腱平行排列，肌肉发挥的力量几乎可以完全传递给肌腱。而羽状肌的肌纤维相对于肌腱呈斜向排列，力量大但运动幅度小。

另外，骨骼肌也可以根据**肌头**（接近身体正中线的肌肉）的数量进行分类，分为**二头肌**、**三头肌**、**四头肌**等。

按肌肉形状分类

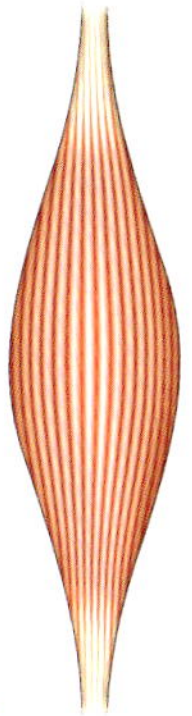

梭形肌
肌肉的基本形状。肌纤维与肌腱平行排列，两端细中央粗
例 肱肌

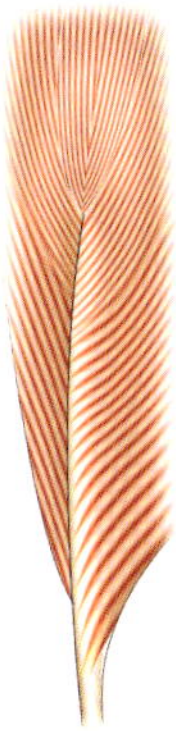

羽状肌
肌纤维相对于肌腱斜向排列，形似鸟羽。羽状肌的肌纤维排列在两侧
例 股直肌

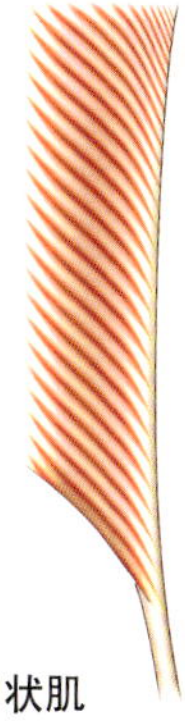

半羽状肌
肌纤维在单侧斜向排列
例 胫骨后肌

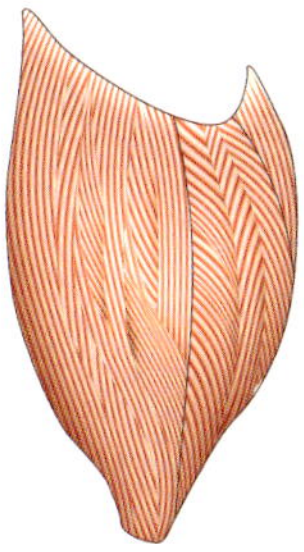

多羽状肌
多条羽状肌构成一条肌肉
例 三角肌

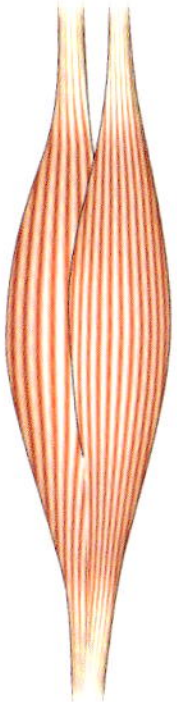

二头肌
有两个肌头
例 肱二头肌

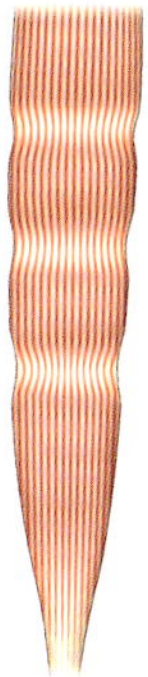

多腹肌
肌腹包含多条分开的肌腱
例 腹直肌

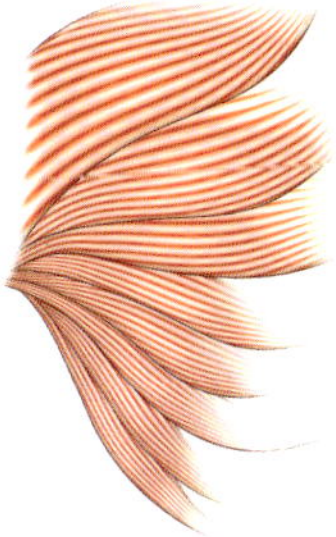

锯肌
锯齿状的肌肉
例 前锯肌

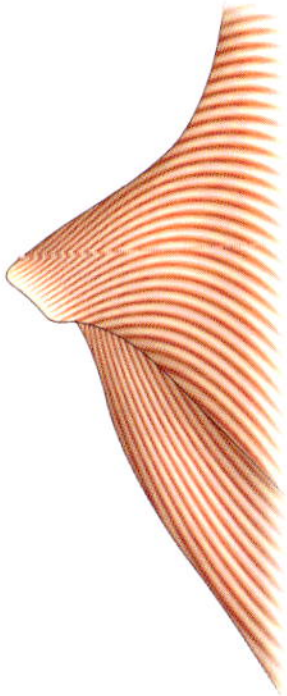

夹肌
平坦的板状肌肉
例 腹外斜肌

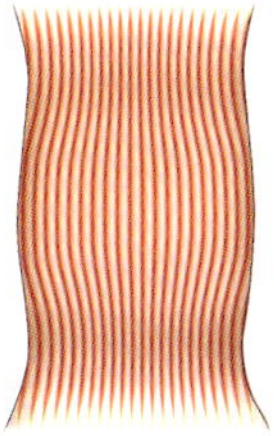

方形肌
方形扁平的肌肉
例 腰方肌

● 筋膜的结构 ▶P12 ● 肌肉收缩的机制 ▶P18

骨骼肌的结构

骨骼肌由肌束、肌纤维、肌原纤维构成。
肌原纤维由肌球蛋白和肌动蛋白两种纤维性蛋白丝构成。

肌外膜～肌内膜的结缔组织

在深筋膜（▶P12）下方，多条**肌纤维**聚集形成**肌束**（▶P15），肌束外包裹着**肌束膜**（▶P12）。**肌外膜**与肌束膜、肌内膜共同组成筋膜，肌外膜和肌束膜的波状胶原纤维一直延伸至肌腱处。

肌原纤维

肌纤维是直径10～150μm，长度在1～30 cm的柱状长细胞（肌细胞）。肌纤维由**肌原纤维**聚集而成。

肌原纤维由纤维性蛋白质组成的肌丝（肌微丝）构成，其中粗的称为**肌球蛋白丝**，细的称为**肌动蛋白丝**（▶右图）。

肌球蛋白丝和肌动蛋白丝各自按照一定的间隔排列。相邻两条**Z线**之间的一段肌原纤维称为**肌节**，是骨骼肌功能的基本单位。

用电子显微镜观察肌原纤维，可以看到**暗带**（**A带**）和**明带**（**I带**）交替排列，也就是所谓的横纹。**A带**是肌动蛋白丝和肌球蛋白丝重叠的部分。A带的间隙被称为**H带**，因其只含有肌球蛋白丝，所以颜色稍亮。I带仅分布有肌动蛋白丝。

肌球蛋白丝是一种六聚体，肌球蛋白头部形似高尔夫球杆的头部，尾部细长如杆，由两条相对分子量为20万的重链和四条相对分子量为2万～3万的轻链组成。

肌动蛋白丝是由**G-肌动蛋白***呈螺旋状聚合而成的链（F-肌动蛋白），与缠绕在螺旋链上的细长分子——原肌球蛋白和肌钙蛋白复合物组成的。

肌钙蛋白复合物由与Ca^{2+}结合的肌钙蛋白C、抑制收缩的肌钙蛋白I、与原肌球蛋白结合的肌钙蛋白T的亚基组成。

细胞外基质

动物细胞没有类似植物细胞的细胞壁*，取而代之的是分布在细胞的外侧的网状复合物——细胞外基质。特别是作为基底膜发挥着重要的作用。细胞外基质的主要组成成分是胶原蛋白和弹性蛋白等纤维蛋白和黏多糖*。其可以保护肌纤维、血管、神经纤维等结构，具有维持肌肉形状的作用。

关键词

*G-肌动蛋白 globular actin
肌动蛋白的单体状态。

*细胞壁 cell wall
植物没有骨骼，细胞壁起到了支撑的作用。细胞壁还有防止病菌、病毒等入侵的作用。

*黏多糖 mucopolysaccharide
多个单糖分子通过糖苷键连接而成的化合物称为多糖。黏多糖是指黏液质的多糖。

*伴肌动蛋白 nebulin
蛋白质的一种。伴随肌动蛋白丝存在。伴肌动蛋白决定了肌动蛋白链的长度。

*肋节 costamere
蛋白质的一种。肌球蛋白丝的前端与Z线相连。

*肌间线蛋白 desmin、骨架蛋白 skelemin
构成细胞骨架的蛋白质。

肌球蛋白丝和肌动蛋白丝

肌纤维内的肌原纤维主要由肌球蛋白丝和肌动蛋白丝组成

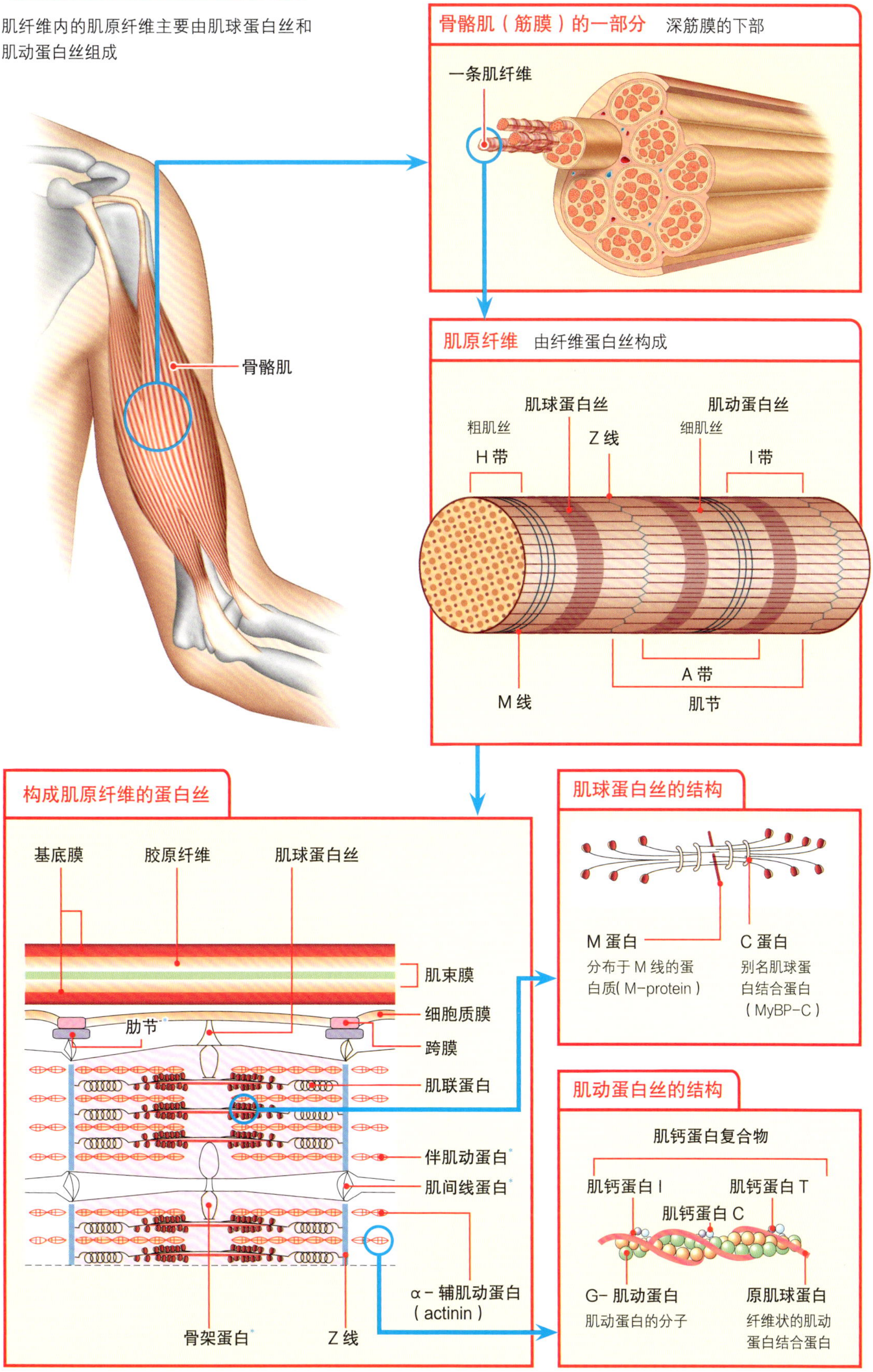

（竹井仁《触诊功能解剖彩色图集（下）》，日本文光堂，2008）

● 骨骼肌的结构 ▶P16 ● 肌纤维的种类 ▶P20

肌肉收缩的机制

肌肉收缩所需的能量来源于三磷酸腺苷（ATP）的分解。
肌肉收缩是由肌球蛋白丝向肌动蛋白丝滑动而产生的。

肌肉收缩所需的能量

肌肉收缩所需的能量来自肌纤维内储存的化学能（三磷酸腺苷*，adenosine triphosphate：ATP ▶P20）向机械能的转换。

肌肉收缩和舒张的流程如下。

❶骨骼肌在接受运动神经元（运动神经细胞）的刺激后才会收缩。

❷运动神经元向肌肉纤维传递兴奋，从而使神经纤维末梢释放神经递质——乙酰胆碱（acetylcholine：ACh ▶P26）。

❸当ACh的刺激传递到肌细胞的肌质网时，其储存的钙离子（Ca^{2+}）就会被释放出来。

❹通过Ca^{2+}与肌钙蛋白C的结合，肌动蛋白丝变得更容易与肌球蛋白丝结合（▶P24）。肌球蛋白丝分解ATP获得能量，并拖动肌球蛋白丝滑行。由此，肌丝的长度不变，肌肉的两端缩短或收缩（该理论被称为肌丝滑行学说）。

❺当肌纤维停止兴奋后，肌质网不再释放Ca^{2+}，并利用ATP分解获得的能量再次摄取Ca^{2+}。

❻细胞内的Ca^{2+}减少，并与肌钙蛋白C分离。肌动蛋白和肌球蛋白恢复原状，肌肉舒张。

肌肉收缩的能量来源

当肌肉收缩时，ATP水解并生成二磷酸腺苷（adenosine diphosphate：ADP）和磷酸，其产生的能量用于肌肉收缩。不过，其后进行ATP的再合成，则由磷酸原系统(ATP-CP)、糖酵解系统和有氧氧化系统共三种途径提供能量。

ATP-CP系统通过分解磷酸肌酸（creatine phosphate：CP）产生能量。糖酵解系统又名乳酸能系统，在糖原分解为乳酸的过程中产生能量。有氧氧化系统指的是，糖或脂肪在氧的参与下分解，并在生成ATP的过程中产生能量。另外，所谓的有氧运动是指有氧氧化系统负责供能的运动，与之相对，ATP-CP系统和糖酵解系统负责功能的则为不需氧气的无氧运动。

肌肉收缩时横纹的变化

肌肉收缩时肌节（相邻两条Z线之间）变短。此时，I带和H带变窄，但A带的宽度不变（▶P17）。

不同种类的肌肉，在肌肉收缩的作用下，横纹会产生不同的变化。其中梭形肌（▶P15）的解剖横断面积*会变大（▶右图），而羽状肌（▶P15）肌束的倾斜角度虽然会随着肌肉收缩而增加，但解剖横断面积不变。也就是说，肌纤维较长的梭形肌比羽状肌的肌肉收缩量大，收缩速度更快。

另一方面，如果以生理横断面积*作为标准，羽状肌比梭形肌的生理横断面积大，肌肉的收缩力更强。肌力与肌肉生理横断面积成正比，因此可以说羽状肌可以发挥较高的肌肉收缩力。

肌肉收缩和舒张时横纹的变化

收缩时各肌节的长度缩短。I 带和 H 带变窄，A 带的宽度不变

【舒张时】

【收缩时】

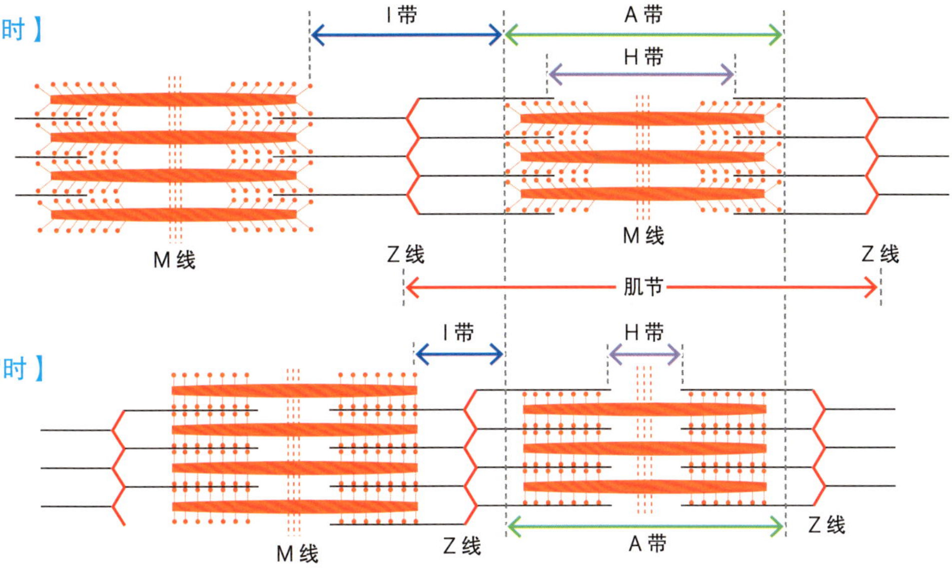

（竹井仁《触诊功能解剖彩色图集（下）》，日本文光堂，2008）

肌肉收缩时解剖横断面积的变化

肌纤维缩短时，梭形肌和羽状肌解剖横断面积会产生不同的变化

【梭形肌】

肌纤维与肌腱平行排列

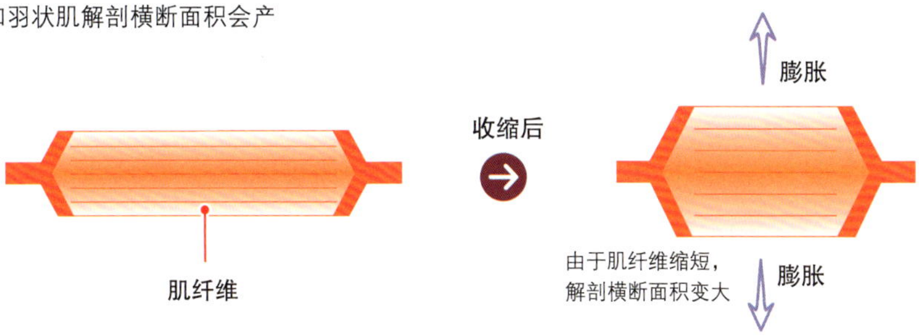

【羽状肌】

肌纤维相对于肌腱斜向排列

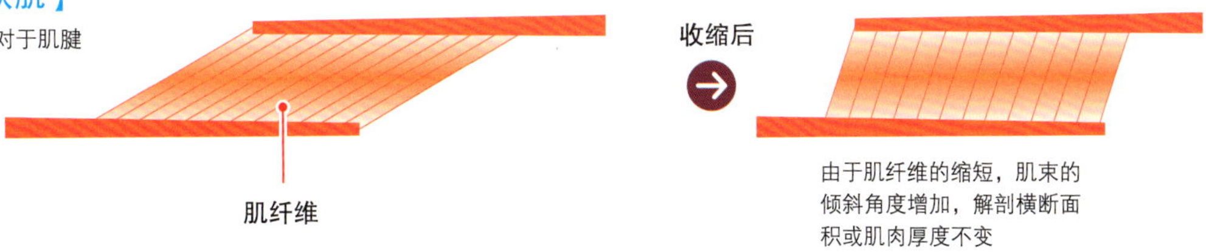

（竹井仁《触诊功能解剖彩色图集（下）》，日本文光堂，2008）

关键词

* 三磷酸腺苷（ATP）adenosine triphosphate

三磷酸腺苷（ATP）由二磷酸腺苷（ADP）、磷酸（P）与能量合成。

* 肌肉的解剖横断面积

垂直于肌肉长轴的横截面积。

* 肌肉的生理横断面积

垂直于肌纤维走向的横截面积。

• 骨骼肌的功能 ▶P14 • 肌肉收缩的机制 ▶P18

肌纤维的种类

骨骼肌由两种不同的肌纤维组成：慢缩肌纤维（Ⅰ型纤维、红肌）和快缩肌纤维（Ⅱ型纤维、白肌）。

肌纤维的分类方法

根据肌肉收缩(▶P18)的特性，骨骼肌大致可分为**慢缩肌纤维**（slow-twitch: **ST**）和**快缩肌纤维**（fast-twitch: **FT**）两种。慢缩肌纤维从肌肉收缩开始到舒张需要一定的时间，而快缩肌纤维短时间内就能舒张完成。两者速度的差异源自其包含的不同的**肌球蛋白**（▶P16），人们多将慢缩肌纤维称为**Ⅰ型纤维**，快缩肌纤维称为**Ⅱ型纤维**。

另外，还可以根据氧化酶活性的差异对肌纤维进行分类。这种分类方法采用**三磷酸腺苷酶**（**ATPase**）染色，根据不同pH下的反应，Ⅱ型纤维可分为**Ⅱa型纤维**（**FTa**）和**Ⅱb型纤维**（**FTb**）两种亚型。

上述的3种分类，与根据能量代谢特性划分的**慢缩氧化型**（slow-twitch and oxidative: **SO**）纤维、**快缩氧化糖酵解型**（fast-twitch, oxidative, glycolytic: **FOG**）纤维、**快缩糖酵解型**（fast-twitch, glycolytic: **FG**）纤维相对应。

另外，根据肌纤维的收缩与抗疲劳特征等还可分为S型（慢收缩、抗疲劳型）和FR型（快收缩、抗疲劳型）、FF型（快收缩、易疲劳型）。

不同肌纤维的特征

不同的肌纤维各有其特征（▶下表）。慢缩肌纤维（Ⅰ型纤维）收缩速度慢，但耐力强。而快缩肌纤维（Ⅱ型纤维）收缩速度快，力量大，但缺乏耐力。Ⅱ型纤维的亚型的特征表现为：Ⅱa型纤维收缩速度快且有耐力，Ⅱb型纤维收缩速度快但缺乏耐力。

另外，肌纤维的收缩速度取决于肌球蛋白滑行运动的速度，耐力则取决于进行有效能量代谢所需的酶活性的高低。

肌纤维从外观颜色上可分为**红肌**和**白肌**。这种颜色的差异是由于肌细胞中色素

肌纤维的特征

肌纤维类型	慢缩肌纤维（Ⅰ型纤维）[ST纤维，SO纤维，S型]	快缩肌纤维（Ⅱ型a纤维）[FT纤维，FOG纤维，FR型]	快缩肌纤维（Ⅱ型b纤维）[FT纤维，FG纤维，FF型]
收缩速度	慢	快	快
相同速度条件下的收缩力	小	中等	大
抗疲劳特征	不易疲劳	有些容易疲劳	易疲劳
毛细血管	密度高	密度高	密度低
运动能力	高	中等	低
肌纤维	红色	中等	白色
肌纤维粗细	细	中等	粗
特征	多见于姿势肌等需要耐力的肌肉	同时具有SO纤维和FG纤维的特性	多见于能快速发挥巨大力量的肌肉

类蛋白质——**肌红蛋白**的数量差异造成的。肌红蛋白含量高则肌肉呈现红色，因此被称为红肌，含量低则呈现白色，因此被称为白肌。红肌和白肌分别对应慢缩肌纤维（Ⅰ型纤维）和快缩肌纤维（Ⅱ型纤维）。

人类肌肉中的红肌和白肌并非泾渭分明，而是两者混合在一块肌肉中，其比例（肌纤维构成）有所差异。如表中所示，慢缩肌纤维（Ⅰ型纤维、红肌）多见于**姿势肌**，快缩肌纤维（Ⅱ型纤维、白肌）多见于**运动肌**。

例如，Ⅰ型纤维包括竖脊肌（主要为颈部和腰部）、肋间肌、髂腰肌、三角肌、比目鱼肌等。Ⅱ型纤维包括眼轮匝肌、肱三头肌、股内侧肌表层、腓肠肌、跖肌等。两者兼具的包括腹直肌、肱二头肌、臀大肌、股外侧肌、股内侧肌深层、胫前肌等。

不过，由于运动史或性别、遗传因素等因素，个体差异较大。

肌力训练的效果

抗阻力训练*指的是在肌肉上施加一定强度以上的阻力负荷，其可以促进肌肉肥大，因此可以用来锻炼主导爆发力的快缩肌。

从肌纤维的类型来看，Ⅰ型纤维和Ⅱ型纤维都可以通过训练增大，但Ⅱ型纤维更容易肥大。这种现象被称为**选择性肥大**。另外，**肌力训练**可以使肌纤维中Ⅱb型纤维含量减少，Ⅱa型纤维含量增加。也就是说，肌力训练可以提高肌肉的能量产出效率。

而对于以耐力见长的慢缩肌，则需要长期进行中强度到高强度的**耐力训练**，以强化**有氧氧化供能系统**。最具代表性的包括长跑和动感单车等。

按肌肉形状分类

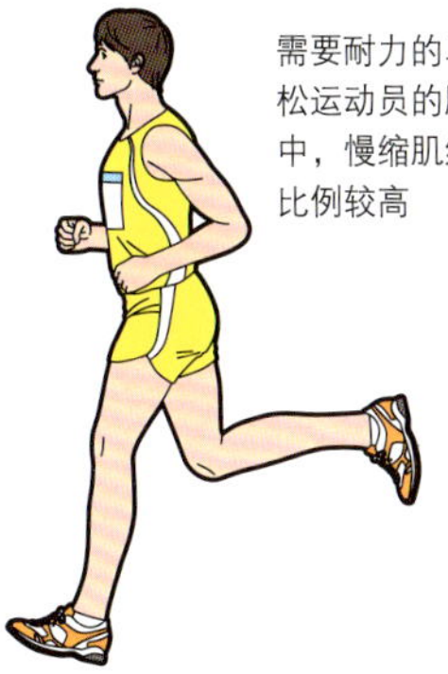

需要耐力的马拉松运动员的肌肉中，慢缩肌纤维比例较高

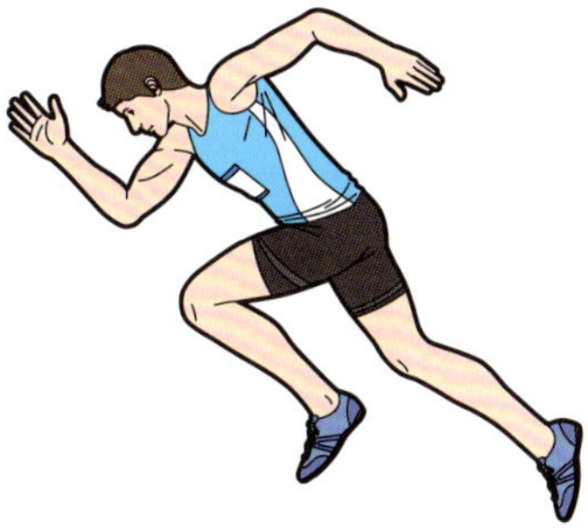

需要爆发力的短跑运动员的肌肉中，快缩肌纤维比例较高

关键词

* **抗阻力训练** resistance training

其目的为向肌肉施加负荷（抵抗），以提高肌力。除了使用哑铃和其他健身器材的重量训练外，负荷的种类还包括自重（体重）或弹力带。

知识链接

日本料理中的“赤身”与“白身”

日本人根据肌肉颜色将鱼肉分为“赤身”和“白身”，也就是所谓的红肌和白肌。最具代表性的赤身鱼为金枪鱼和鲣鱼，其长距离游泳的耐力很强，因此红肌较多。而鲷鱼和比目鱼则生活在近海或海底，大部分时间静止不动，有时需要瞬间移动，因此白肌较多。可见，栖息环境不同，肌肉类型也有所差异。

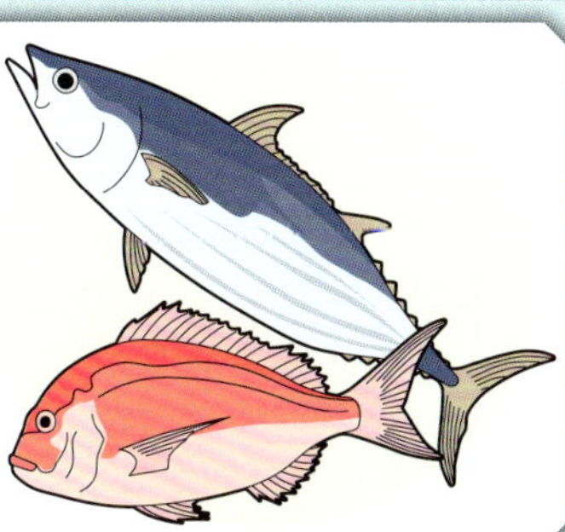

肌肉收缩的方式

根据不同的标准，肌肉收缩有三种不同的分类方式。其中最具代表性的是等长收缩和等张收缩，前者指的是长度保持恒定而张力发生变化的肌肉收缩，后者则为张力保持恒定而长度发生变化的肌肉收缩。

肌肉收缩的分类

肌肉收缩（▶P18）是指肌肉产生张力的状态，根据不同的标准，有3种不同的分类方式。

❶等长收缩、等张收缩。

❷静态收缩、向心收缩、离心收缩。

❸紧张性收缩、相动性收缩。

接下来笔者将具体讲解最为常见的❶和❷。

等长收缩、等张收缩

等长收缩指的是长度保持恒定而张力发生变化的收缩方式。肌肉缩短的同时，肌腱在延长，因此从整体来看肌肉长度没有变化（▶右图）。

在双手按压墙壁的状态下发力，或者手臂举起哑铃，肘部弯曲呈直角后保持不动等均属于等长收缩（▶右图）。

张力保持恒定而长度发生变化的肌肉收缩方式为等张收缩。例如，举着哑铃的手臂从伸直的状态开始，肘部慢慢地弯曲，该动作的发力状态即为等张收缩。但是，实际上由于肌肉参与了关节的活动，张力也在不断变化。因此，准确地讲，生物体体内不可能发生等张收缩。

此外，还有等动收缩，即在整个关节运动范围内肌肉以恒定的进度进行的最大用力收缩，且肌肉收缩产生的力量始终与阻力相等的肌肉收缩，也称等速收缩。

自由泳的划水动作就是典型的等动收缩。等动收缩与等长收缩具有本质的不同。肌肉进行等动收缩时，在整个运动范围内都能产生最大的张力，因此等动收缩练习是提高肌肉力量的有效手段。等张收缩和等动收缩均属于动态收缩*。

静态收缩、向心收缩、离心收缩

静态收缩是指肌肉长度不变的收缩方式。例如，握住装有水的杯子并保持不动，或举起哑铃保持不动的状态时的发力。也就是所谓的“等长收缩*”（▶右图）。

向心收缩是肌肉长度缩短的收缩方式。例如，将装有水的杯子从桌子上拿起并送到嘴边时，或者将举起的哑铃慢慢靠近躯干，肘关节屈曲（肱二头肌，▶P25、48）时的发力，即为向心收缩（▶右图）。

向心收缩中产生的肌张力不小于外加阻力（负荷），而当肌张力小于外加阻力时，肌肉就会在被拉长的同时收缩，即离心收缩。例如，将装有水的杯子送到嘴边后，再慢慢放回桌子上的动作（肱二头肌等），以及将举起的哑铃慢慢降低时的动作等均为离心收缩。

另外，关于等长收缩、等张收缩，以及静态收缩、向心收缩、离心收缩的关系和肌力训练的示例，如右侧图表所示。

关键词

* **动态收缩**

改变肌肉长度的收缩方式被称为动态收缩。相反，肌肉长度保持恒定的收缩方式则被称为静态收缩。

* **等长收缩** isometric

指的是肌肉长度不变的收缩方式。等长训练是身体处于静止状态下进行的，因此不会增加关节负担。

等长收缩与等张收缩的区别

等长收缩是指肌肉长度不变的收缩方式。等张收缩是肌肉张力不变的收缩方式

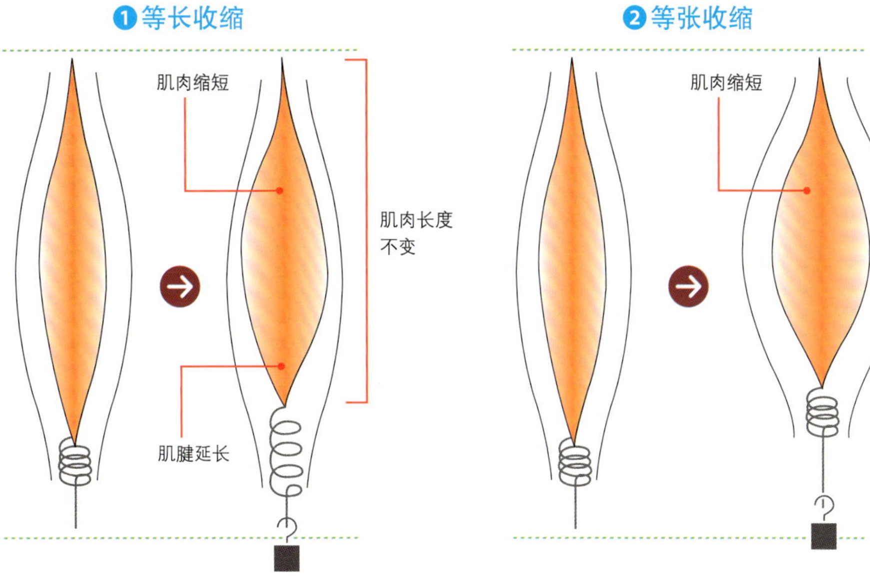

加上砝码后，肌肉的整体长度不变，但肌肉缩短了

加上砝码后，肌肉在张力不变的状态下收缩。生物体的肌肉张力是不断变化的，因此并不存在完全的等张收缩

肌收缩的方式(示例)

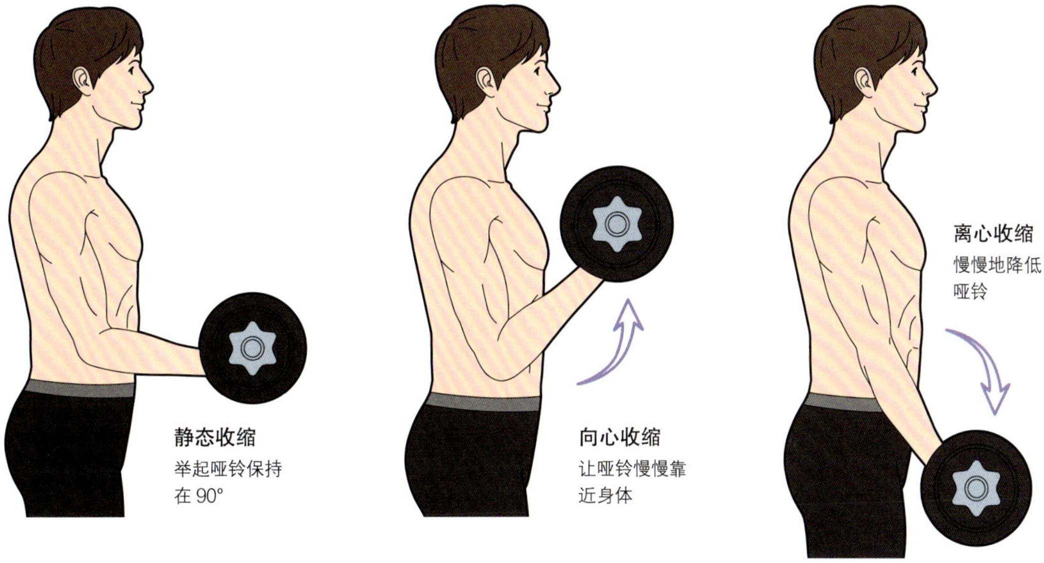

肌肉收缩的方式和肌力训练示例			
	肌肉收缩的方式		肌力训练示例
静态收缩	等长收缩		等长收缩（isometric）
动态收缩	等张收缩	向心收缩	等张收缩（isotonic）
		离心收缩	

肌肉收缩和关节运动

当多块肌肉共同作用完成动作时，根据其承担的功能分为起主要发力作用的主动肌、与主动肌作用相反的拮抗肌、协助主动肌完成动作的协同肌等。

功能性肌肉的分类

骨骼肌的关节运动，是在多块肌肉共同作用下完成的。从功能的角度可以将肌肉分为主动肌、拮抗肌、协同肌等。

主动肌和拮抗肌的关系

当两块肌肉同时运动时，两个关节分别承担主动肌和拮抗肌的作用。

起主要发力作用的肌肉被称为主动肌，**与主动肌作用相反**的称为**拮抗肌**（▶右图）。主动肌和拮抗肌**相互协调**，以维持人体的肌肉平衡。例如，在进行肘关节屈曲动作（▶P51，由**臂弯举***引起）中，肱二头肌收缩，肱三头肌舒张。此时，肱二头肌为主动肌，肱三头肌为拮抗肌。另外，在肘关节伸展动作（▶P51）中，肱三头肌为主动肌，肱二头肌为拮抗肌。

协助主动肌完成动作的协同肌

协同肌又称**合作肌**，是指在进行关节运动时，与主动肌**共同参与运动的所有肌肉**。另外，当两块肌肉参与一个动作时，协同肌具有抑制（中和）不必要的关节活动的作用。可以说，协同肌承担着辅助主动肌的作用。

固定肌——固定人体或骨骼的肌肉

在人体进行关节活动时，通过等长收缩（静态收缩，▶P22）固定身体或骨骼的肌肉称为**固定肌**（**稳定肌**）。例如，在做俯卧撑时，为了保持头部不下落，颈部伸肌群发挥了固定肌的作用。

另外，在臂弯举动作中，三角肌、斜方肌等发挥了固定肌的作用，以保证肩关节的稳定。

中和肌作为协同肌发挥协同作用

当两块肌肉作用于一个动作时，拮抗方向力的矢量被抵消（中和）。例如，当保持躯干笔直做屈曲运动时，左右腹外斜肌（▶P109）的躯干旋转运动就会被中和。

力偶（force couple）

指的是大小相等、方向相反但不共线的两个力，由于其没有合力，所以作为一对力起作用。这种力被称为**力偶**（force couple）。

例如，立位姿势时，腹直肌将骨盆前部向上牵拉，腘绳肌将坐骨结节向下牵拉。这时骨盆后倾，腰部平坦。此外，背部肌群上拉骨盆，髋关节屈肌群下拉骨盆，由此产生骨盆前倾和腰椎伸展。如上所述，发挥**协同肌作用**的就是力偶。

单关节肌和多关节肌

跨过一个关节的短肌称为**单关节肌**，跨过两个以上关节的长肌称为**多关节肌**。

例如，下肢的股四头肌（▶P83）由股内侧肌、股外侧肌、股中间肌、股直肌四块肌肉构成（▶右图）。其中，由于股内侧肌、股外侧肌、股中间肌只跨越膝关节，为单关节肌，作用于膝关节的伸展动作。

而股直肌跨越膝关节和髋关节2个关节，为多关节肌（双关节肌）（▶P73）。股直肌不仅在膝关节伸展，在髋关节的屈曲动作中也发挥作用。

股四头肌后侧总称**腘绳肌**，包括**股二头肌长头和短头**、**半腱肌**、**半膜肌**。(▶P74、83)。股二头肌长头、半腱肌、半膜肌参与股关节和膝关节两方面的动作，股二头肌短头为单关节肌，作用于股关节的屈曲和外旋。

关键词

* **臂弯举** arm curl

指的是使用杠铃、哑铃等锻炼肱二头肌的肌肉训练。

肘关节运动中的主动肌和拮抗肌

在肘关节做屈曲和伸展运动时，主动肌和拮抗肌作用相反

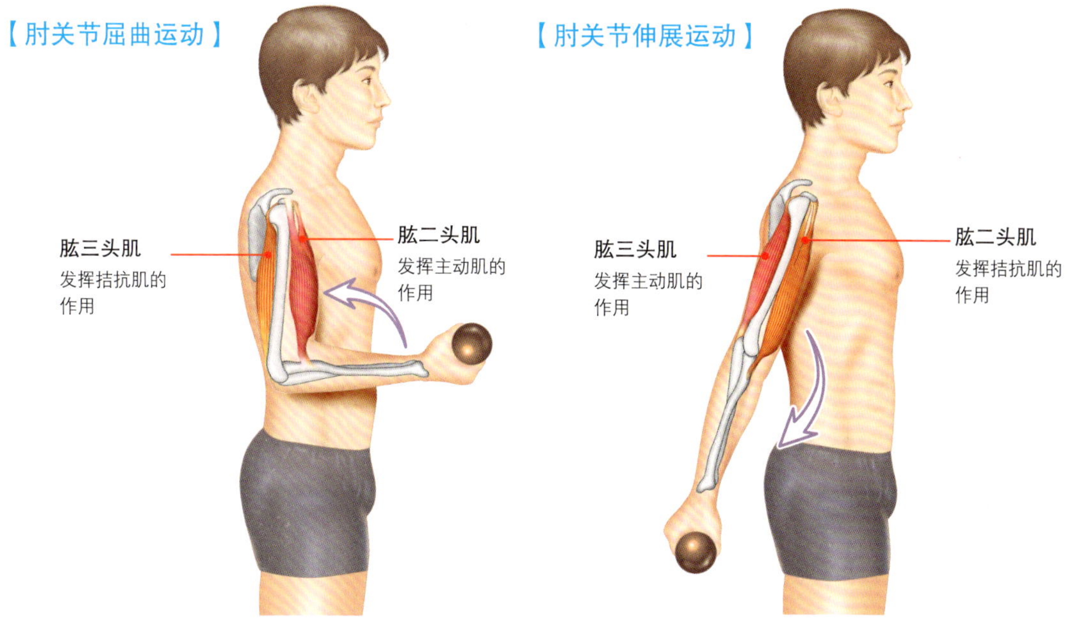

股四头肌的结构

股四头肌包括❶股内侧肌、❷股中间肌、❸股外侧肌、❹股直肌四块肌肉

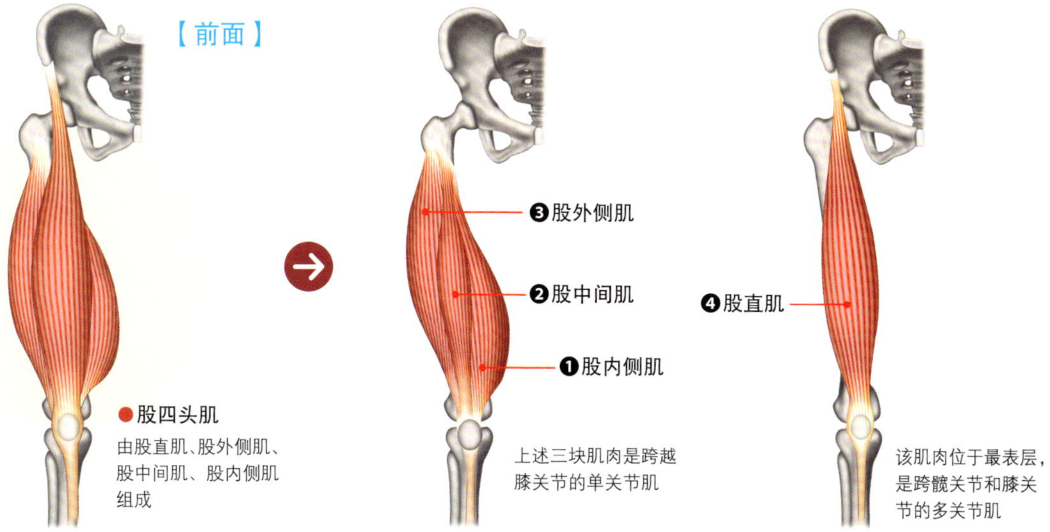

● 神经系统的分类 ▶ P27

神经和神经元

神经元（神经细胞）是神经组织的基本单位。
神经细胞通过多个突起传递信息。

神经组织的结构

在细胞学上，神经组织由**神经元**（**神经细胞**）和**支持细胞**（**胶质细胞**）组成。其中神经细胞由**细胞体**和**神经纤维**（**突起**）构成（▶下图）。

神经纤维包括两种突起，一种是**树突**，接受来自其他神经细胞的信息，另一种为**轴突**，将接收到的信息传递给下一个神经细胞。树突是细胞体周围如树枝般的分支，轴突很长呈细索状，在末端附近有分支。

神经细胞之间有负责信息传递的**突触**。胶质细胞对神经细胞及其突起具有支持、保护、营养的作用。

神经细胞的信息传递功能

神经系统通过如下方式完成信息传递：当神经细胞发出的**电信号**到达**突触前膜**后，**神经递质***被释放到**突触间隙**中，**突触后膜**通过接收神经递质将信息传递下去。这种兴奋只能向一个方向传递（**单向传递**）。

关键词

* **神经递质** neurotransmitter
突触前部分泌的信息传递物质。包括乙酰胆碱、去甲肾上腺素、谷氨酸等。

神经组织的结构

由神经细胞（神经元）、细胞体和两种突起（树突和轴突）组成

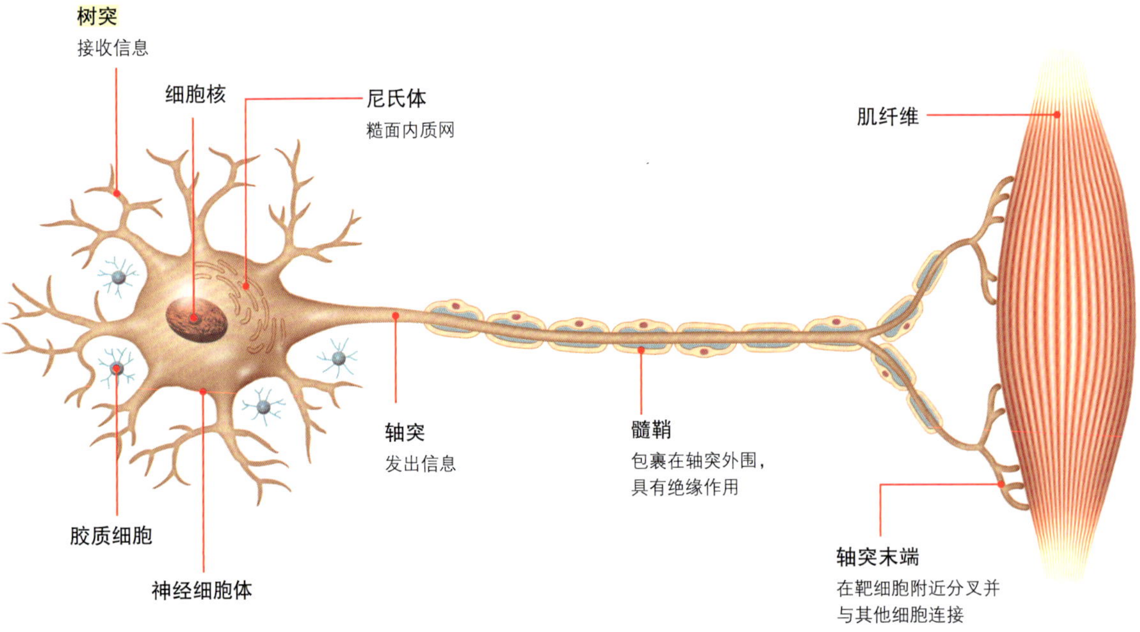

● 神经、神经元 ▶ P26 ● 什么是脊髓反射 ▶ P28

神经系统的分类

神经系统大致分为中枢神经系统和周围神经系统。
中枢神经系统包括脑和脊髓，周围神经系统由脑神经和脊神经组成。

什么是中枢神经系统

中枢神经系统由**脑和脊髓**构成（▶下图）。中枢神经系统具有统筹和调整神经信号、记忆、认知、学习、思考等高级精神机能。中枢神经系统外周覆盖着脑膜，脑膜中存在脑脊液（脊髓液），它们共同防止神经受到伤害。

什么是周围神经系统

周围神经是连接中枢神经和骨骼肌、皮肤等靶器官的神经。周围神经包括直接出入脑的**脑神经**（共 12 对）和直接出入脊髓的**脊神经**（共 31 对）（▶下图）。

从功能上进行分类，周围神经可分为感觉神经和运动神经。由外周感受器向中枢传递神经冲动的神经被称为**传入神经**（**感觉神经**），由中枢向外周感受器传递神经冲动的神经被称为**传出神经**（**运动神经**）。

根据分布部位的特点，周围神经又可分为**躯体神经**和**内脏神经**。躯体神经指分布于身体皮肤和骨骼肌的周围神经部分，内脏神经指分布于体腔内脏器、全身心血管和纤体组织的周围神经部分。

内脏运动神经又称为，它控制着循环、呼吸、体温调节等不受意识支配的活动。自主神经系统分为两类，一类是在面临压力时高度活跃的**交感神经**，另一类是在安静状态下发挥作用的**副交感神经**。

脑神经和脊髓神经

【脑神经（12 对）】

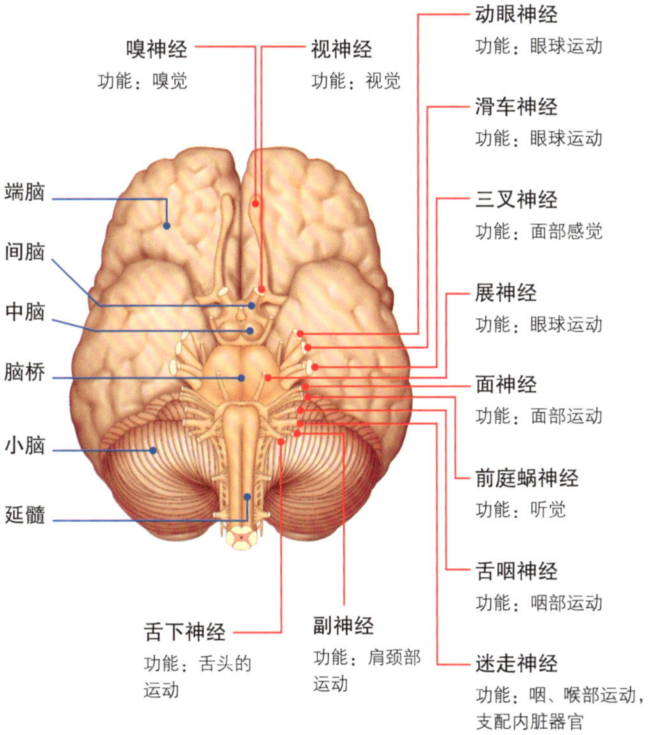

【脊神经（31 对）】

脊神经按部位可分为颈神经、胸神经、腰神经、骶神经、尾神经

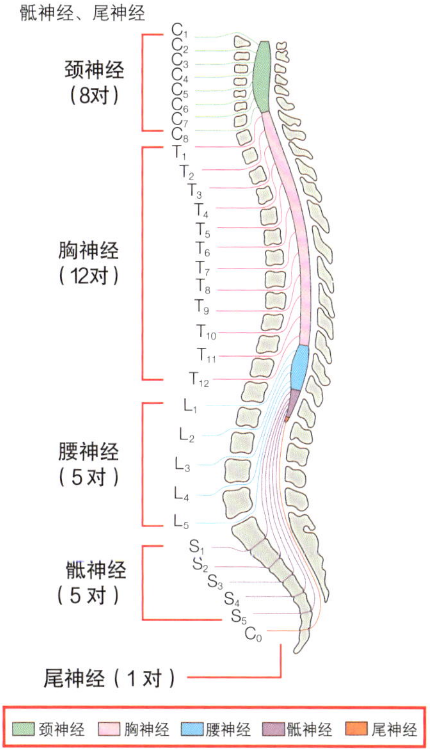

什么是脊髓反射

反射是指即使大脑尚未收到信号，人体也能对刺激迅速作出反应的机制，用以调节人体活动，保护身体免受侵害。

什么是反射

例如，当手碰到灼热的物体时，会下意识地缩回手的动作。或者，当球飞到眼前时，人们会立刻闭上眼睛。诸如此类，由感受器（皮肤）的刺激引起的兴奋，通过中枢无意识地转换，再传递给效应器（肌肉）的现象称为**反射**。在**脊髓反射**中，脊髓（▶P27）发挥了中枢的作用。

肌肉感受器

肌梭和**腱梭**（高尔基腱器官）是分布在肌肉和肌腱内的**感受器**。

肌梭存在于骨骼肌（▶P16）中，具有**感知肌肉长度及其变化**的作用。肌梭与肌纤维平行排列。肌梭周围覆有被膜，内有3～8条**梭内肌纤维**，其为横纹肌（▶P14）的一种。γ运动神经纤维与梭内肌纤维相连。

腱梭（高尔基腱器官）存在于肌腱中，具有感知因肌肉收缩而产生的骨骼肌张力的作用。另外，肌肉被动伸展时，肌梭和腱梭都会产生动作电位，而肌肉自动收缩时，只有腱梭会产生动作电位。

脊髓反射的路径

发生反射时动作电位通过的路径称为**反射弧**。在反射弧中，一个突触（▶P26）参与的称为**单突触反射**（▶右图），多个突触参与的称为**多突触反射**。单突触反射的感受器在肌肉内部，因此又被称为**深反射**。另一方面，多突触反射大多因刺激皮肤等体表感受器而产生，通过中间神经元传递到运动神经，因此也是**浅反射**的一种。

牵张反射是人类唯一的单突触反射，即肌肉受到牵拉而产生刺激，再传递到脊髓内的运动神经，从而引起肌肉收缩。**腱反射**是指肌梭通过肌腱受到牵拉的一种牵张反射。最具代表性的腱反射包括髌腱反射（▶右图）、跟腱反射。

在牵拉反射中，为了使主动肌（▶P24）更容易收缩，可以反射性地放松拮抗肌（▶P24），使运动变得顺畅。该过程被称为**交互抑制**（**Ia抑制**）。

另外，当肌肉收缩引起肌肉过度拉伸时，肌肉为了自我保护会反射性地放松。该现象被称为**自生性抑制**（**Ib抑制**）。

α-γ 关联

梭内肌纤维存在于肌梭的两端。**γ运动神经纤维**负责收缩梭内肌纤维，而α运动神经纤维则负责收缩梭外肌纤维。在随意运动中，为了不因肌肉缩短而使肌梭松弛，从上位中枢发出的运动指令，可以使α运动神经纤维和γ运动神经纤维**同时兴奋**。这种现象称为**α-γ关联**。

关键词

* **上位中枢、下位中枢**

一般而言，上位中枢指“脑”，下位中枢指“脊髓”。

反射路径

脊髓反射的反射路径包括牵张反射、交互抑制（la 抑制）、自生性抑制（lb 抑制）

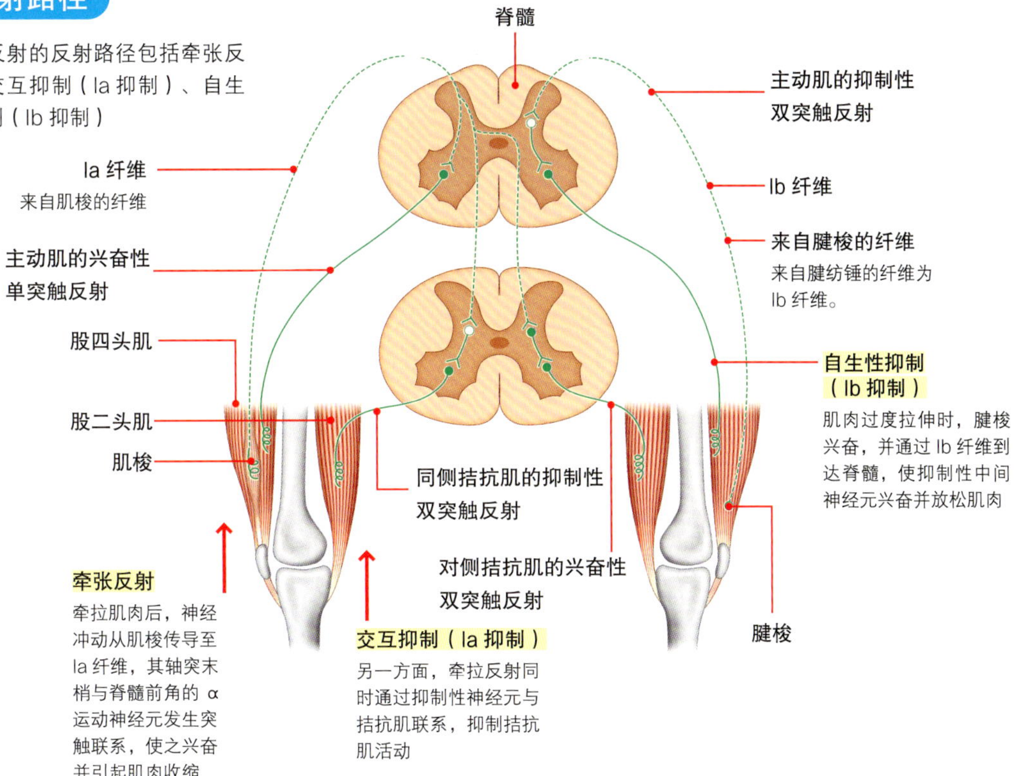

（竹井仁《触诊功能解剖彩色图集（下）》，日本文光堂，2008）

髌腱反射

髌腱反射是腱反射的典型示例。如果反射减弱，可以考虑周围神经病变等状况

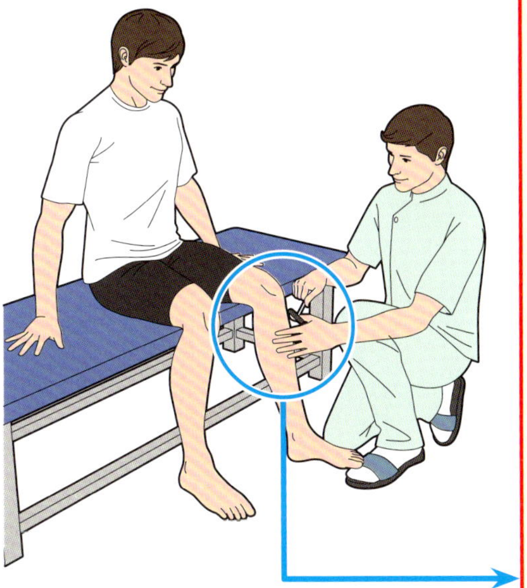

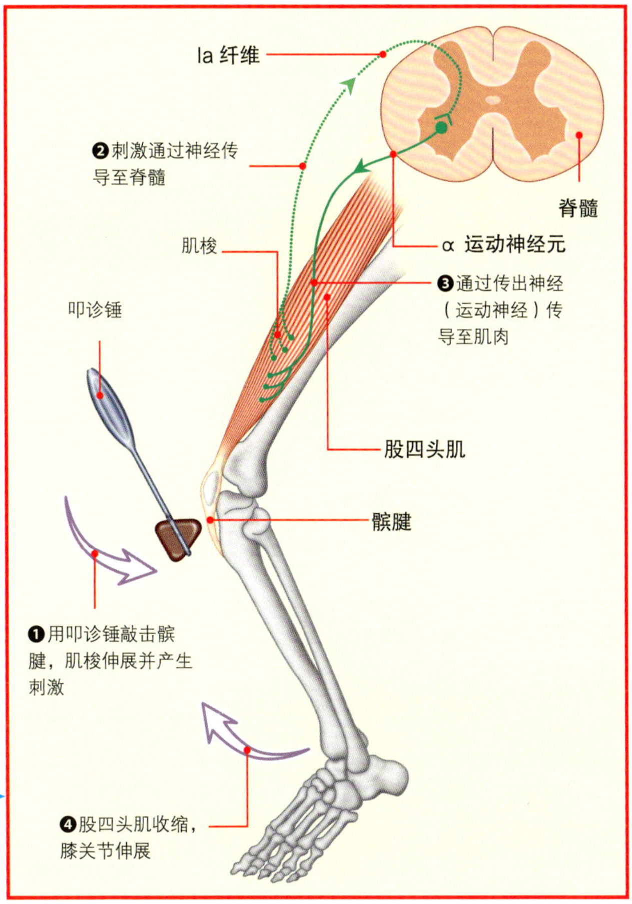

●杠杆原理▶P31 ●重心与姿态的关系▶P122

运动定律

在对各学科知识学习和理解的基础上才能对人体运动有所了解。力学是理解人类运动不可缺少的学问。

什么是生物力学

研究人体运动的学科叫作**运动机能学**（kinesiology）。**生物力学**（biomechanics）是从**力学**（mechanics）的角度探索包括人类在内的**生物**（bio）的学科。由此取得的成果被应用于体育、医学、工程等各个领域。

牛顿三定律

人体运动遵循力学定律。牛顿作为物理学家发现了三条力学定律。包括**第一定律：惯性定律；第二定律：运动定律；第三定律：作用与反作用力定律**（▶下图）。

❶第一定律：惯性定律

一切物体在没有受到外力作用时，静止的物体会继续保持静止，运动的物体会继续匀速运动。这种性质叫作**惯性**。

❷第二定律：运动定律

物体在外力的影响下，会在力的方向上产生加速度。其加速度大小与外力的大小成正比，与物体的质量（▶P122）成反比。

用公式表示，如下所示。

> **运动定律公式　$F=ma$**
> "外力为F，物体的质量为m，加速度为a"

❸第三定律：作用力与反作用力定律

当一个物体A对另一个物体B施力(作用)时，物体A和物体B受到大小相等、方向相反的力(反作用)的作用。

什么是重力

地球上的物体都有被吸引到地球中心的趋势，由于地球的吸引而使物体受到的力叫作**重力**（▶P122）。

重力的大小用质量（m）× **重力加速度**来表示。重力加速度约为 9.8 m/s^2。

例如，如果下图"第三定律"中的盒子质量为 1 kg，盒子会产生约 10 N* 的重力（1 kg × 9.8 m/s^2）。此外，箱子所接触的台面也对箱子产生了 10N 的力。

关键词

*N（牛顿）

力的单位。使质量 1 kg 的物体产生 1 m/s^2 加速度的力称为 1 N（牛顿）。

力学定律

❶第一定律：惯性定律

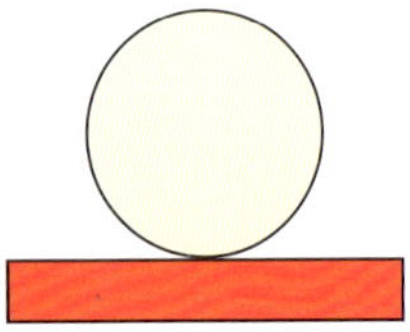

如果没有外力作用，物体会保持静止或匀速持续运动

❷第二定律：运动定律

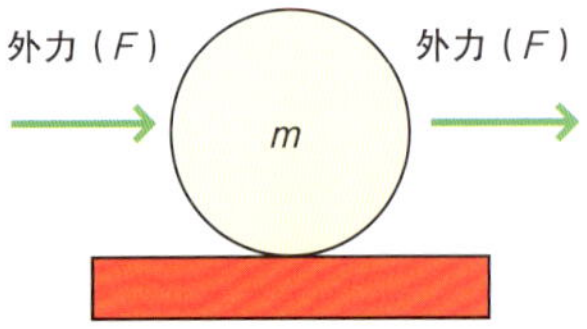

外力（F）作用于质量为 m 的物体

❸第三定律：作用力与反作用力定律

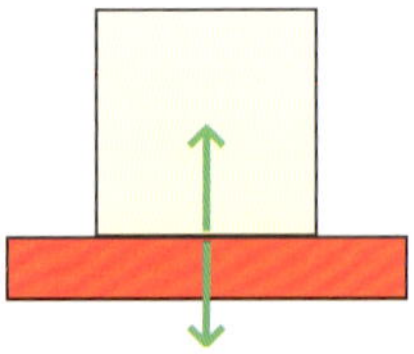

由于作用于质量为 m 的物体上的力是平衡的，因此它处于静止状态

●运动定律▶P30

杠杆原理

人体运动遵循杠杆原理，其中骨骼为杠杆，肌肉的附着点为力点，关节为支点，承受负荷的点为阻力点等。

平移运动和旋转运动

如前文运动定律（▶P30）中所述，力的作用可以使物体沿直线运动（即平移运动），除此之外还可以做旋转运动（▶下图）。人体运动大多是以关节为轴进行的旋转运动。

物体受力而旋转，这种力被称为力矩。

杠杆原理

杠杆原理就是对力矩的应用。

杠杆原理在日常生活中应用广泛，如开瓶器、剪刀、使用铁锹挖土、跷跷板玩具等。

人体运动也利用了杠杆原理，肌肉收缩产生的张力作用于骨骼使关节旋转，肌肉附着的骨骼也会随之移动。

杠杆原理的三要素包括：对动作起支撑作用的支点、施力的力点、受力的阻力点（重点）（▶下图）。

根据支点、力点、阻力点与杠杆的关系，可以将杠杆分为三类（▶P32）。

第一类杠杆的支点位于力点和阻力点之间。第二类杠杆的阻力点位于支点和力点之间。第三类杠杆的力点位于支点和阻力点之间。另外，人体运动几乎都属于第一或第三类杠杆，第二类杠杆较为罕见。

步行和关节的旋转运动

在步行时，人体下肢中的大腿、小腿、足部分别以髋关节、膝关节、踝关节为轴做旋转运动

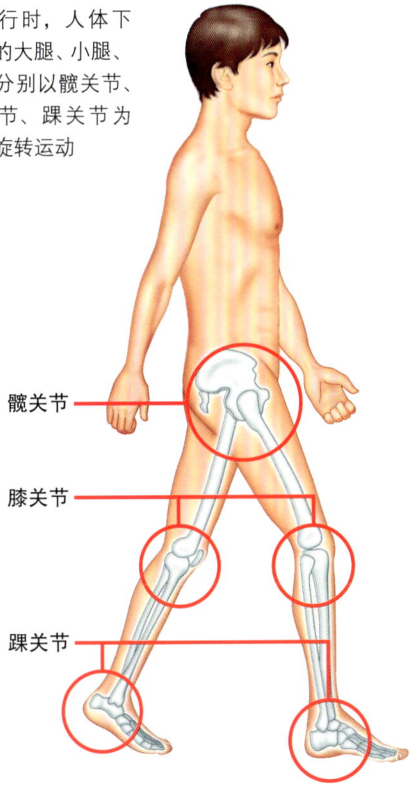

典型的杠杆原理

应用于以较小的力度移动大石块时

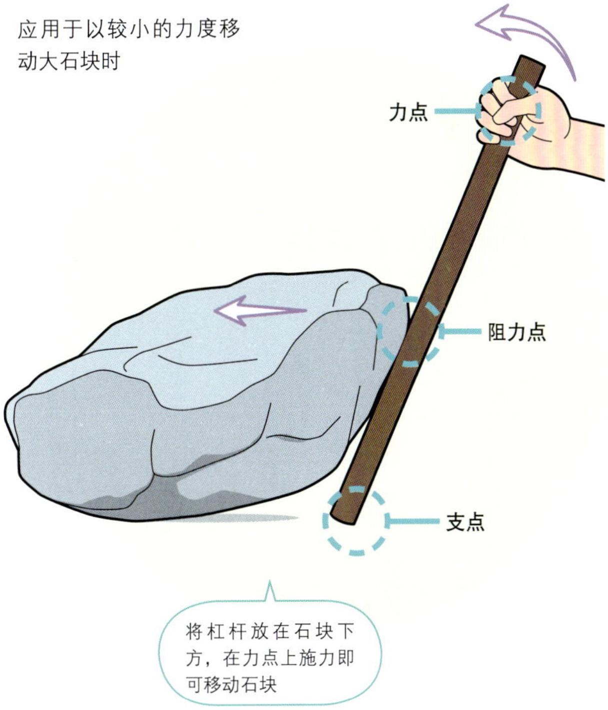

三类杠杆

根据支点、力点、阻力点的位置，杠杆可以分为三类

【第一类杠杆】

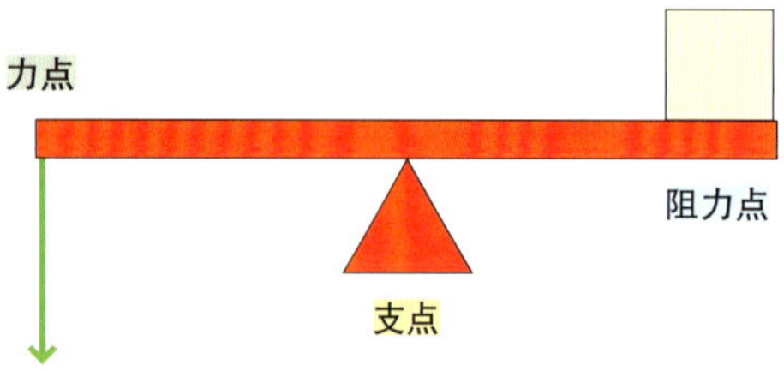

- 支点在力点和阻力点之间
- 像跷跷板一样稳定

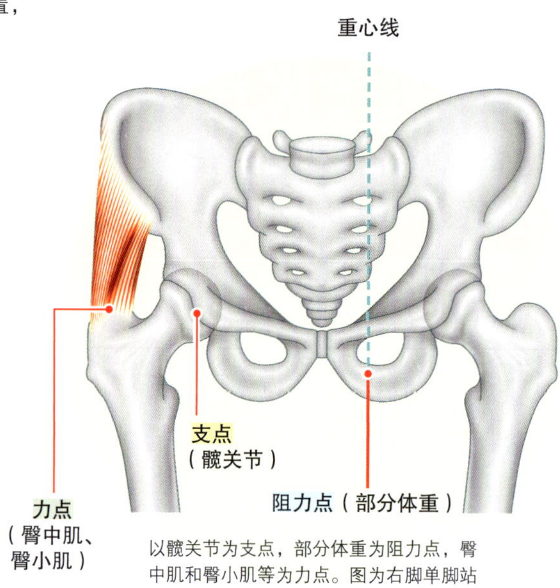

以髋关节为支点，部分体重为阻力点，臀中肌和臀小肌等为力点。图为右脚单脚站立，左脚离地时的状态

【第二类杠杆】

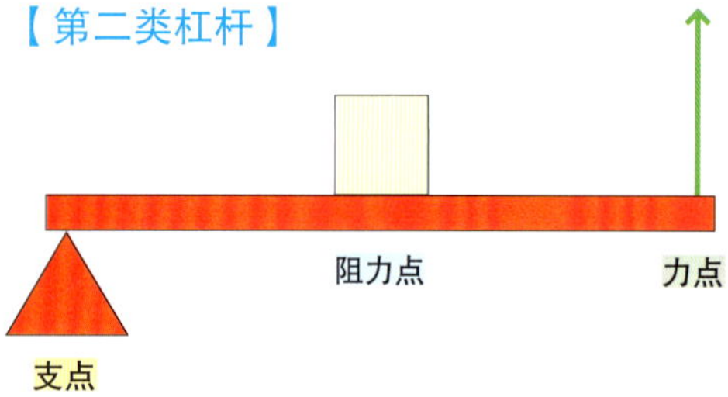

- 阻力点在支点和力点之间
- 在人体运动中十分罕见
- 让力点靠近支点，才能充分发力

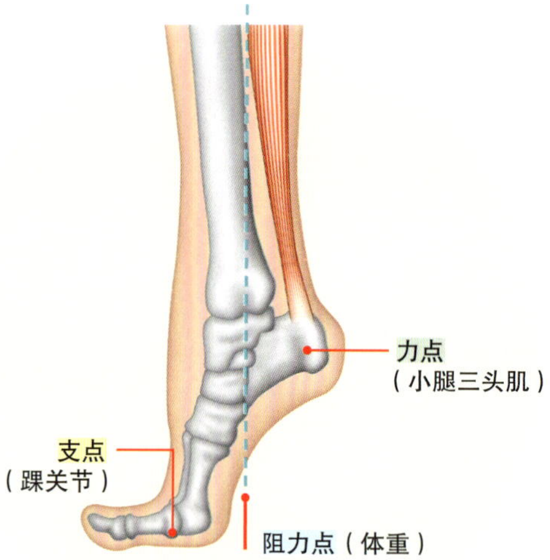

以踝关节为支点，体重为阻力点，小腿三头肌为力点

【第三类杠杆】

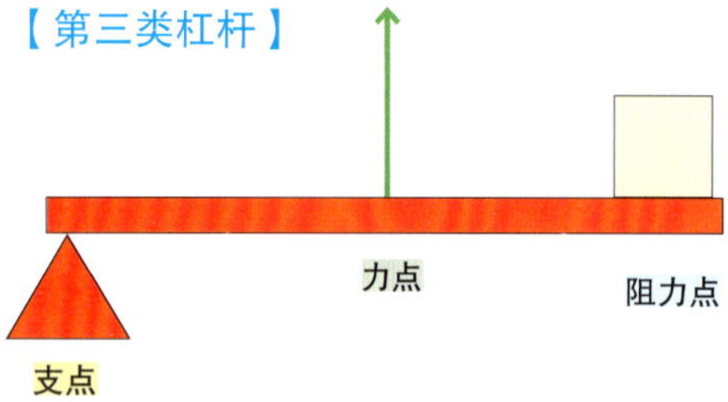

- 力点在支点和阻力点之间
- 虽然较为费力，但速度较快

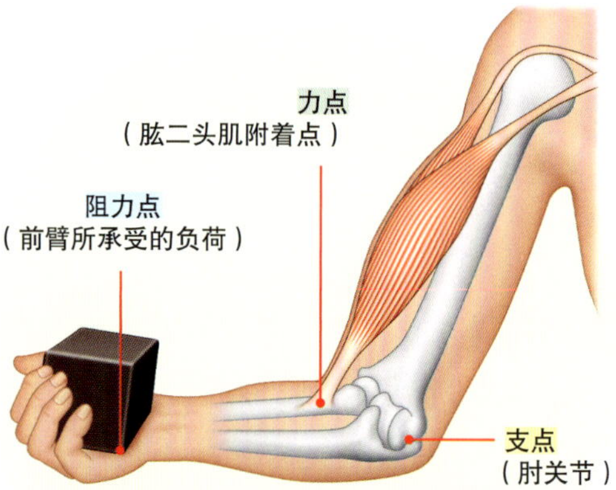

以肘关节为支点，肱二头肌附着点为力点，前臂所承受的负荷为阻力点

PART 2

人体解剖及其功能

人体可分为上肢、下肢和躯干。上肢即所谓的手臂部分，下肢即腿部部分。躯干包括头部、颈部、胸部、腹部、骨盆。

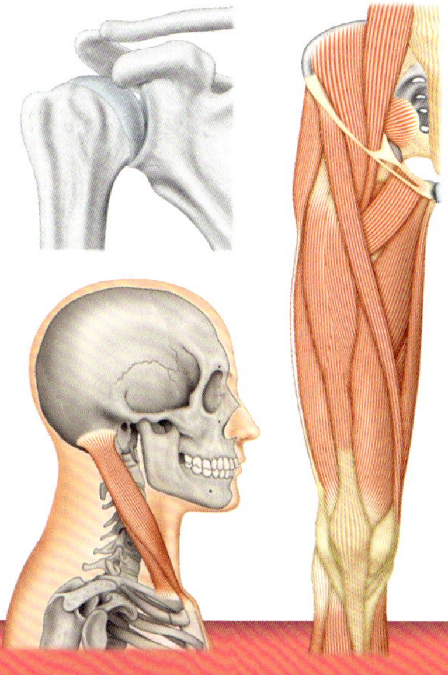

上肢的骨骼，上肢带的关节、韧带、肌肉

上肢带（肩胛带）位于躯干与上肢的连接处。
上肢带是人体活动范围最大的关节，以保证上肢（手臂）可以灵活地运动。

上肢的骨骼

上肢骨骼分为上肢带骨和自由上肢骨（▶右图）。上肢带又称肩胛带或肩带，由锁骨和肩胛骨组成，连接躯干和自由上肢。自由上肢由肱骨、前臂骨（桡骨和尺骨、▶P46）、手骨（▶P56）组成。

上肢带的关节和韧带

构成肩部的关节（▶右页图）包括❶胸锁关节、❷肩锁关节、❸肩关节（盂肱关节）、❹肩胛胸壁关节、❺第二肩关节，但只有❶～❸具有滑膜关节（解剖学概念的关节）的形态。❹肩胛胸壁关节并不具有关节结构，但因其由前锯肌等连接而具有关节的功能（功能性关节）。❺第二肩关节上方的喙肩韧带是肩关节上部的屏障（▶下表）。

胸锁关节是位于胸骨柄和锁骨内侧端之间的滑膜关节（▶P6）。从关节面的形状来看其属于鞍状关节（▶P9），但由于关节内存在纤维软骨性关节盘，所以其运动方式与球窝关节类似。胸锁关节是连接躯干和上肢的唯一关节，由胸锁前韧带、胸锁后韧带和锁间韧带三个韧带对胸锁关节加固（▶右页下图）。

上肢的骨骼

上肢骨骼由上肢带骨和自由上肢骨组成

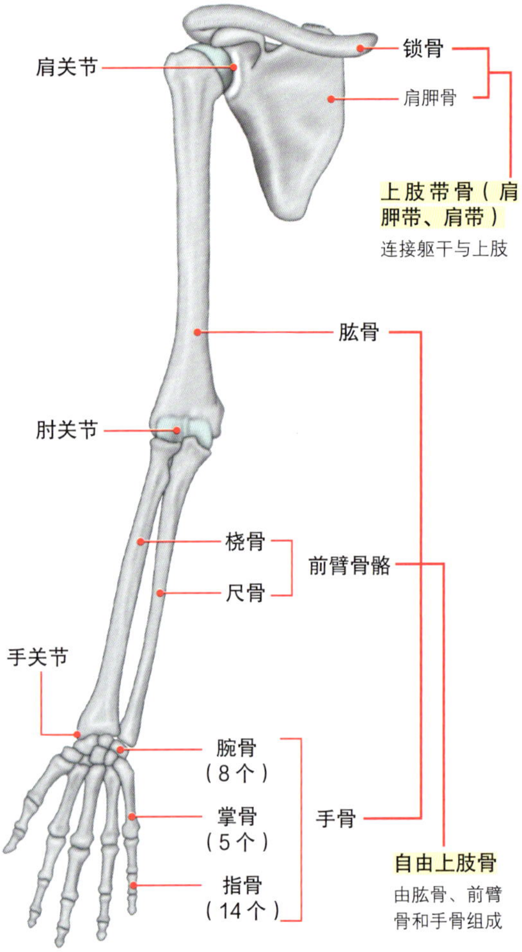

构成肩部的关节分类		
解剖学概念的关节（具有关节的结构）	胸锁关节	胸骨柄与锁骨内侧端之间的滑膜关节
	肩锁关节	肩胛骨的肩峰和锁骨的外侧端形成的关节
	肩关节（盂肱关节）	肩胛骨关节盂和肱骨头之间的关节
功能性关节（不具有关节的结构，但具有关节的功能）	肩胛胸壁关节	肩胛骨和胸廓之间的连接
	第二肩关节	喙肩韧带是肩关节上方的屏障

肩锁关节是**肩胛骨的肩峰和锁骨的外侧端形成的关节**。从关节面形状上看属于平面关节（▶P9），内部有不完整的关节盘。由凹形的**喙肩韧带**、凸形的**喙锁韧带***固定，并由**肩锁韧带**加强（▶P36）。根据外展、内收时的凹凸定律（▶P11），肩胛骨外展时向前滑动，内收时向后滑动。另外，肩锁关节还参与轴旋转的上旋和下旋动作。

构成肩部的骨骼和关节

构成肩部的关节包括❶胸锁关节、❷肩锁关节、❸肩关节、❹肩胛胸壁关节、❺第二肩关节，其中只有❶❷❸为滑膜关节

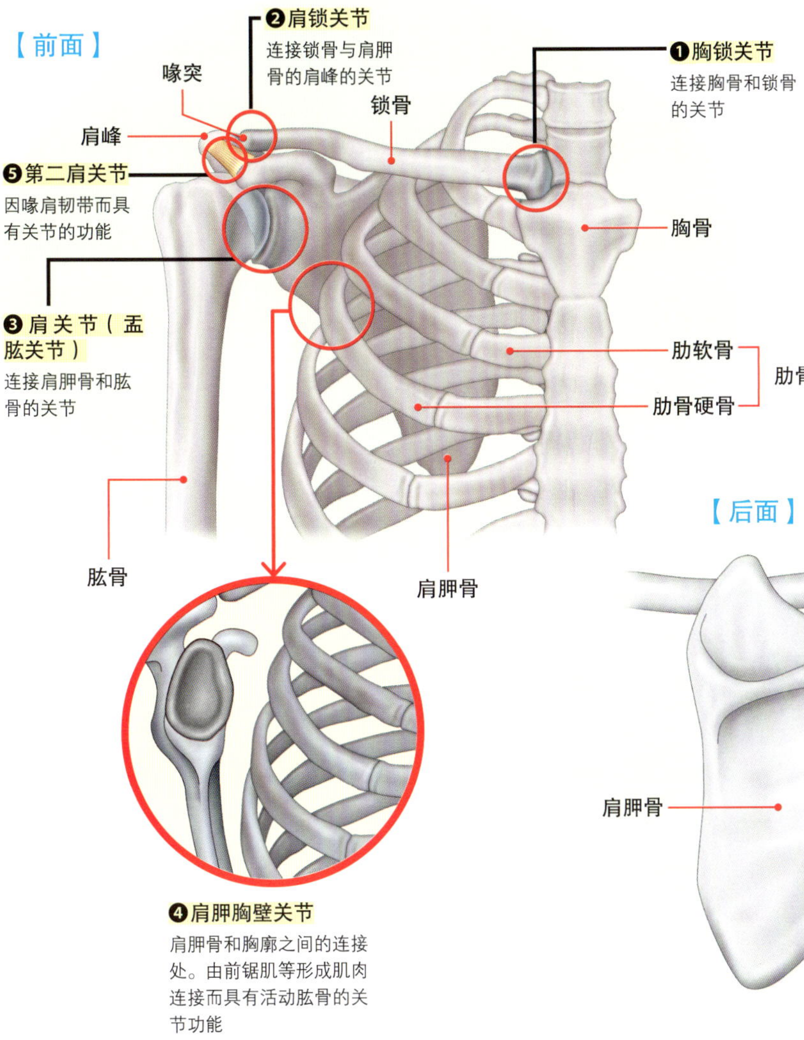

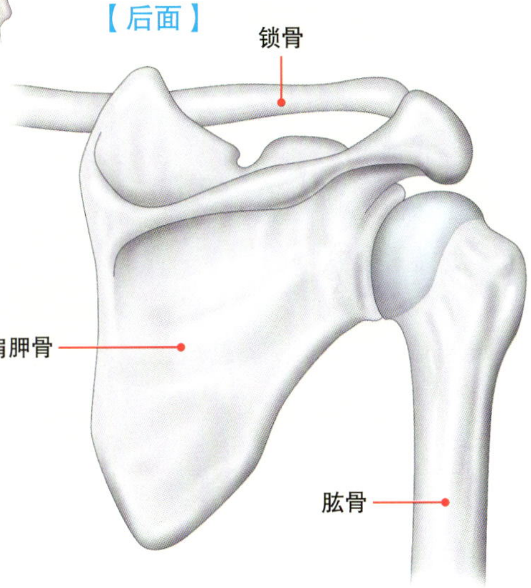

胸锁关节和韧带

位于胸骨柄和锁骨内侧端之间。此外，胸锁前韧带后方为胸锁后韧带

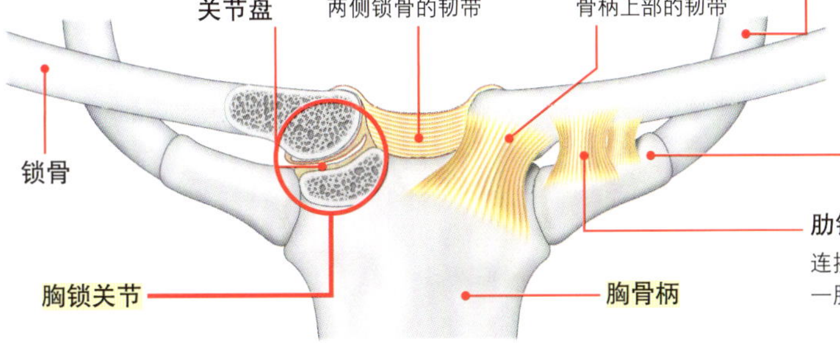

肩关节（盂肱关节）

肩关节是肩胛骨关节盂和肱骨头之间的关节。它是人体中活动范围最大的关节。从关节面的形状来看其属于多轴球窝关节（▶P9）。肱骨头的关节面约为肩胛骨关节盂的3倍，较大的肱骨头在关节盂上活动，因此缺乏稳定性，围绕关节盂的关节唇*、韧带、肌肉、肌腱起到辅助装置的作用，提高其稳定性（▶P40）。

肩关节周围的韧带加强了关节囊。关节囊上部由喙肱韧带，前部由盂肱上韧带、盂肱中韧带、盂肱下韧带三个关节囊韧带加强。

仅依靠上述关节囊和韧带无法确保关节的稳定性，因此还存在由冈上肌、冈下肌、小圆肌、肩胛下肌4块肌肉构成的肩袖（肌腱袖），以加强关节的稳定。

与上肢带（肩胛骨）运动相关的肌肉

上肢带和肩关节的主要肌肉如P37所示。

上肢带的肌肉包括躯干前侧的锁骨下肌、胸小肌、前锯肌，和后侧的斜方肌、肩胛提肌、菱形肌。

斜方肌是起自头枕部到背上部皮下的大块肌肉，分为上部纤维、中部纤维和下部纤维。斜方肌上部纤维作用于上提肩胛带（上提），与之相反，斜方肌下部纤维作用于下拉肩胛带（下抑）。斜方肌中部纤维的作用是使肩胛骨向脊柱靠拢（内收）。另外，整个斜方肌可以一边使肩胛骨向脊柱靠拢，一边使其向上旋转（上旋）（▶P39）。

与肩关节运动有关的肌肉

肩关节的肌肉包括三角肌、冈上肌、胸大肌、喙肱肌、肩胛下肌、背阔肌、大圆肌、冈下肌、小圆肌。

胸大肌是连接胸壁和上肢的肌肉，具有内收和内旋上臂的作用。三角肌形成了肩部圆隆的外形，分为锁骨部、肩峰部、肩胛冈部。三角肌参与了肩关节的一切运动。

肩锁关节和韧带

肩锁关节由喙肩韧带、喙锁韧带固定，通过肩锁韧带加强

【右侧面、视角：上方】

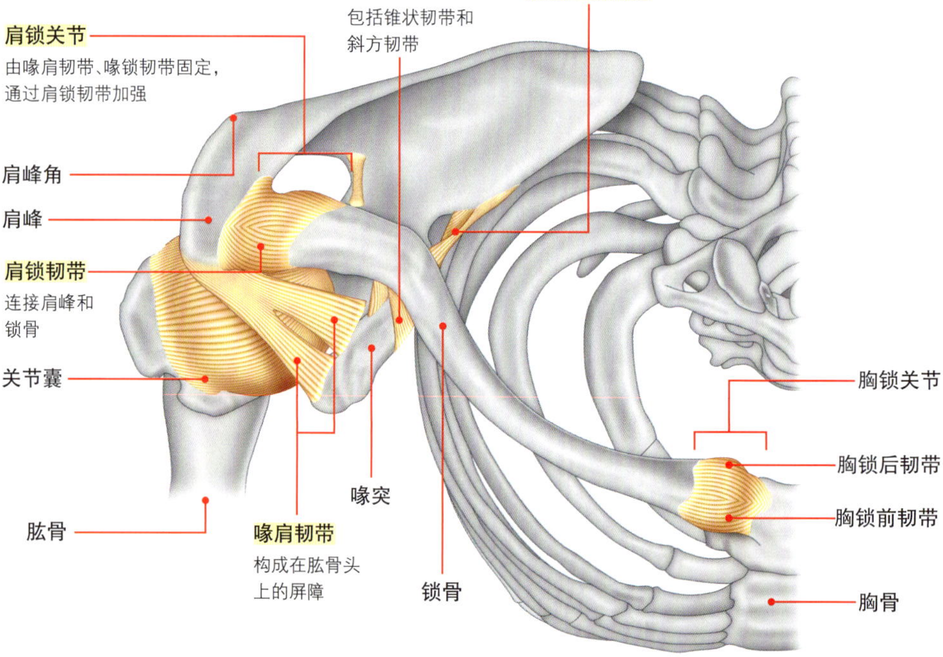

什么是肩袖

冈上肌、冈下肌、小圆肌、肩胛下肌四块肌肉，包绕在肱骨头周围构成肩袖（肌腱袖、旋转袖）。

肩袖起到了稳定肱骨头和关节盂的重要作用。关于肩袖，将在本书P40中说明。

关键词

＊ 喙锁韧带 coracoclavicular ligament

肩胛骨喙突与锁骨下面之间的韧带。包括锥状韧带和斜方韧带。

＊ 关节唇 articular labrum

围绕关节盂周围的纤维软骨组织。有防止骨骼脱位的作用。

上肢带、肩关节的肌肉

【前面】

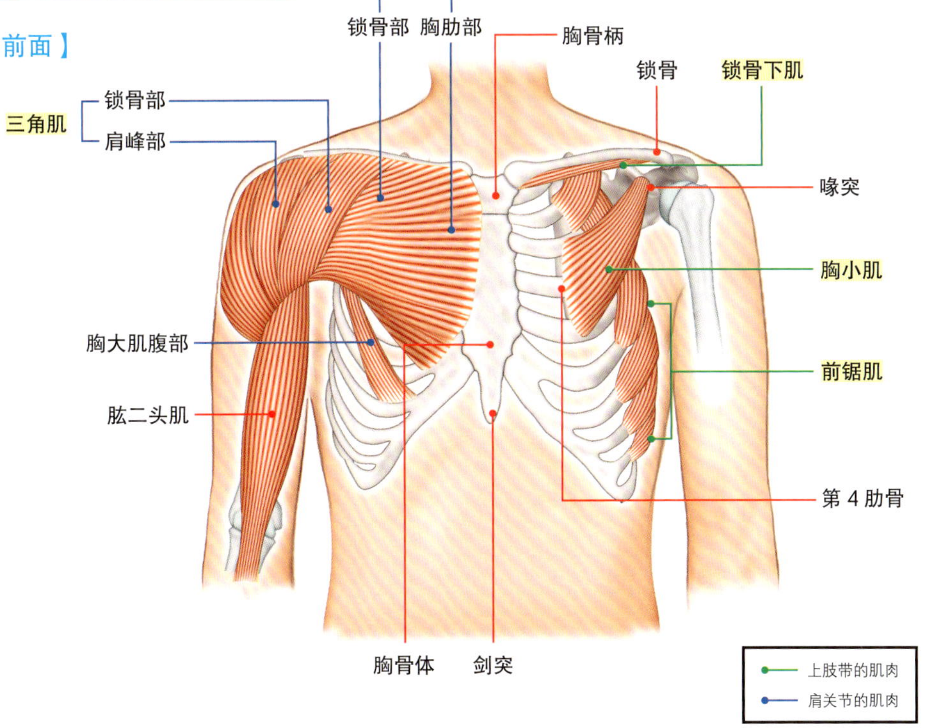

【后面】

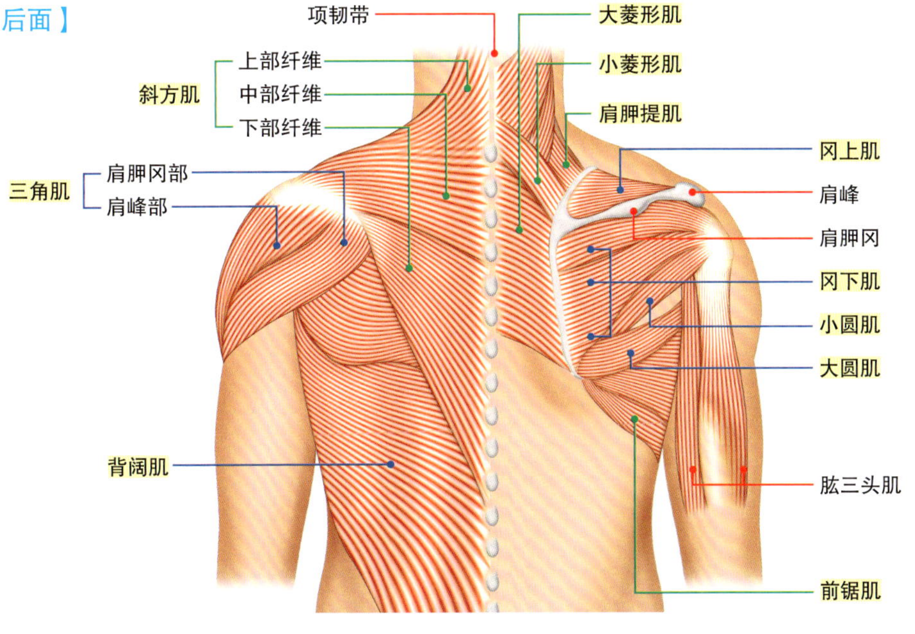

上肢带中肩胛骨的运动

一般而言，肩部运动指的是肩关节的运动，肩胛骨的运动包括 6 种形式，相反方向的合为一组。

肩部运动

关节运动包括屈曲（前方上提）、伸展（后方上提）、外展、内收、外旋、内旋等。在举手、耸肩等肩部运动中，上述关节运动并非单独进行，而是组合完成。

肩部运动是指肩关节（盂肱关节）的运动，肩胛胸壁关节作为功能性关节，也是肩关节运动不可或缺的存在。（▶P34）

肩胛骨的可动和运动方向

肩胛胸壁关节是位于肩胛骨与胸廓（▶P104）之间的功能性关节，肩胛骨是上肢带（▶P34）运动的中心。肩胛骨在胸廓上方滑动，以便上肢可以高效地运动（▶左下图）。

肩胛骨在胸廓上的运动包括上提和下抑、外展和内收、上旋和下旋、前倾和后倾等（▶右页图）。肩胛骨的运动方向为：上提和下抑、外展和内收、上旋和下旋、前倾和后倾。肩胛骨上下运动的范围为 10 ~ 20 cm，内外运动的范围为 10 ~ 20 cm，上下方向可旋转 50° ~ 60°。

❶上提和下抑：上提指的是向上提起肩胛骨的运动，通过收缩肩胛提肌和斜方肌上部纤维，上提肩胛骨。下抑是使肩胛骨下降的运动，通过收缩斜方肌下部纤维，下抑肩胛骨。

❷外展和内收：外展是肩胛骨远离脊椎的运动，前锯肌收缩时，肩胛骨外展。内收是肩胛骨靠近脊椎的运动，菱形肌和斜方肌中部纤维收缩时，肩胛骨内收。

❸上旋和下旋：上旋指的是肩胛骨关节盂朝向上方旋转，该动作与斜方肌上部和下部纤维、前锯肌有关。下旋是肩胛骨关节盂向下方旋转，与菱形肌、背阔肌、胸小肌有关。

❹前倾和后倾：肩胛骨倾斜分为肩胛骨前倾和后倾。前倾与胸小肌有关。

肩胛骨的位置

肩胛骨位于胸廓背面距正中线约 7.5 cm（女性 5 ~ 6 cm）处，位于第 2 肋骨和第 7 肋骨之间

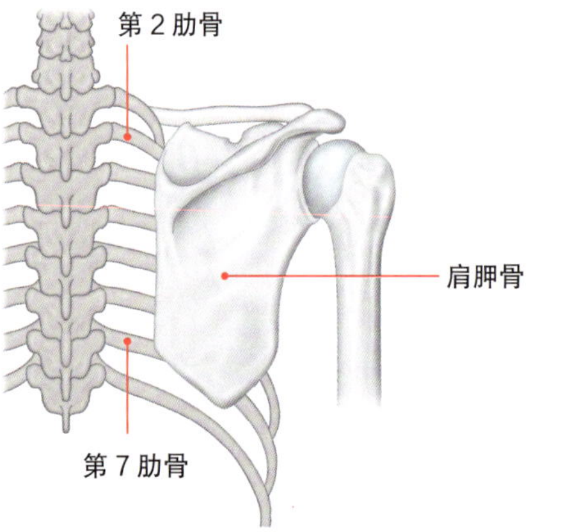

肩胛骨的运动

肩胛骨的运动方向包括：上提和下抑、外展和内收、上旋和下旋、前倾和后倾

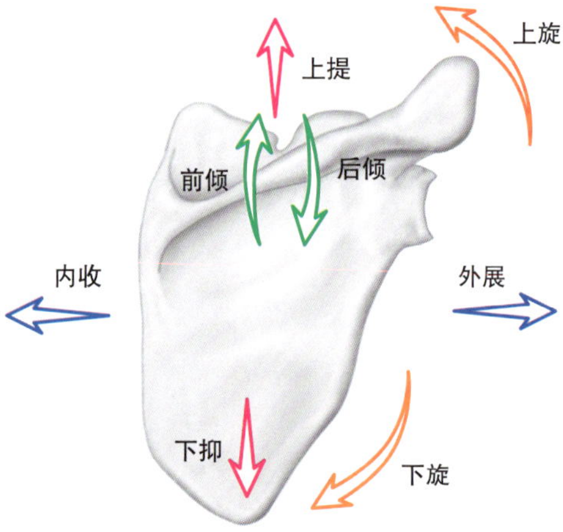

肩胛骨运动和主动肌

上提和下抑

上提

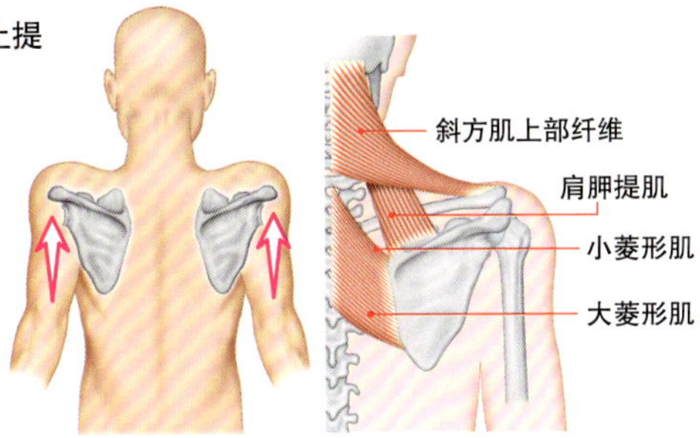

运动：向上提起肩胛骨
主动肌：斜方肌上部纤维、肩胛提肌、菱形肌

下抑

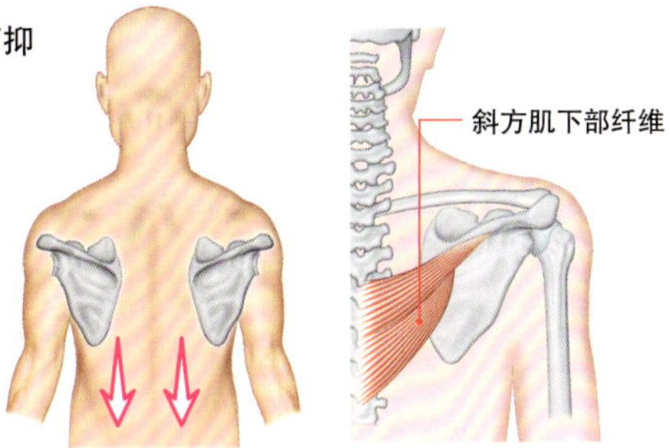

运动：降低肩胛骨
主动肌：锁骨下肌、胸小肌、斜方肌下部纤维

外展和内收

外展

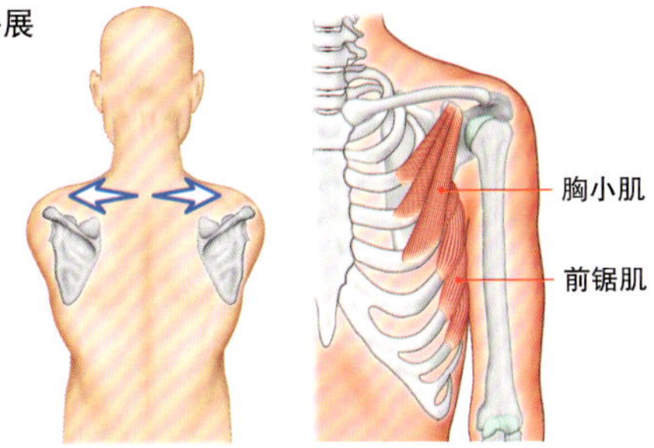

运动：肩胛骨远离脊柱，如手向前推的动作
主动肌：前锯肌、胸小肌

内收

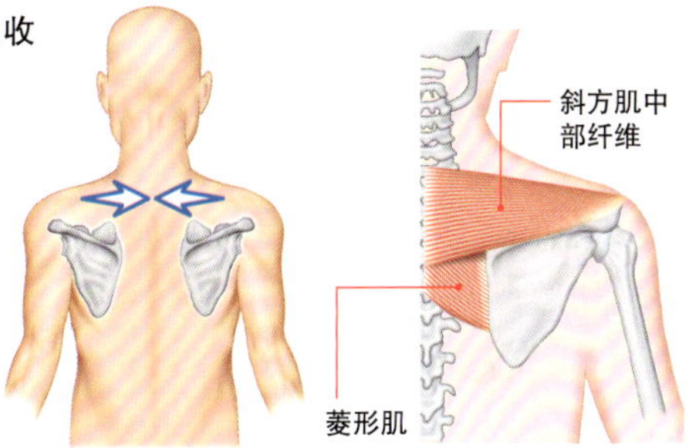

运动：肩部向后缩，肩胛骨靠近脊柱
主动肌：斜方肌中部纤维、菱形肌

上旋和下旋

上旋

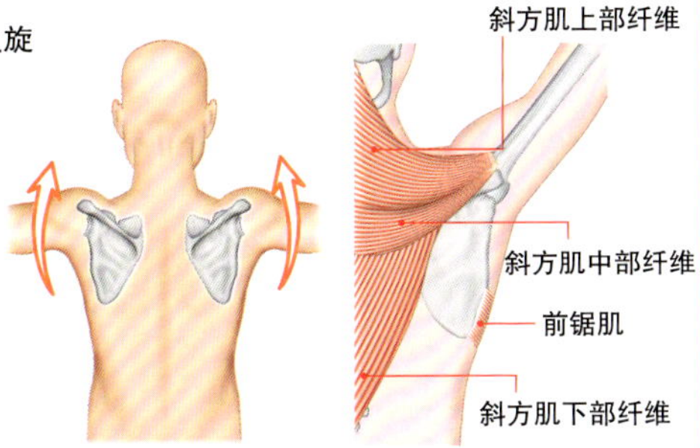

运动：肩胛骨向上旋转
主动肌：斜方肌上部纤维、斜方肌下部纤维、前锯肌

下旋

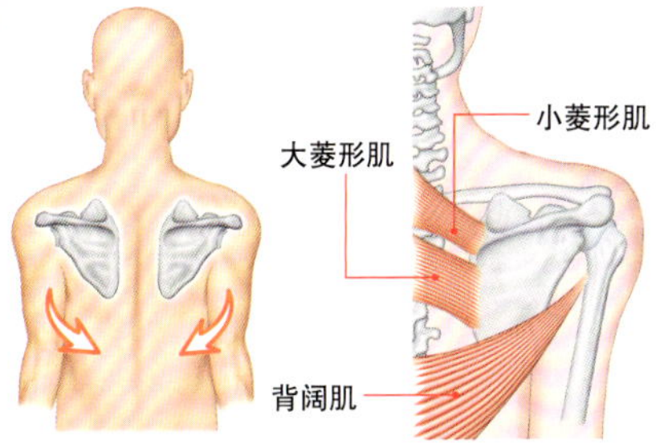

运动：肩胛骨向下旋转
主动肌：菱形肌、背阔肌、胸小肌

前倾和后倾

前倾

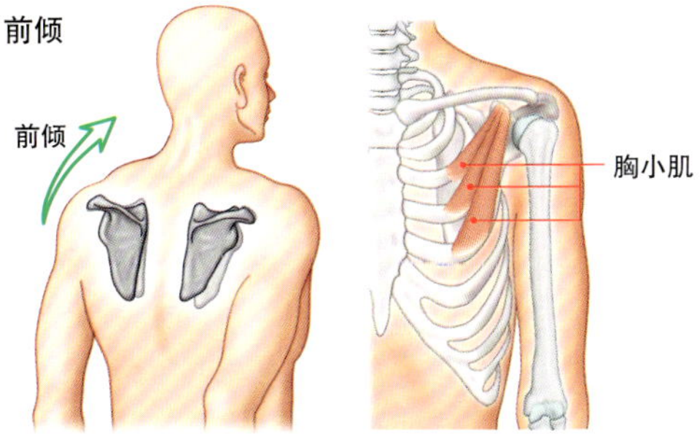

运动：肩胛骨向前倾斜
主动肌：胸小肌

后倾

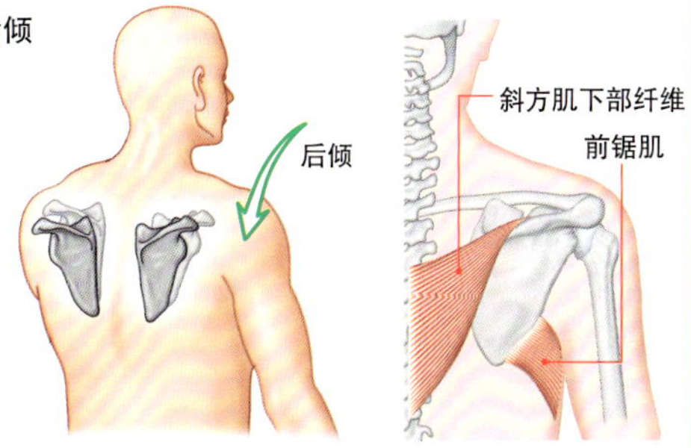

运动：肩胛骨向后倾斜
主动肌：斜方肌下部纤维、前锯肌

肩关节的运动

肩关节的活动范围大，结构不稳定，不过会通过软骨、韧带、肌肉的收缩等来确保其稳定性。

肩关节的稳定机制

肩关节（盂肱关节）中，肩胛骨的关节盂与肱骨头相比小而浅（▶下图）。该结构保证了其比其他关节拥有更大的活动范围，但是，肩关节经常处于不稳定状态，容易脱位。因此，肩关节存在稳定机制，以保证其运动的稳定性。

一种是静态稳定机制（▶右表），包括关节唇、关节囊韧带、喙肱韧带、喙肩韧带、关节内压。

关节囊连接肱骨头和关节唇，其十分肥厚，具有加强稳定性的作用。该部位被称为关节囊韧带。关节囊韧带自上而下可分为盂肱上韧带（SGHL）、盂肱中韧带（MGHL）、盂肱下韧带（IGHL）共3条（▶右图）。

另一种是动态稳定机制（▶右表），包括肩袖的肌群（冈上肌、冈下肌、小圆肌、肩胛下肌）和肱二头肌长头肌腱、肩峰下滑囊、三角肌下囊。

肩袖的肌群（▶P37、P42）结构为，肱骨头前方有肩胛下肌，上方有冈上肌，后方有冈下肌、小圆肌，这些肌肉连续包绕着肱骨头。上述肌群除了作用于肩关节的内、外旋外，还具有在肩关节上提时，将肱骨头保持在关节盂中心位置的重要作用。

肩胛骨关节盂和肱骨头的位置

肩关节的肩胛骨关节盂比肱骨头小，处于不稳定状态

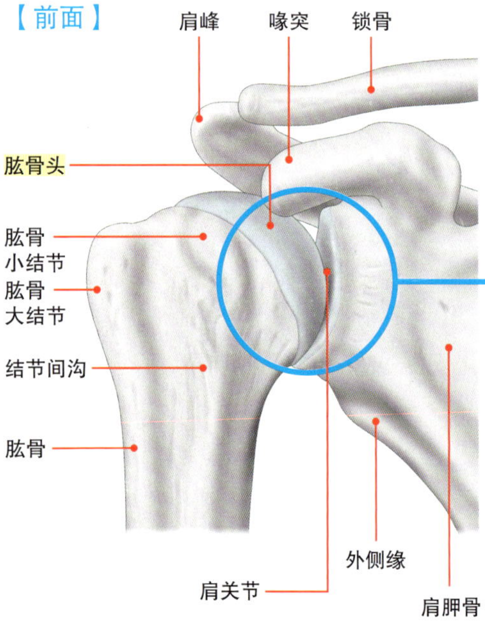

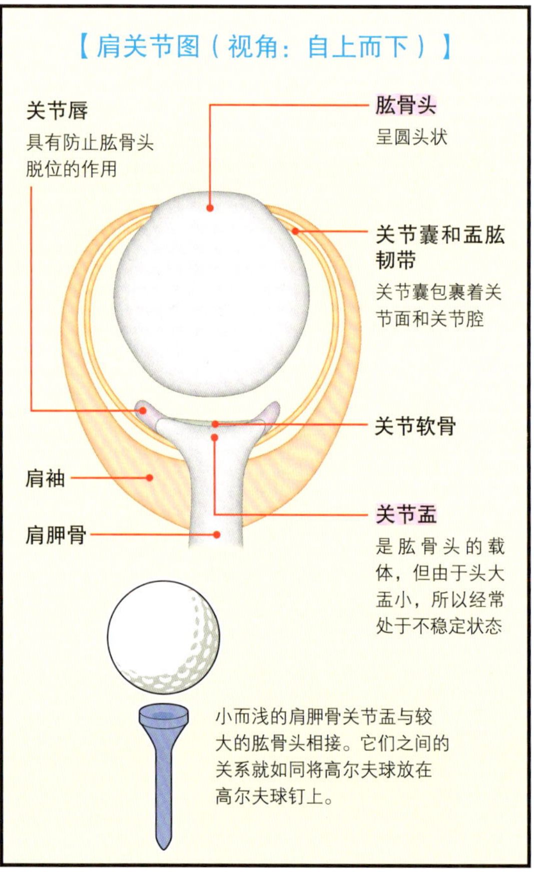

另外，冈上肌、冈下肌、小圆肌止于肱骨的大结节处，冈上肌腱和肩胛下肌腱之间有间隙，该部分被称为**肩袖间隙**（rotator interval）。在肩袖间隙的上方，肩峰和喙突以及连接它们的喙肱韧带（又名**喙肩弓**，▶P44）起到了加强作用。

喙肱韧带具有防止肱骨头上提，将肱骨头保持在中心位置的作用。

肩关节和韧带

肩关节的稳定与关节囊韧带、喙肱韧带、喙肩韧带等有关

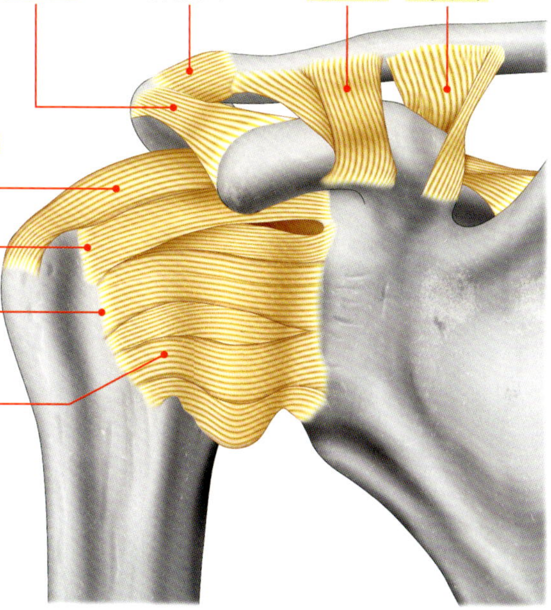

保持肩关节运动稳定性的机制

	主要参与部位	特征
静态稳定机制	关节唇	关节唇是围绕在关节盂周围的纤维性软骨组织，可以增加关节盂的深度，使其与肱骨头之间更加平衡、契合
	关节囊韧带	关节唇上附有关节囊。关节囊的前面有关节囊韧带（盂肱上韧带、盂肱中韧带、盂肱下韧带）
	喙肱韧带	关节囊上部不存在肩袖，其由喙肱韧带加强
	关节内压	正常肩关节内压为负压，以防止关节盂与肱骨头碰撞
动态稳定机制	肩袖的肌群	肩袖由冈上肌、冈下肌、小圆肌、肩胛下肌组成。上述肌肉与肩部旋转有关，因此又称为旋转袖（肌腱袖）。具有保持肱骨头的中心位置（肱骨头收纳在关节盂内的状态）的作用
	肱二头肌长头肌腱	肱二头肌长头肌腱在肩部做从外展外旋向外展内旋的旋转时，可以提升其稳定性。另外，在肩关节屈曲和外展时，有下抑肱骨头的作用
	肩峰下滑囊、三角肌下囊	肩关节屈曲和外展时，肩峰下滑囊和三角肌下囊的厚度有所增加，起到下抑肱骨头的作用

肩关节的运动方向

肩关节的运动方向包括屈曲和伸展、外展和内收、外旋和内旋、水平屈曲（水平内收）和水平伸展（水平外展）、环转运动（▶右表）。

❶**屈曲和伸展**：屈曲是指肩关节向前方上提，活动范围最大可达 180°，伸展的运动方向与之相反，从中立位向后活动范围为 50°。肩关节屈曲时肩胛骨的运动包括上旋、上提、外展，至 160° 以后的终末位则会伴随下抑、内收、后倾运动。伸展时肩胛骨伴有下旋、内收、前倾运动。

❷**外展和内收**：肩关节外展的活动范围可达 180°。肩关节外展小于 30° 时，肩胛骨保持不动，只有肩关节运动。大于 30° 后，肩关节每外展 2°，则肩胛骨上旋 1°。如下图所示，当上肢外展 90° 时，肩胛骨上旋 30°，肩关节外展 70°。另外，上肢外展 180° 时，肩胛骨上旋 50°，肩关节外展 130°。肩关节和肩胛骨以 2 ∶ 1 的比例运动，以保证上肢的灵活运动。该规律被称为**肩肱节律**（▶下图）。肩部屈曲 60° 以后，会按照该比例运动。

❸**外旋和内旋**：外旋指的是肱骨向外侧旋转的运动，内旋是肱骨向内侧旋转的运动。包括三种肢位，第一种是上肢中立位的内外旋，第二种是肩外展 90° 的内外旋，第三种是肩屈曲 90° 的内外旋。

❹**水平屈曲和水平伸展**：水平屈曲是指肩关节保持屈曲 90° 的状态下上肢向前运动，水平伸展是指上肢向后运动。

❺**环转运动**：指的是屈曲和伸展、外展和内收的复合运动。

肩袖（肌腱袖）

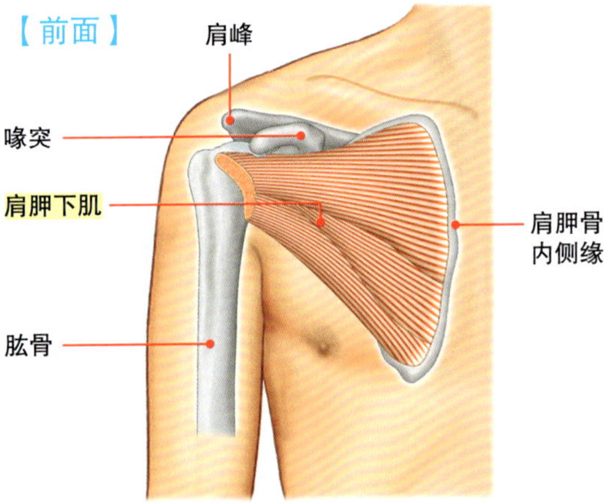

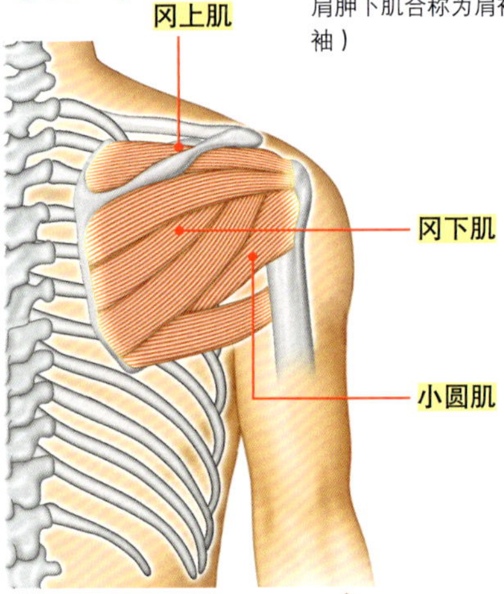

冈上肌、冈下肌、小圆肌、肩胛下肌合称为肩袖（肌腱袖）

肩肱节律

肩关节和肩胛骨以 2 ∶ 1 的比例活动

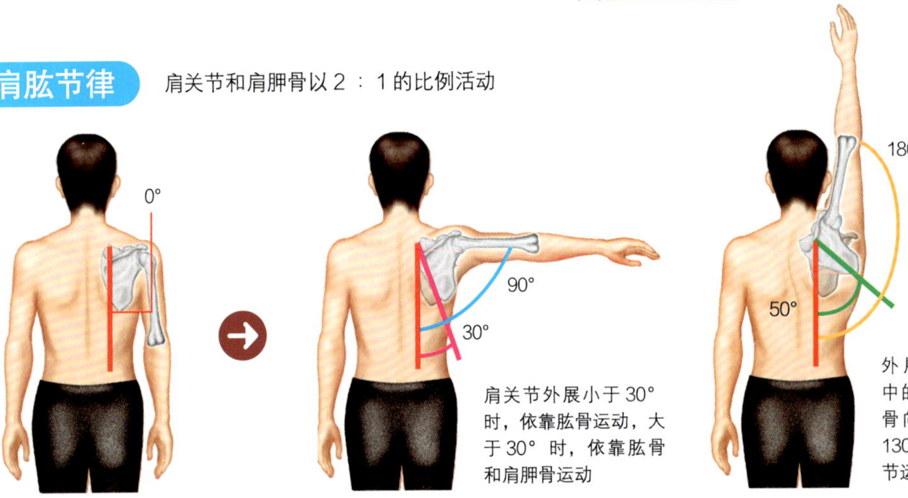

肩关节外展小于 30° 时，依靠肱骨运动，大于 30° 时，依靠肱骨和肩胛骨运动

外展 180° 时，其中的 50° 来自肩胛骨向上旋转，其余 130° 则依靠盂肱关节运动

肩关节的主要运动和主动肌

屈曲和伸展

屈曲

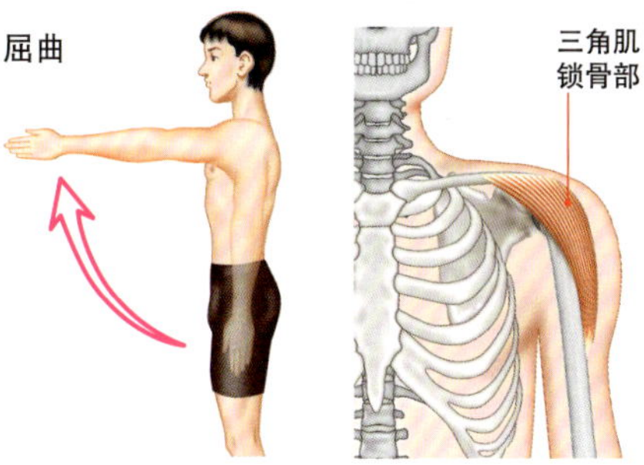

运动：肩关节向前上提
运动肌：三角肌锁骨部、胸大肌锁骨部、肱二头肌

伸展

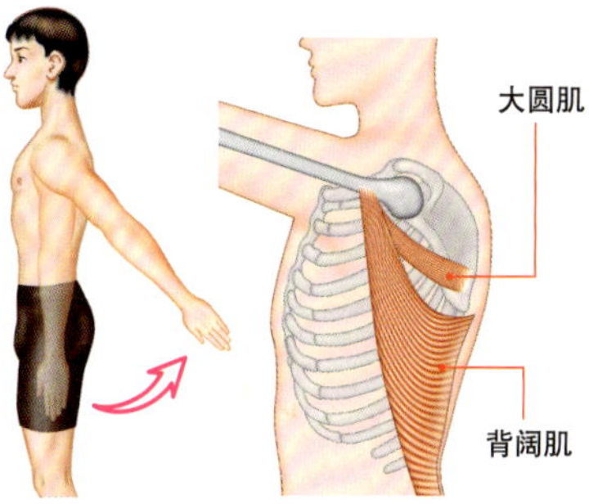

运动：肩关节向后上提
运动肌：三角肌肩胛冈部、背阔肌、大圆肌

外展和内收

外展

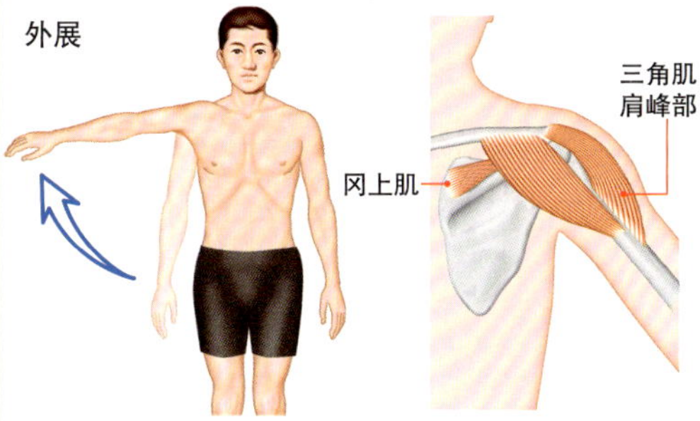

运动：手侧举使肩胛骨远离脊柱
主动肌：三角肌肩峰部、冈上肌

内收

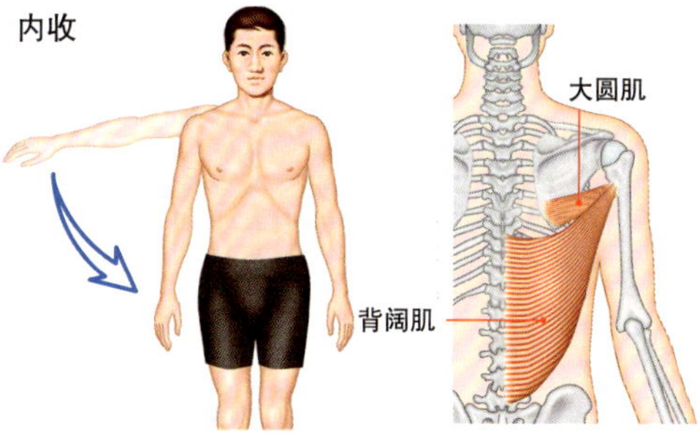

运动：肩部向内缩，肩胛骨靠近脊柱
主动肌：胸大肌胸肋部和腹部、背阔肌、大圆肌

外旋和内旋

外旋

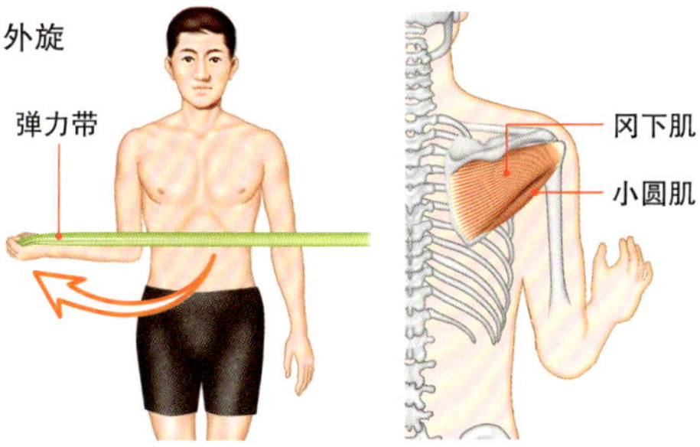

运动：肱骨向外侧旋转
主动肌：冈下肌

内旋

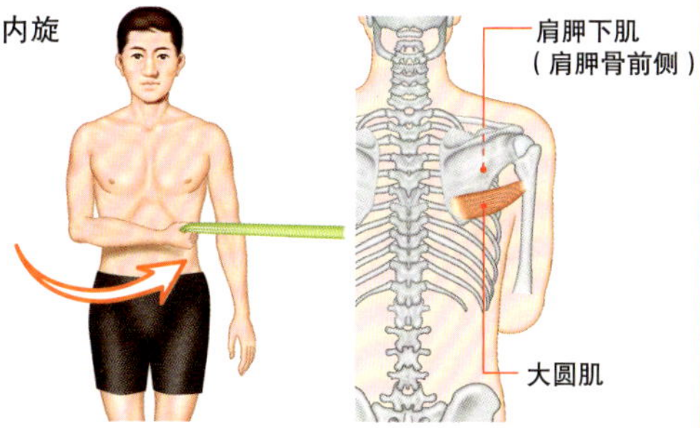

运动：将肱骨向内侧旋转
主动肌：肩胛下肌、大圆肌

水平屈曲和水平伸展

水平屈曲

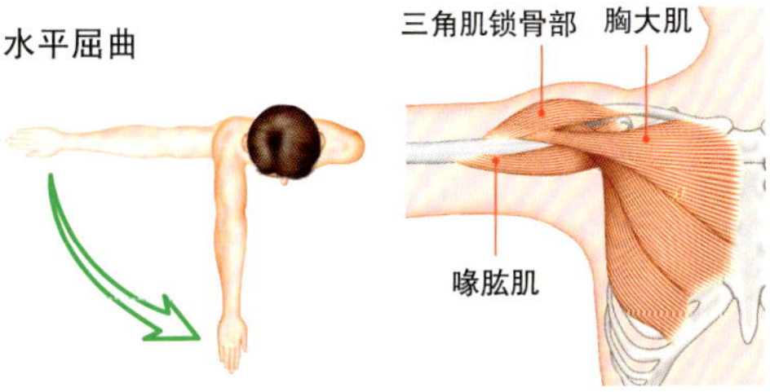

运动：在肩关节屈曲 90° 的状态下，上肢向前运动
主动肌：在外展 90° 之前，依靠外展肌运动。向前方水平屈曲时，依靠三角肌锁骨部、胸大肌、肩胛下肌运动

水平伸展

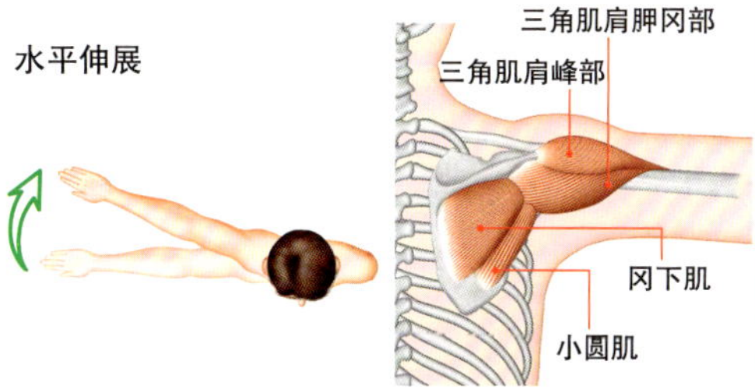

运动：在肩关节屈曲 90° 的状态下，上肢向后运动
主动肌：三角肌肩峰部和肩胛冈部、冈下肌、小圆肌

肩关节的疾病

肩关节结构的稳定性较差，因此容易出现各种病变。
接下来笔者将详细解说翼状肩胛、肩袖撕裂、肩关节脱位。

翼状肩胛

上肢上提时，不只肩关节参与运动，还依靠前锯肌和斜方肌的运动使肩胛骨上旋（▶P38）。前锯肌无力会导致肩胛骨内缘从胸壁突出，**肩胛骨隆起**。该状态形似天使或鸟的翅膀，因此被称为**翼状肩胛**（▶右图）。罹患翼状肩胛后，手臂无法正常向前抬起。

其病因包括菱形肌过度紧张，前锯肌被过度拉伸而处于肌力下降的状态，或者网球发球或高尔夫挥杆时肌肉过度拉伸导致**前锯肌肌力下降**。除此之外，三角肌挛缩、冈下肌挛缩、进行性肌营养不良等也是造成翼状肩胛的原因。

治疗的重点在于尽量避免导致发病的运动，以及锻炼前锯肌。如果存在诱发翼状肩胛的疾病，需进行治疗。

肩袖撕裂

肩袖夹在喙肱韧带（▶P41）和肱骨头（▶P40）之间，属于经常承受压力的结构，加之年龄增长导致的肩袖老化等，因此**肩袖撕裂**常见于**中老年人群**（▶右图）。该疾病没有明显的外伤，大多在患者未察觉时肩袖已经撕裂。

肩袖撕裂根据其损伤程度可分为完全撕裂和不完全撕裂。

主要症状包括患者想要取头上的物品时会感到强烈疼痛（上提时疼痛）、休息时感到疼痛等。另外，还有手臂上举时伴有摩擦声以及冈下肌萎缩。肩袖撕裂与**肩周炎**的症状相似，不过肩周炎大多伴有关节挛缩，其在肩袖撕裂中并不常见。

另外，肩周炎患者在接近肩关节活动范围的极限时会感到疼痛，而与之不同，肩袖撕裂患者在上提或下抑运动时，大约在60°～120°就会感到强烈的疼痛。该范围被称为**疼痛弧**（painful arc）。

落臂试验（drop arm test，▶右图）是判定肩袖撕裂的测试之一。抬起受检者的上肢，使其被动外展至90°，松开手令其缓慢放下。此时，健康人士会收缩三角肌以保护上肢，但部分患者的上肢则会突然下落。根据该测试结果，判定其疑似冈上肌腱断裂。

肩袖撕裂的治疗，以保守疗法为主。

知识链接

多发于五十几岁中年人群的“五十肩”

肩周炎又名“五十肩”，多见于50岁年龄段，一般认为是由骨骼、韧带、肌腱等老化引起的肩关节周围炎症导致。肩周炎的症状与肩袖撕裂类似，表现为手臂上举时疼痛等，因此很难辨别。不过两者的症状也有不同之处，患者罹患肩周炎后，关节挛缩逐渐加剧，肩袖撕裂患者则大多不伴有关节挛缩。

肩周炎大多可以自愈，但大约需要2年时间。自愈后可能留下后遗症，如肩关节活动范围受限或肌力下降等。

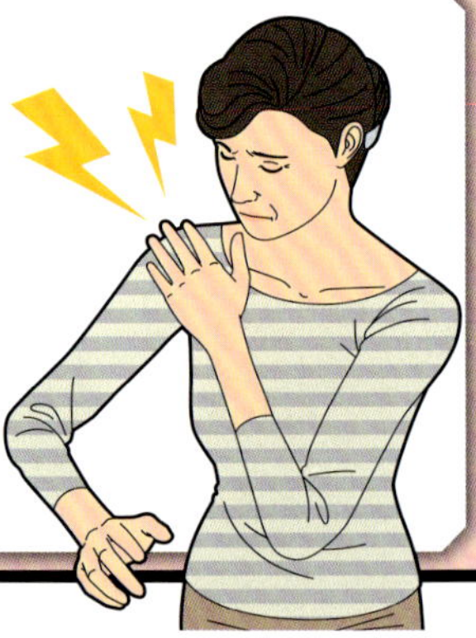

肩关节脱位

肩关节脱位根据脱位的方向，可分为前方脱位、后方脱位和下方脱位。最常见的是前方脱位。

肩关节脱位在**肩关节的急性运动损伤中发生频率最高**。详细解说请参考本书P146。

翼状肩胛的状态

推墙时，前锯肌肌力下降导致明显的翼状肩胛

【视角：自上而下】

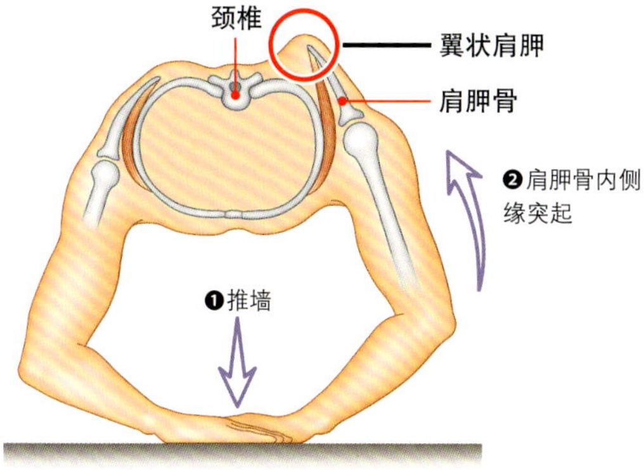

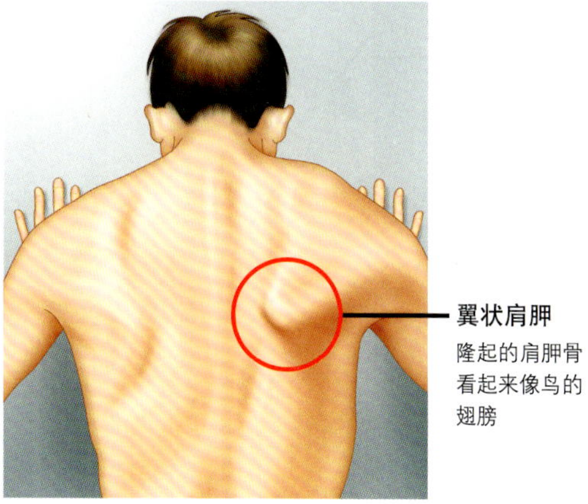

肩袖撕裂的状态

肩袖位于肩峰和肱骨头之间，如果罹患肩袖撕裂，上肢抬起时会感到疼痛

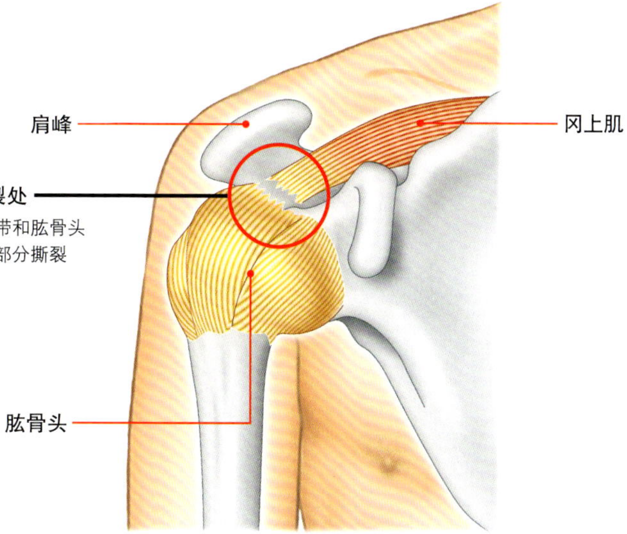

落臂试验

检查肩袖撕裂

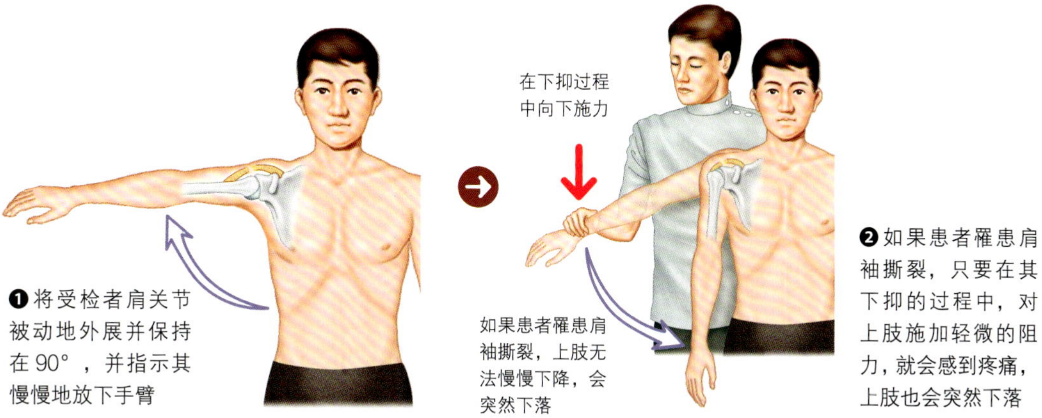

构成肘部的骨骼、关节、韧带、肌肉

肘关节是由肱骨、桡骨、尺骨三块骨和肱尺关节、肱桡关节、桡尺近侧关节三个关节组成，其为被包在一个关节囊中的复关节。

肘关节结构

肘关节由❶**肱骨**、❷**尺骨**和❸**桡骨**三块骨构成，并由**肱尺关节**（肱骨和尺骨）、**肱桡关节**（肱骨和桡骨）和**桡尺近侧关节**（桡骨和尺骨）三个关节组成（▶下图、右图）。它们均被包裹在一个关节囊内。

❶肱尺关节：由肱骨滑车和尺骨滑车切迹组成。从形状上看属于**蜗状关节**（▶P8），

构成肘关节的骨骼

肘关节由❶肱骨、❷尺骨、❸桡骨等 3 块骨骼构成

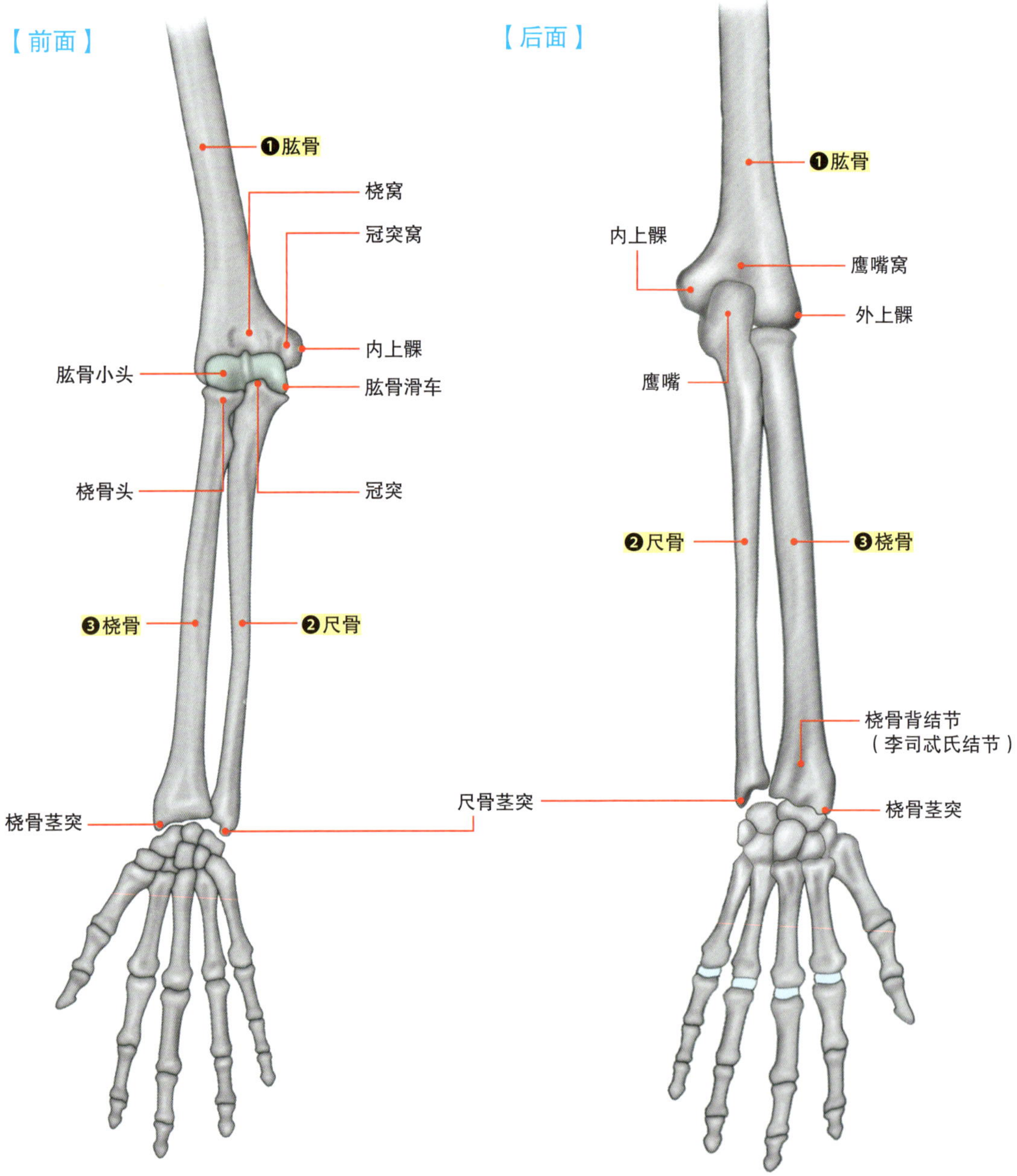

与肘关节的屈曲和伸展有关。

❷肱桡关节：由肱骨小头和桡骨头关节凹组成。从形状上看属于球窝关节（▶P9），与肘关节的屈曲和伸展运动，以及前臂的旋后和旋前运动有关。

❸桡尺近侧关节：由桡骨头的环状关节面和尺骨的桡骨切迹组成。从形状上看属于车轴关节（▶P8），与桡尺远侧关节共同参与前臂的旋后、旋前运动。

此外，桡尺远侧关节由尺骨下端的尺骨头环状关节面和桡骨的尺骨切迹组成，其为腕关节（▶P57）的组成部分。

肘关节

肘关节由肱骨、尺骨、桡骨分别两两组合而成。

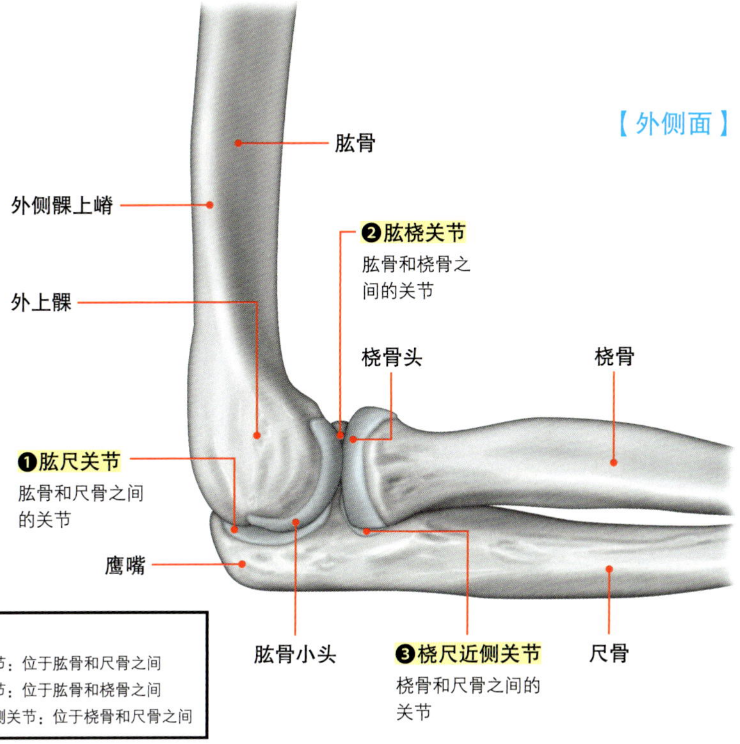

肘部关节
❶肱尺关节：位于肱骨和尺骨之间
❷肱桡关节：位于肱骨和桡骨之间
❸桡尺近侧关节：位于桡骨和尺骨之间

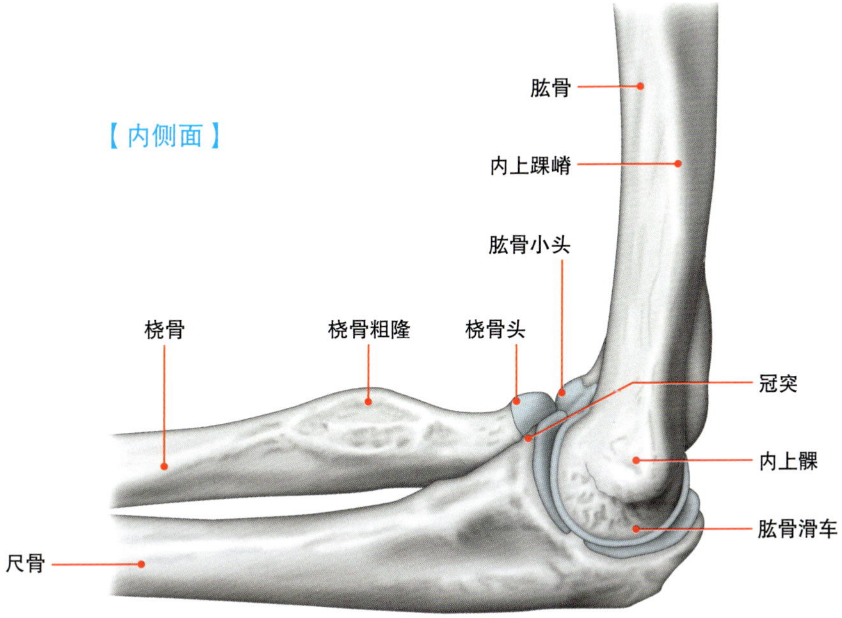

肘关节中与运动有关的肌肉

肘关节的运动包括肘关节的屈曲、伸展（▶P51）和前臂的旋转运动（旋前、旋后▶P52），由上臂及前臂的肌肉参与。

上臂的肌肉包括**肱二头肌**、**肱肌**、**肱三头肌**和**肘肌**（▶下图）。

前臂的肌肉包括**肱桡肌**、**旋后肌**、**旋前圆肌**、**旋前方肌**（▶右图）。前臂还有**腕屈肌群**和**腕伸肌群**，分别参与肘关节屈曲、伸展等辅助功能（▶右图，P60）。

上臂的肌肉

上臂的主要肌肉包括肱二头肌、肱二头肌、肘肌

【右侧前面】

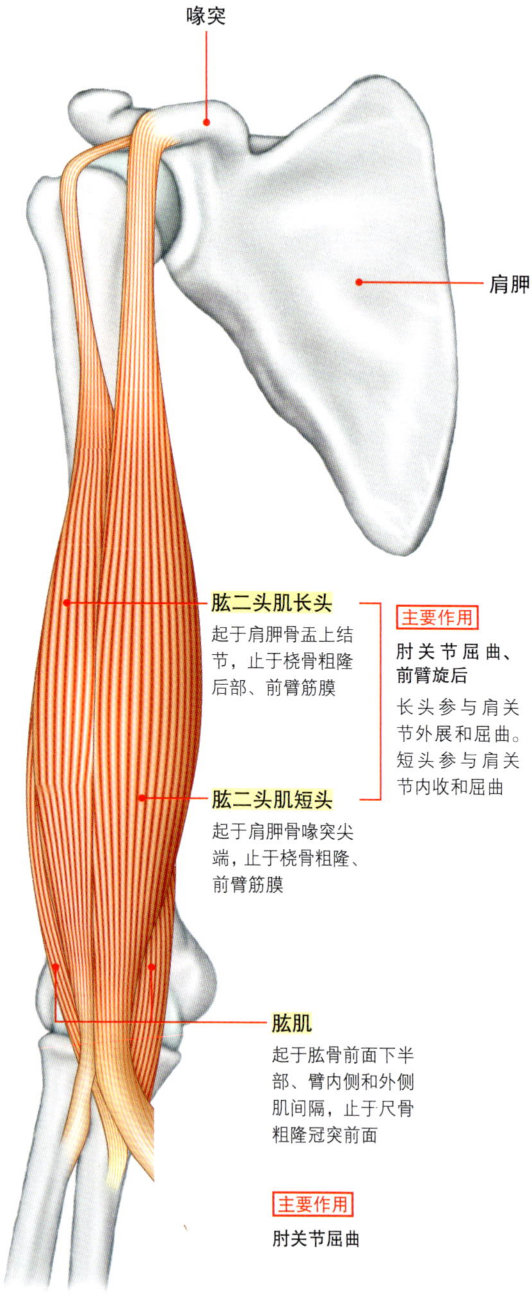

【右侧背面】

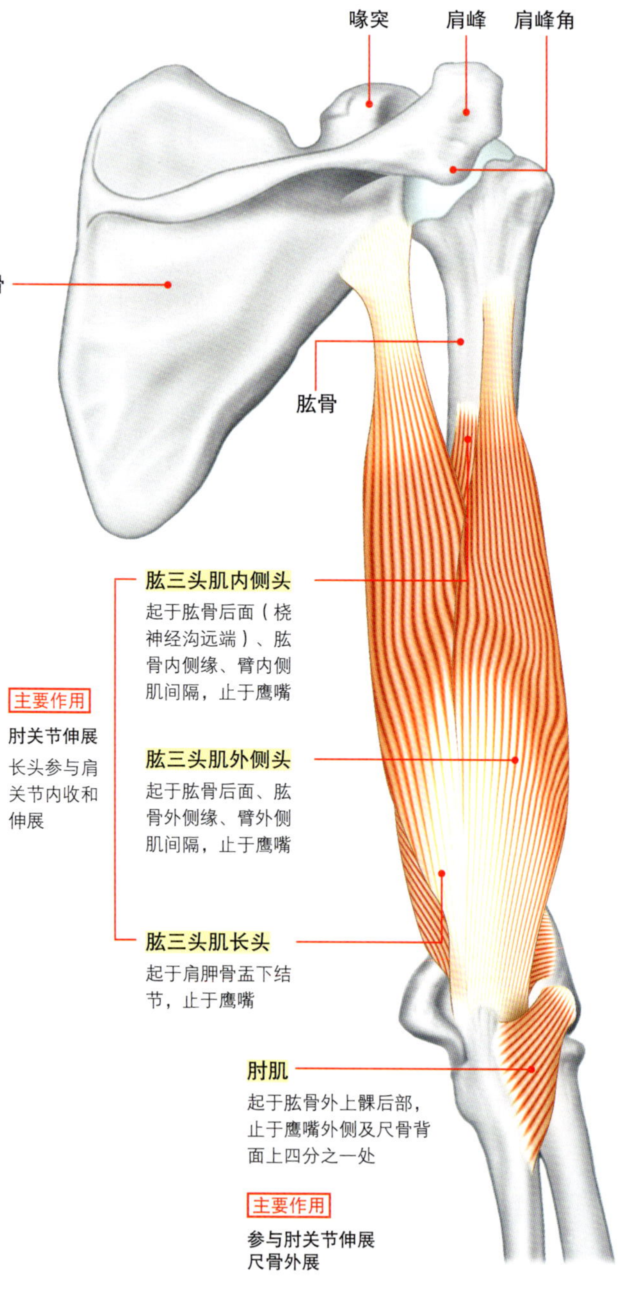

前臂肌（屈肌群）

前臂的主要屈肌群包括腕屈肌群、掌长肌、指浅屈肌、旋前圆肌等

【浅层】

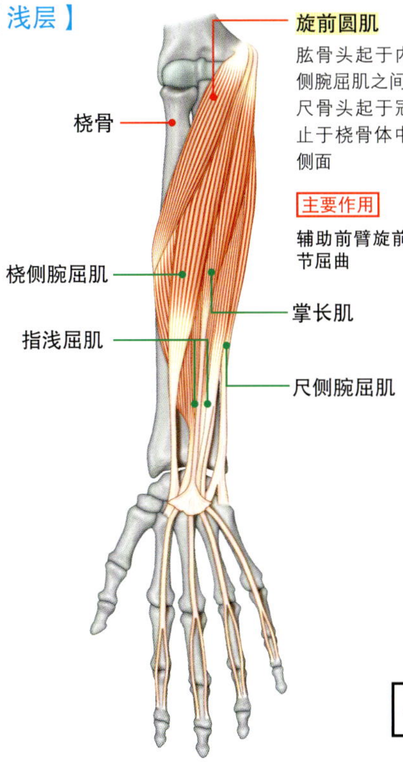

旋前圆肌

肱骨头起于内上髁、桡侧腕屈肌之间的肌间隔，尺骨头起于冠突内侧，止于桡骨体中间部的外侧面

主要作用

辅助前臂旋前、肘关节屈曲

【深层】

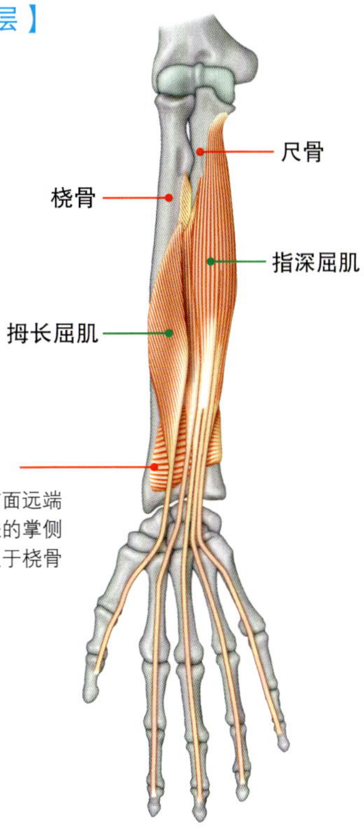

旋前方肌

起于尺骨前面远端四分之一处的掌侧面内侧，止于桡骨前面远端

主要作用

前臂旋前

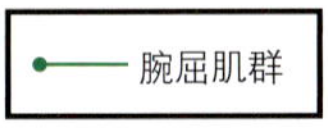

前臂的肌肉（伸肌群）

前臂的伸肌群为腕伸肌群、指总伸肌和小指伸肌

【浅层】

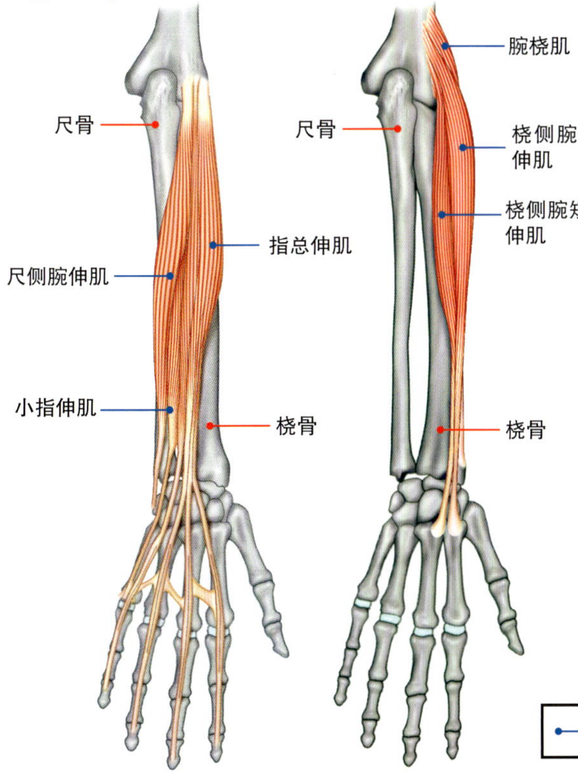

【深层】

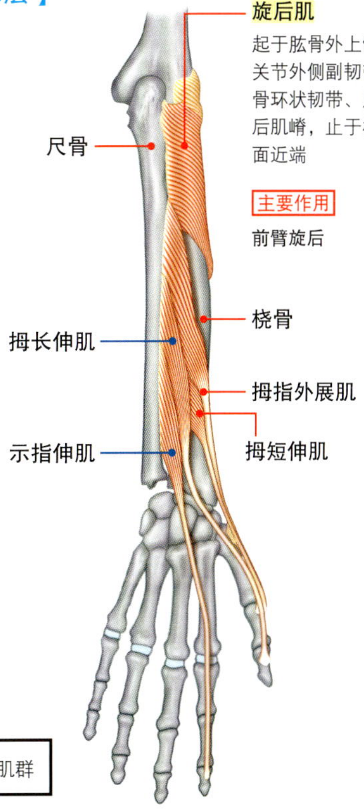

旋后肌

起于肱骨外上髁、肘关节外侧副韧带、桡骨环状韧带、尺骨旋后肌嵴，止于桡骨前面近端

主要作用

前臂旋后

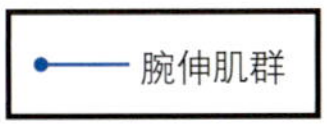

肘关节的韧带

包裹肘关节的关节囊的前后侧十分松弛，以便肘部可以充分地屈曲和伸展。另一方面，肘关节的内侧、外侧通过**副韧带**（▶P55）加强而确保其稳定性（▶下图）。

❶**肘关节内侧副韧带**：由自肱骨内上髁*至尺骨冠突的前部纤维、至鹰嘴内侧缘的后部纤维、连接在尺骨冠突和鹰嘴之间横向分布的纤维束组成。用以加强肘部内侧的稳定性。

❷**肘关节外侧副韧带**：前部从肱骨外上髁到**桡骨环状韧带**的外侧面，后部从肱骨外上髁到尺骨外侧缘。用以加强肘部外侧的稳定性。

关键词

* **上髁** epicondyla

圆形突出的骨隆起被称为髁。肱骨远端内侧（或外侧）的髁称为内上髁（外上髁）。

肘关节韧带

肘关节有内侧副韧带、外侧副韧带，此外还有桡骨环状韧带

【前面】

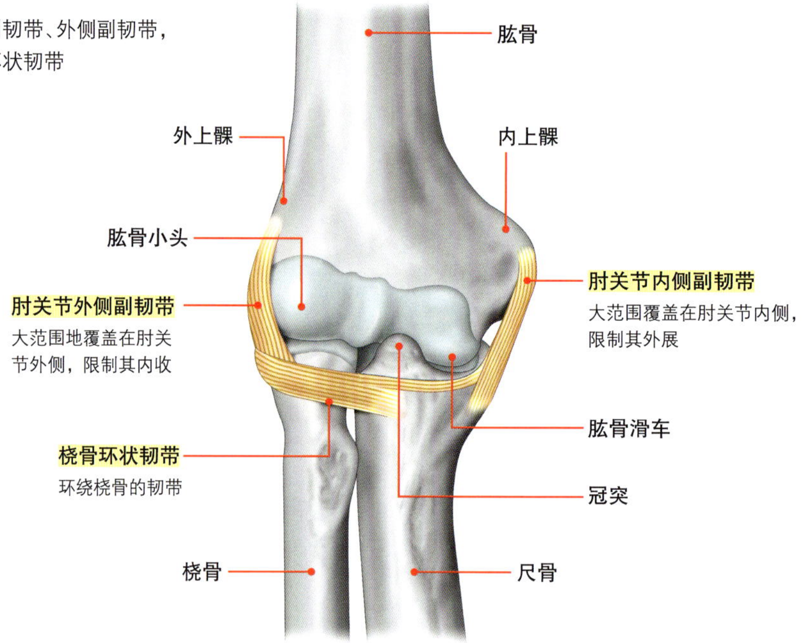

【内侧面】

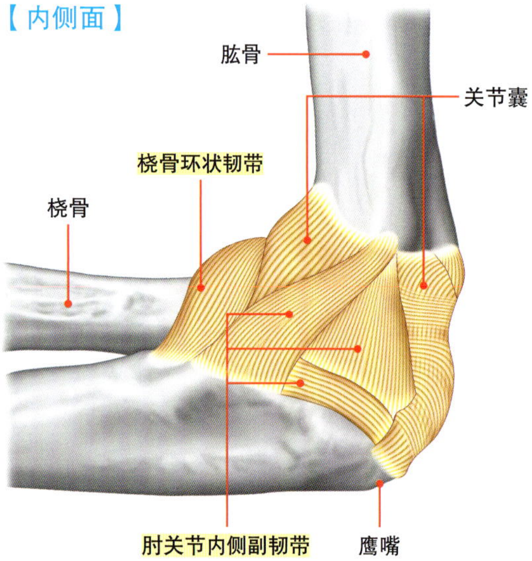

【外侧面】

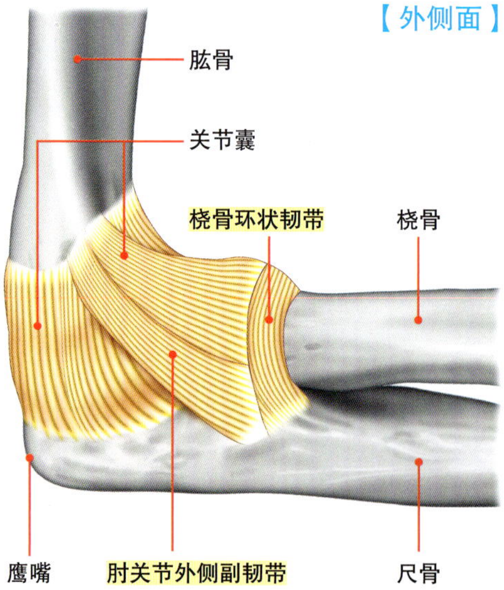

肘关节的运动

在用餐等人类的日常活动中，肘关节起到了不可或缺的作用。
肘关节不仅与屈曲、伸展有关，还间接地参与前臂的旋前、旋后运动。

肘关节的作用

肘关节与肩关节相互配合，在手移动（伸展）到目标物所在的位置，再将目标物品拿到身边（屈曲）的动作中发挥作用，同时也间接地参与前臂的旋转（旋前和旋后）运动。

肘关节屈曲、伸展

肘关节的活动范围为屈曲 145°，伸展 5°（▶右图）。

其中❶鹰嘴嵌入鹰嘴窝的特殊骨形态、❷副韧带紧张、❸屈肌群（肱二头肌、肱肌、肱桡肌）产生的抵抗等因素限制了肘关节伸展，而屈肌群的软组织限制了肘关节屈曲。

肘关节屈曲的主动肌包括肱二头肌、肱肌、肱桡肌，而旋前圆肌、腕屈肌群起到了辅助作用（▶下表，P48、49）。

肘关节伸展的主动肌为肱三头肌，辅助肌为肘肌和腕伸肌群（▶下表，P48、49）。

肘关节活动范围

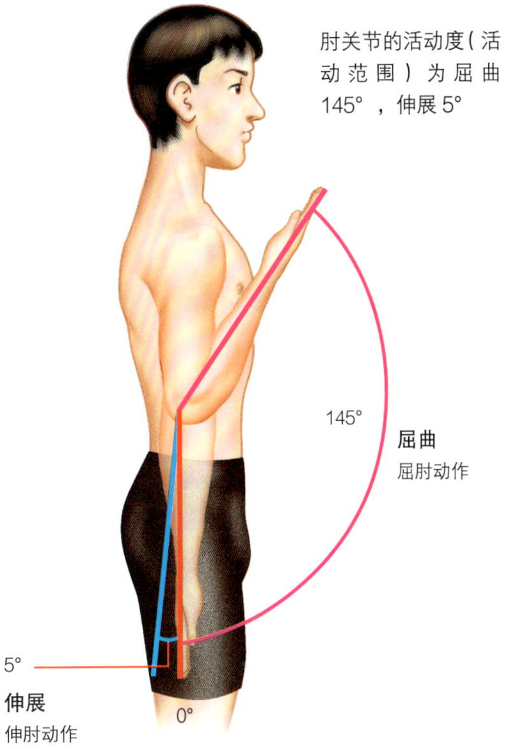

	与肘关节运动相关的肌肉	
	肌肉	特征
屈曲	肱二头肌	跨越肩关节和肘关节的双关节肌。止于桡骨粗隆、前臂筋膜等。作用于肩关节屈曲、肘关节屈曲以及前臂旋后运动。其长头参与肩外展运动，短头参与肩内收运动
	肱肌	仅跨肘关节的单关节肌。止于尺骨粗隆。参与肘关节屈曲
	肱桡肌	仅跨肘关节的单关节肌。肘关节参与大负荷运动或接近最大活动范围时临时发挥作用的肌肉，被称为“应急肌肉（emergency muscle）”
伸展	肱三头肌	起点包括长头（肩胛骨盂下结节）、外侧头（肱骨后面）、内侧头（肱骨后面下部）3处，均止于鹰嘴。与肩关节伸展、肘关节伸展等有关
	肘肌	起于肱骨外上髁后面，止于鹰嘴。参与肘关节伸展

前臂旋转运动（旋前和旋后）

旋转运动（旋前和旋后）（▶下图）是前臂的特征性运动。包括日常生活中转动门把手、螺丝刀或用勺子舀食物等手部运动。

肘关节屈曲 90° 时，前臂的旋前、旋后的活动范围为 90°。

肘关节除副韧带外，还包括桡骨环状韧带。在旋前、旋后运动中，桡骨上端在环状韧带内旋转，下端在尺骨头周围旋转。因此，尺骨不发生旋转。

前臂旋前的主动肌包括旋前方肌、旋前圆肌，辅助肌为肘肌、肱桡肌、腕屈肌群（▶P48、49）。

前臂旋后的主动肌包括旋后肌、肱二头肌，辅助肌为拇长展肌、肱桡肌（▶P48、49）。

日常生活中的前臂旋转运动

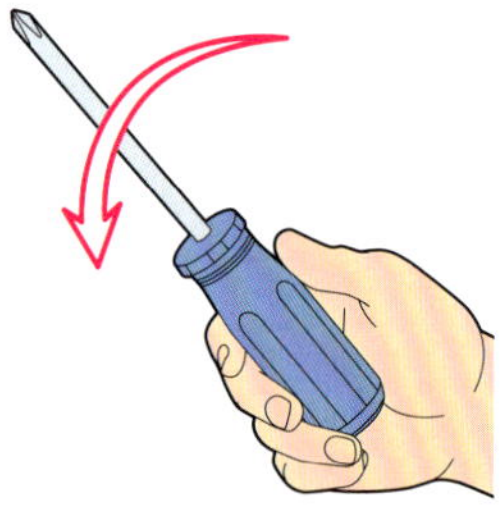

转动螺丝刀拧松螺丝（旋前）

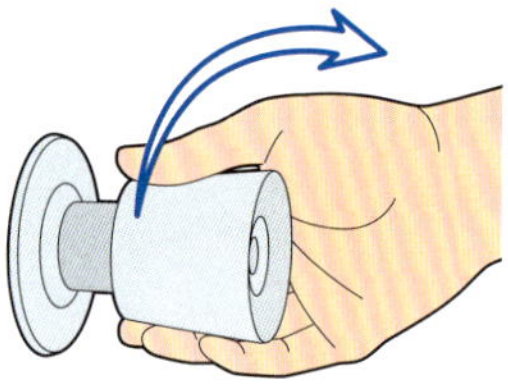

转动门把手（旋后）

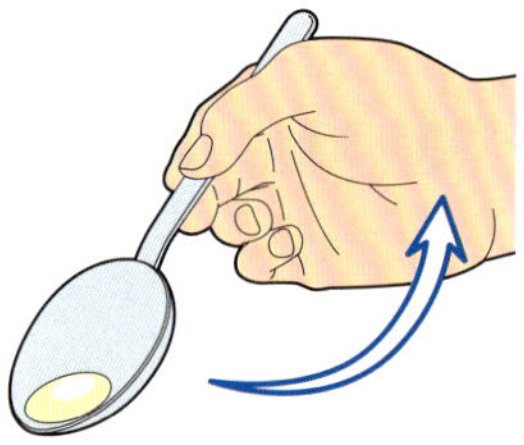

用勺子舀食物（旋后）

前臂的旋前和旋后运动

肘关节屈曲 90° 时，前臂旋前和旋后的活动范围为 90°

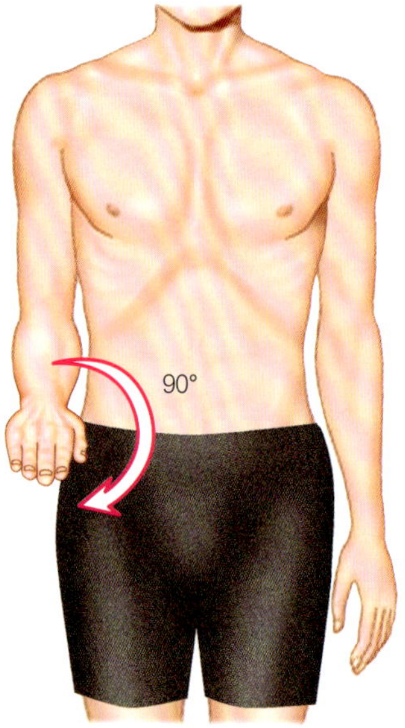

前臂的旋前
保持屈曲位，手掌向下

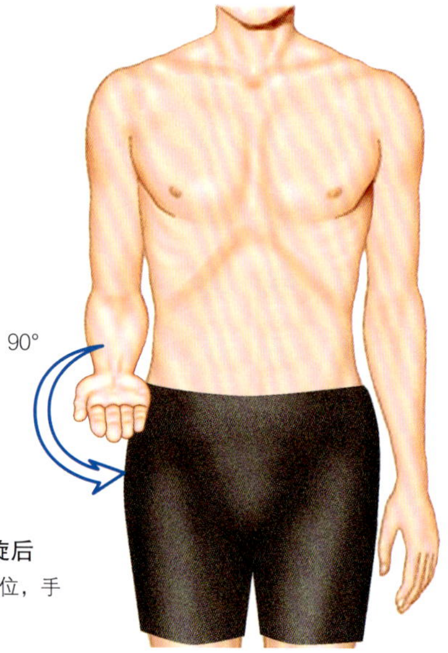

前臂的旋后
保持屈曲位，手掌朝上

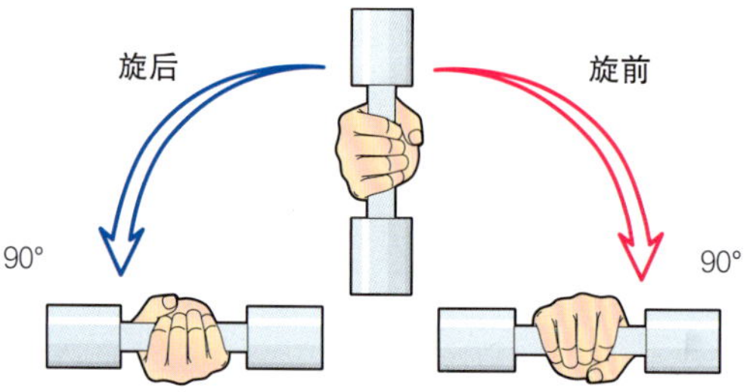

什么是外翻角

通常情况下，肘关节伸展和旋后时，前臂相对于上臂稍微偏向桡侧。这是由**生理性外翻**（前臂相对于上臂呈外翻状态）引起的，称为**外翻角**（cubital angle）（▶下图）。

成年男性的外翻角可达 10°，肘部韧带松弛的女性和儿童可达 15° 以上。另外，外翻角又名**提携角**（carring angle），意指在将物品放在手上搬运时，其形状可以避免手臂碰到下肢。

另外，手部位置比生理性外翻更靠外侧时称为**肘外翻**，比生理性外翻更靠内侧则称为**肘内翻**。其可能是由骨折的后遗症引起（▶P54）。

外翻角（提携角）

成年男性的外翻角（提携角）为 10°

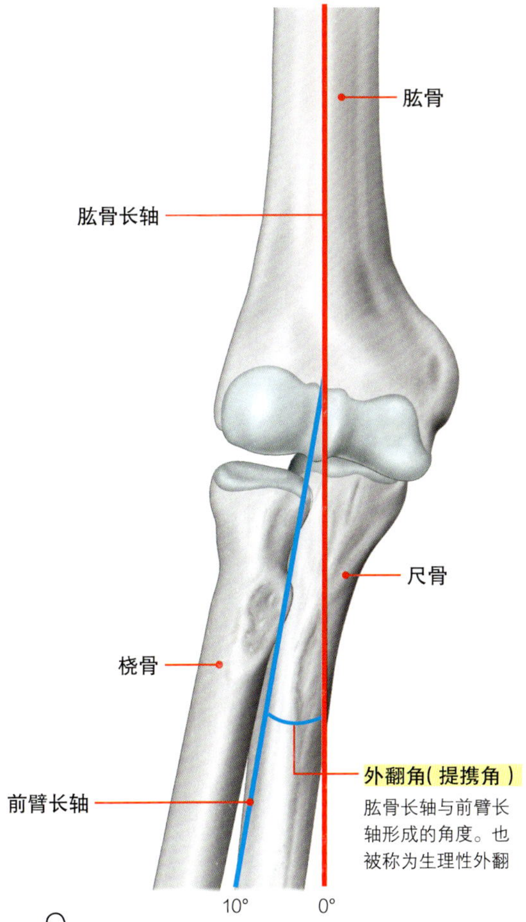

外翻角（提携角）
肱骨长轴与前臂长轴形成的角度。也被称为生理性外翻

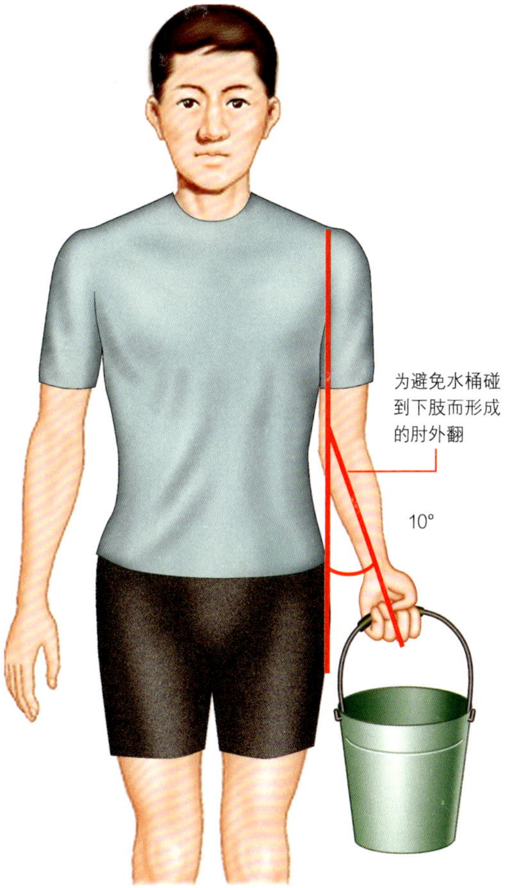

知识链接

为什么螺丝多是右转拧紧

转动螺丝的动作与旋前、旋后运动有关。旋前方肌和旋前圆肌参与旋前运动，旋后肌和肱二头肌参与旋后运动。

在上述肌肉中，肱二头肌的面积较大，发挥了较强的力量。在拧紧、松开螺丝的动作中，由于拧紧需要更大的力量，因此由旋后肌发挥作用。大多数人都是右撇子，因此螺丝是用“右转”拧紧的。

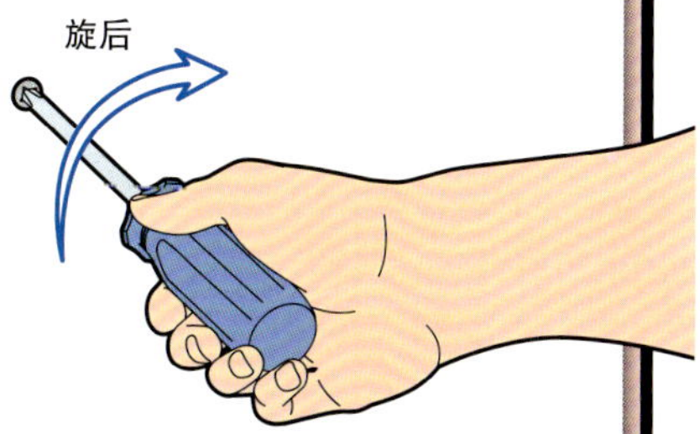

肘关节的疾病

肘关节及肘关节周围的外伤可能会引起肘部变形和血管神经损伤。此外，棒球肘等运动损伤也是肘部的多发病。

骨折、脱位

肘关节是骨折、脱位等外伤的高发部位。

肱骨髁上骨折是肘关节周围骨折的一种，常见于儿童。从单杠等高处跌落或在肘关节伸直的状态下用手撑地，肘部因伸展的力度过大（过度伸展）而受伤。

如果将骨折部分正确复位*，骨骼可以迅速愈合，但如果在对位不良的状态下愈合，可能会造成畸形，留下肘内翻的后遗症（▶右图）。

肘关节脱位是指跌倒时，在伸肘状态下用手撑地，导致肘部过度伸展，肘关节脱离正常位置的状态。除了运动中以手触地，两轮车的交通事故等也会造成肘关节脱位。

肘关节脱位时，特氏线（Hueter line）、肘后三角（Hueter triangle）会发生变形（▶下图）。

肘内翻

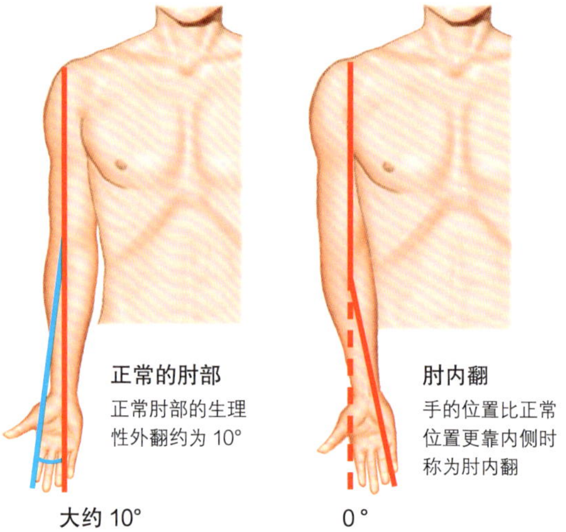

关键词

* **复位** manipulation

指将因骨折或脱位引起的骨头错位纠正到正常位置。手法复位是指用手从皮肤外侧进行复位的方法。

特氏线、肘后三角

【特氏线】 伸展状态的肘关节
视角：后面

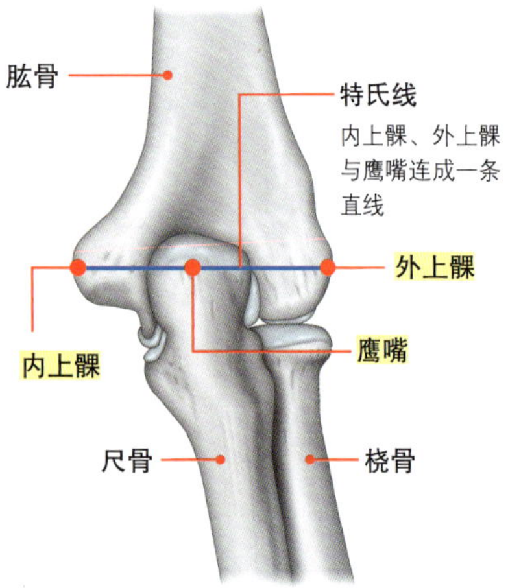

【肘后三角】 屈曲状态的肘关节
视角：外侧面（左图）、后面（右图）

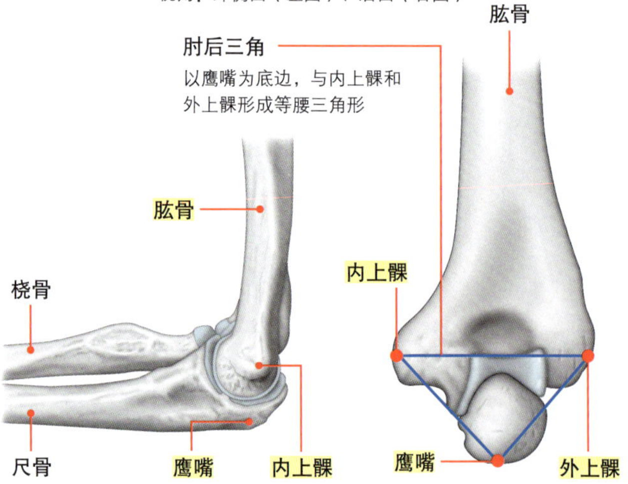

副韧带损伤

如果肘关节**内侧副韧带和外侧副韧带损伤**，会影响肘关节的稳定性。在运动或跌倒时，以手触地导致肘关节过度伸展，就会引起副韧带损伤。肘关节内侧副韧带损伤还会导致**棒球肘**（▶P154）。

检查肘关节内侧副韧带的状态时，需要进行外翻应力测试。同样，检查肘关节外侧副韧带时，则需要进行内翻应力测试（▶下图）。

牵拉肘

桡骨头由环状韧带固定（▶P50）。但是，如果在前臂旋前、肘关节伸展的状态下，手被用力牵拉，桡骨头就会处于快要从环状韧带脱落的状态（半脱位状态），也就是所谓的**牵拉肘**（▶下图）。多见于 5 岁以下的儿童。

在该状态下，肘部无法弯曲，上肢会感到剧烈的疼痛。可通过手法复位进行治疗。

副韧带的检查

副韧带损伤会影响肘关节的稳定性

【肘关节内侧副韧带的检查】

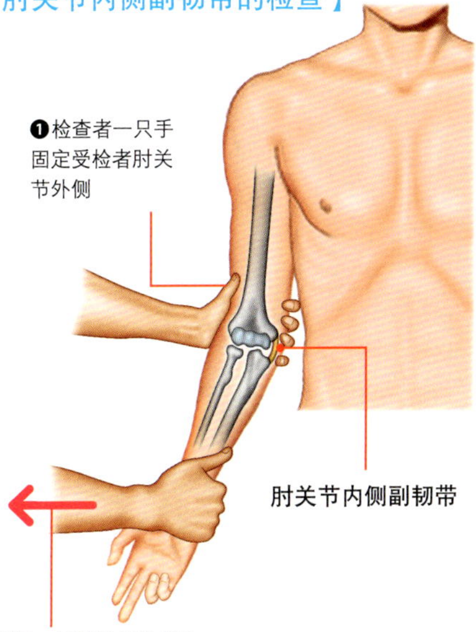

【肘关节外侧副韧带的检查】

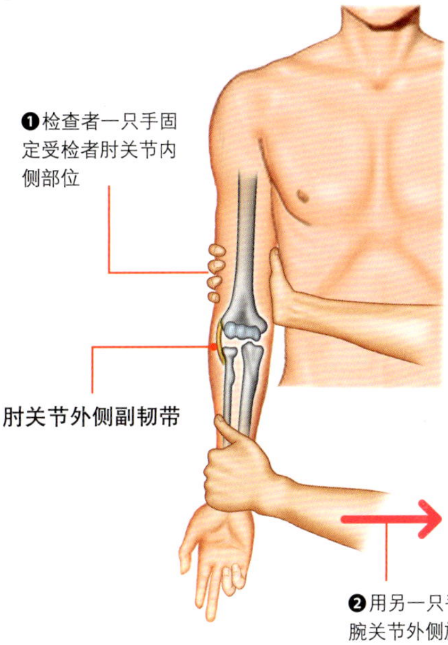

牵拉肘

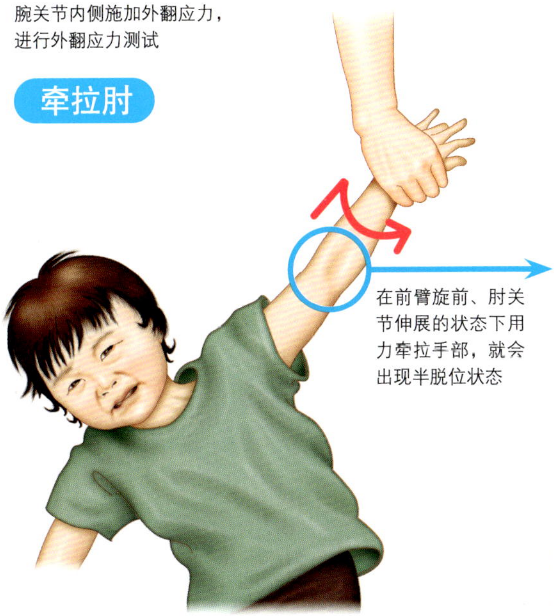

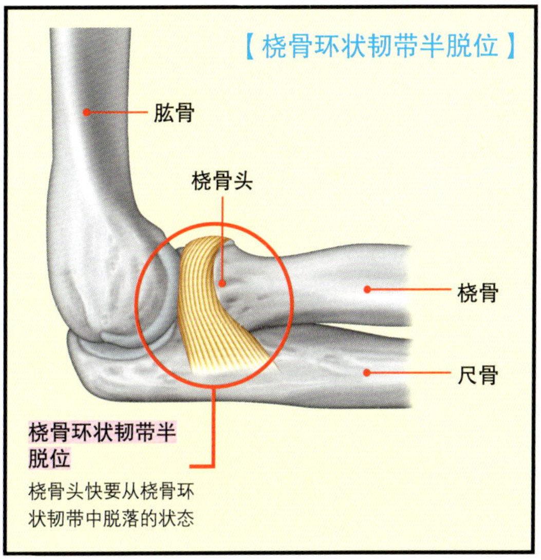

构成手部的骨骼、关节、韧带、肌肉

在人体中，手和手指的结构极其精细，因此与脚和脚趾相比，其可以完成更加细致复杂的运动。

手部骨骼

手骨由 8 块腕骨、5 块掌骨、14 块指骨和若干籽骨（▶ P2）组成（▶ 下图）。

腕骨包括近排腕骨（舟骨、月骨、三角骨、豌豆骨）和远排腕骨（大多角骨、小多角骨、头状骨和钩骨）（▶ P62）。

食指到小指的指骨包括近节指骨、中节指骨、远节指骨，拇指则只有近节指骨和远节指骨。

掌骨从第 1 掌骨到第 5 掌骨，分别对应从拇指到小指的各个手指。

手骨 手骨由 8 块腕骨、5 块掌骨、14 块指骨组成

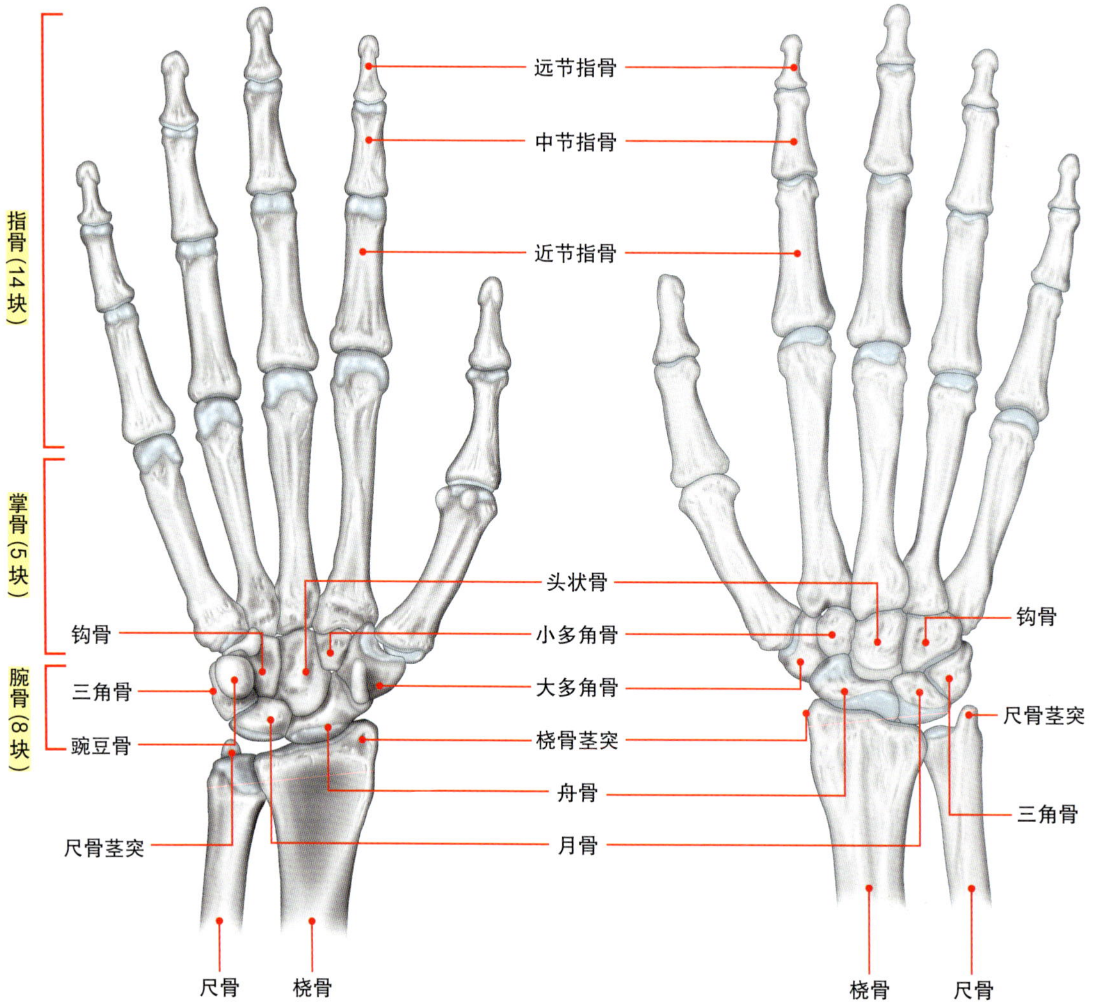

【手掌面】　【手背面】

手关节

手关节一般指桡腕关节和腕关节（▶下图）。

桡腕关节是桡骨与近排腕骨之间的椭圆关节。尺骨和腕骨之间隔着关节盘，没有直接形成关节。

腕关节是指腕骨之间的关节，包括以下3种。

❶腕骨间关节：腕骨间的关节，豌豆骨除外。

❷腕中关节：近排腕骨和远排腕骨之间的复合关节。

❸豌豆骨关节：豌豆骨和三角骨之间的关节。

此外，除桡腕关节、腕关节外，还包括远排腕骨与掌骨之间的腕掌关节（CM关节）、掌骨与近节指骨之间的掌指关节（MP关节）、指骨之间的指间关节（IP关节）。第2～4指的IP关节可分为近侧指间关节（PIP关节）和远侧指间关节（DIP关节）（▶P60）。

手关节的韧带

手关节的韧带非常复杂，腕部韧带可以分为❶连接前臂和腕骨的韧带（桡腕韧带、尺腕韧带、副韧带）、❷腕骨之间连接的韧带（腕骨间韧带）、❸连接腕骨和掌骨的韧带（腕掌韧带）以及掌骨底部的韧带（掌韧带）（▶P58图）。

一般而言，腕关节掌侧韧带比背侧的更强韧。

手关节 手关节由桡腕关节和腕关节组成，此外第1～5指之间也有关节

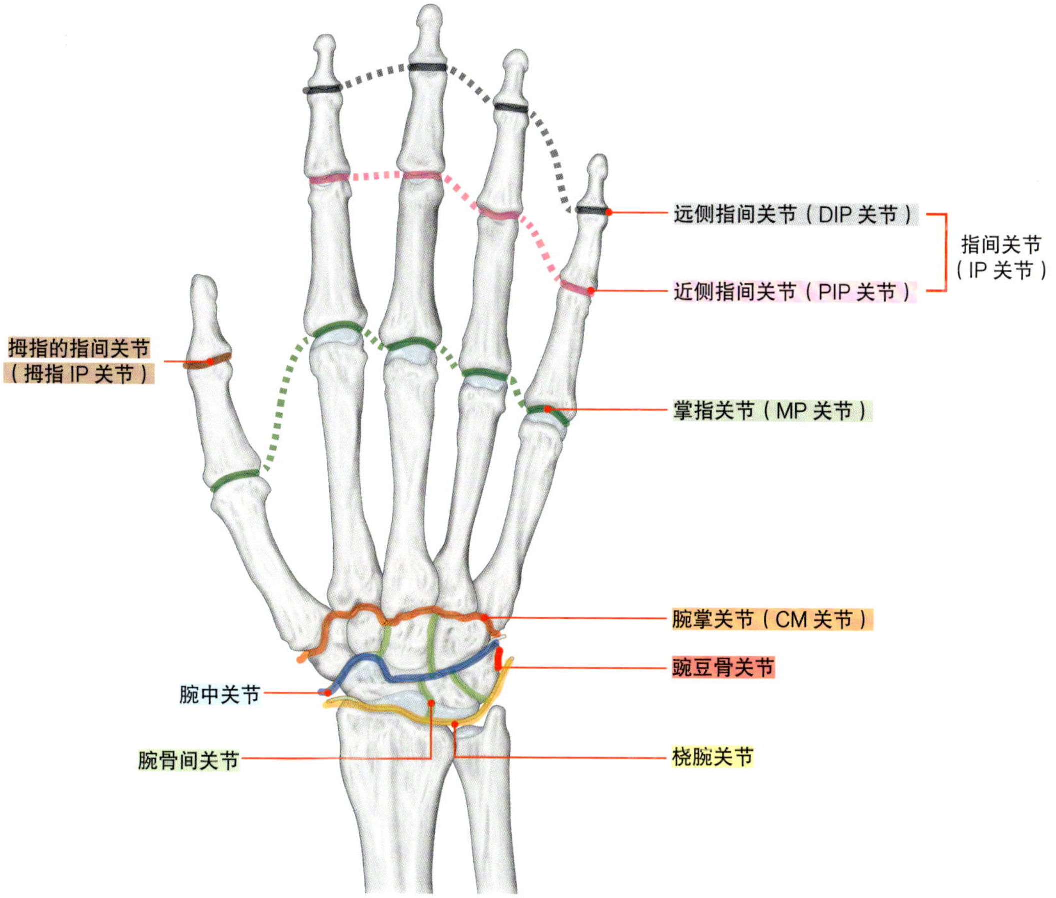

【手背面】

手关节的肌肉和肌腱

手关节以及手部与运动有关的肌肉分为**前臂肌群**（手外在肌）和**手内在肌**。前臂肌群起于肱骨或前臂骨，止于手骨。手内在肌群属于小肌群，其起点和止点均在手骨上。

前臂肌群按功能可分为**屈肌**（**掌屈肌**）**群**和**伸肌**（**背屈肌**）**群**（▶P60）。

腕关节掌侧的屈肌群中，浅层的包括**桡侧腕屈肌**、**掌长肌**、**尺侧腕屈肌**。

桡侧腕屈肌内侧为掌长肌，深层为指浅屈肌。主要作用于腕关节的掌屈、桡屈（▶P60）。掌长肌的作用是抓握物品时使手掌腱膜紧张。除此以外，它还与腕关节的掌屈有关。

桡侧腕屈肌作用于腕关节的掌屈和桡屈。尺侧腕屈肌作用于腕关节的掌屈和尺屈。上述肌肉主要起于肱骨内上髁。

手关节背侧的伸肌群包括**桡侧腕长伸肌**、**桡侧腕短伸肌**和**尺侧腕伸肌**。桡侧腕长伸肌和桡侧腕短伸肌作用于手关节的背屈和桡屈，尺侧腕伸肌作用于背屈和尺屈。上述肌肉主要起于肱骨外上髁。

手内在肌群与前臂肌群相互协调，发挥手部复杂而精细的功能。掌侧的手内在肌位于手掌腱膜下方，可分为**鱼际肌**、**小鱼际肌**、**骨间肌**和**蚓状肌**（▶右图）。

形成鱼际的鱼际肌包括拇短展肌、拇短屈肌、拇对掌肌、拇短收肌。

形成小鱼际的小鱼际肌包括掌短肌、小指展肌、小指短屈肌、小指对掌肌。

骨间肌包括4块骨间背侧肌和3块骨间掌侧肌。另外，还有4块蚓状肌。骨间肌和蚓状肌参与第2～5指掌指关节（MP关节）屈曲，近侧指间关节（PIP关节）和远侧指间关节（DIP关节）伸展（▶P61）。

手关节的韧带

腕部韧带包括连接前臂骨和腕骨的韧带、连接各个腕骨的韧带、连接腕骨和掌骨的韧带、位于掌骨底部的韧带

【手掌面（左手）】

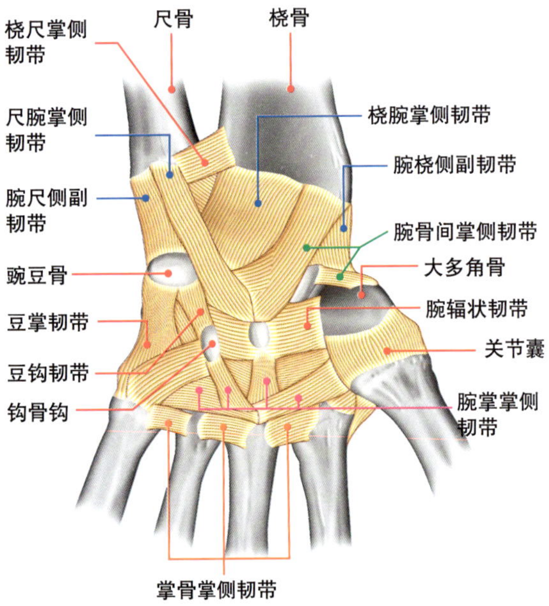

【手背面（左手）】

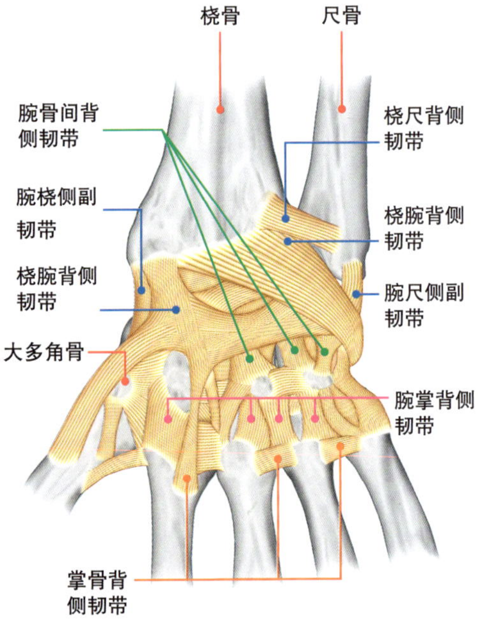

连接腕骨和掌骨的韧带　连接前臂骨和腕骨的韧带　连接每个腕骨的韧带　掌骨底部韧带

鱼际肌、小鱼际肌

鱼际肌和小鱼际肌分别由 4 块肌肉组成

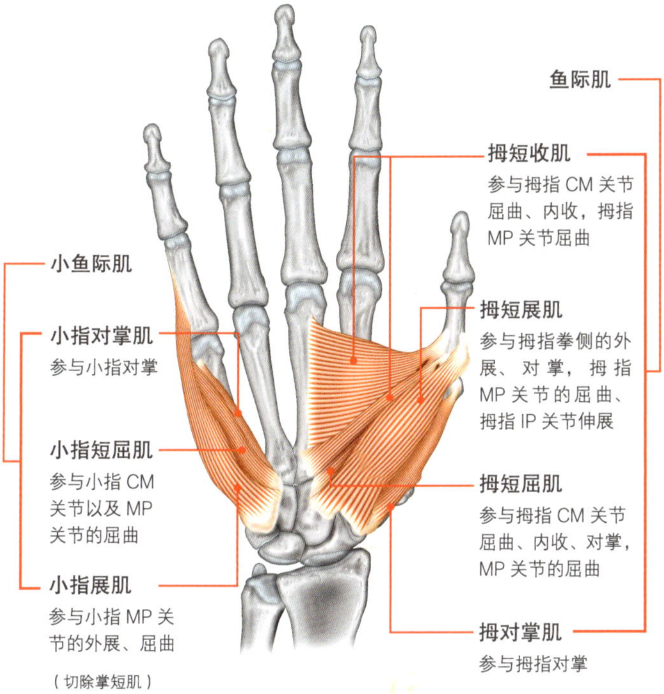

蚓状肌

有 4 块蚓状肌。蚓状肌不附着在骨上，而是附着在腱膜上

【第 1 ~ 4 背侧蚓状肌】

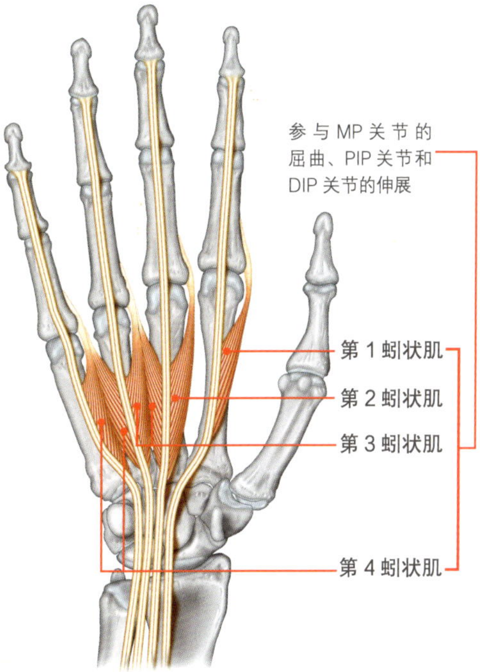

骨间肌

骨间肌包括 4 块骨间背侧肌和 3 块骨间掌侧肌。骨间背侧肌起于相邻的 2 块掌骨，止于近节指骨。骨间掌侧肌起于第 2、第 4、第 5 掌骨，分别止于近节指骨

【第 1 ~ 4 骨间背侧肌】

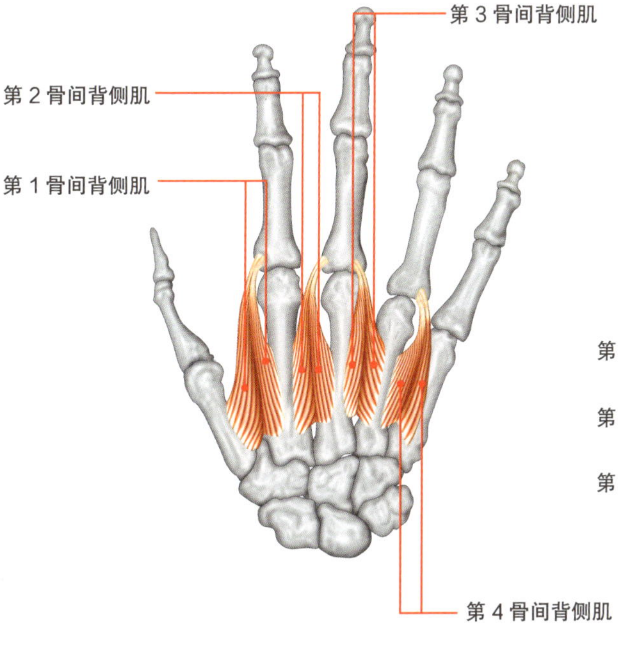

【第 1 ~ 3 骨间掌侧肌】

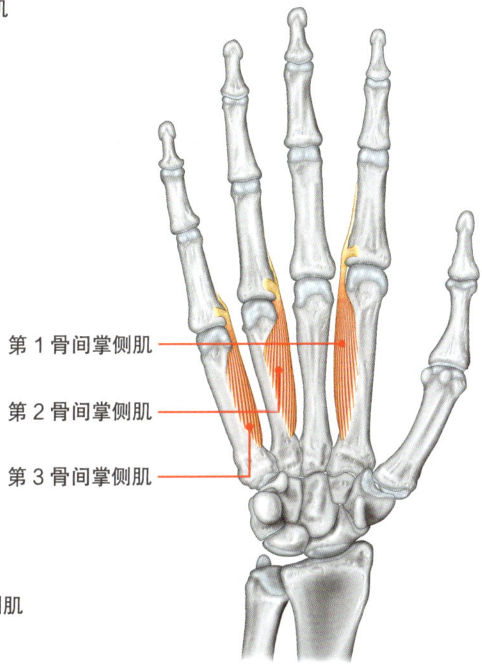

● 关节的分类 ▶ P8 ● 构成手部的骨骼、关节、韧带、肌肉 ▶ P56

手关节和手部的运动

手关节的基本运动包括掌屈（屈曲）、背屈（伸展）、桡屈（外展）、尺屈（内收）、环转运动。手指的运动中，拇指运动最为复杂。

手关节的运动

腕关节有 2 个运动轴（▶P8），运动的自由度为 2°。可以做**掌屈（屈曲）**、**背屈（伸展）**、**桡屈（外展）**、**尺屈（内收）**，以及上述组成的复合运动（▶下表）。

掌屈的活动范围约为 90°（桡腕关节 60%，腕中关节 40%）。背屈的活动范围约为 70°（桡腕关节 40%，腕中关节 60%）。桡屈的活动范围为 25°，桡腕关节占 50%。尺屈的活动范围为 55°，桡腕关节占 60%。

手指的运动

在手指中，拇指的活动范围较大，参与大多数手部运动。

拇指的腕掌关节（拇指 CM 关节）与**桡侧外展**、**尺侧内收**、**掌侧外展**、**掌侧内收**，以及上述组合形成的环转运动（**对掌**）有关（▶右图）。

拇指的掌指关节（MP 关节）与**屈曲**、**伸展**有关（▶P57、65）。

而第 2 ~ 5 指的**近侧指间关节（PIP 关节）**、**远侧指间关节（DIP 关节）**可做**屈曲**、**伸展**（▶P57、65）运动。

<table>
<tr><th colspan="3">手关节的运动和主动肌</th></tr>
<tr><th colspan="2">运动</th><th>主动肌</th></tr>
<tr><td>掌屈（屈曲）
手关节朝向掌侧</td><td>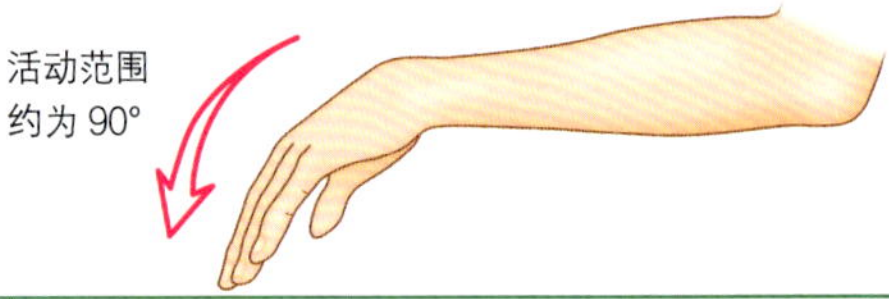
</td><td>桡侧腕屈肌
尺侧腕屈肌
掌长肌</td></tr>
<tr><td>背屈（伸展）
手关节朝向背侧</td><td>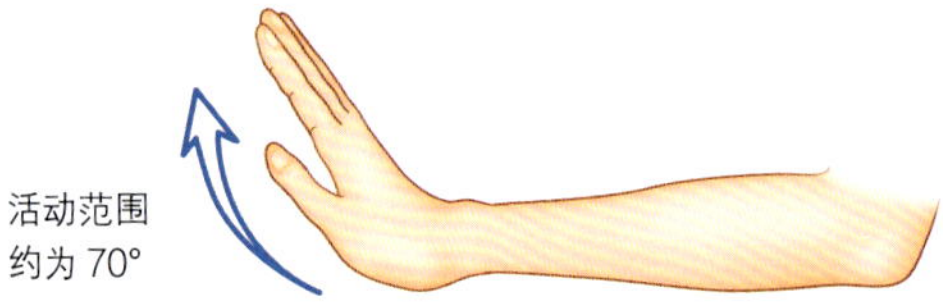
</td><td>桡侧腕长伸肌
桡侧腕短伸肌
尺侧腕伸肌</td></tr>
<tr><td>桡屈（外展）
手关节朝向尺侧</td><td>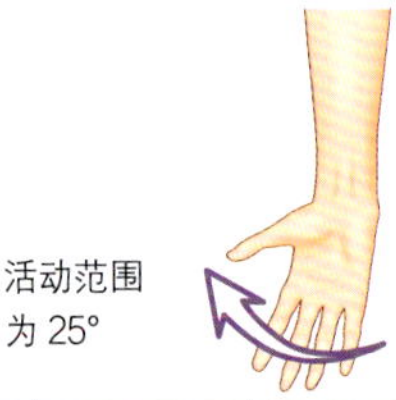
</td><td>桡侧腕长伸肌
桡侧腕短伸肌
桡侧腕屈肌</td></tr>
<tr><td>尺屈（内收）
手关节朝向尺侧</td><td>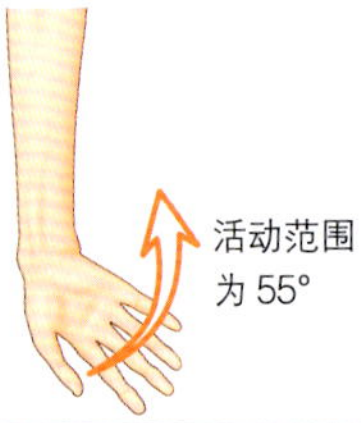
</td><td>尺侧腕伸肌
尺侧腕屈肌</td></tr>
</table>

※ 环转运动是掌屈、背屈和桡屈、尺屈的复合运动

手部运动与主动肌

	运动	主动肌
MP关节	屈曲	拇短屈肌 拇长屈肌 小指短屈肌 蚓状肌
	伸展	指（总）伸肌 示指伸肌 小指伸肌 拇长伸肌 拇短伸肌
	外展	骨间背侧肌 （第 2、4 指） 小指展肌
	内收	骨间掌侧肌 （第 2、4、5 指）
PIP关节	屈曲	指浅屈筋 拇长屈肌
	伸展	指（总）伸肌 示指伸肌 小指伸肌 蚓状肌 拇长伸肌

续表

DIP关节	屈曲	指深屈肌
	伸展	指（总）伸肌 示指伸肌 小指伸肌 蚓状肌
拇指CM关节（▶下图）	桡侧外展	拇长展肌
	尺侧内收	拇短屈肌 拇收肌
	掌侧外展	拇短展肌 拇长展肌
	掌侧内收	拇短屈肌 拇收肌
	对掌	小指对掌肌 拇对掌肌（下图）

拇指 CM 关节运动

拇指的腕掌关节（拇指 CM 关节）的活动范围较大，因此可以完成复杂的运动

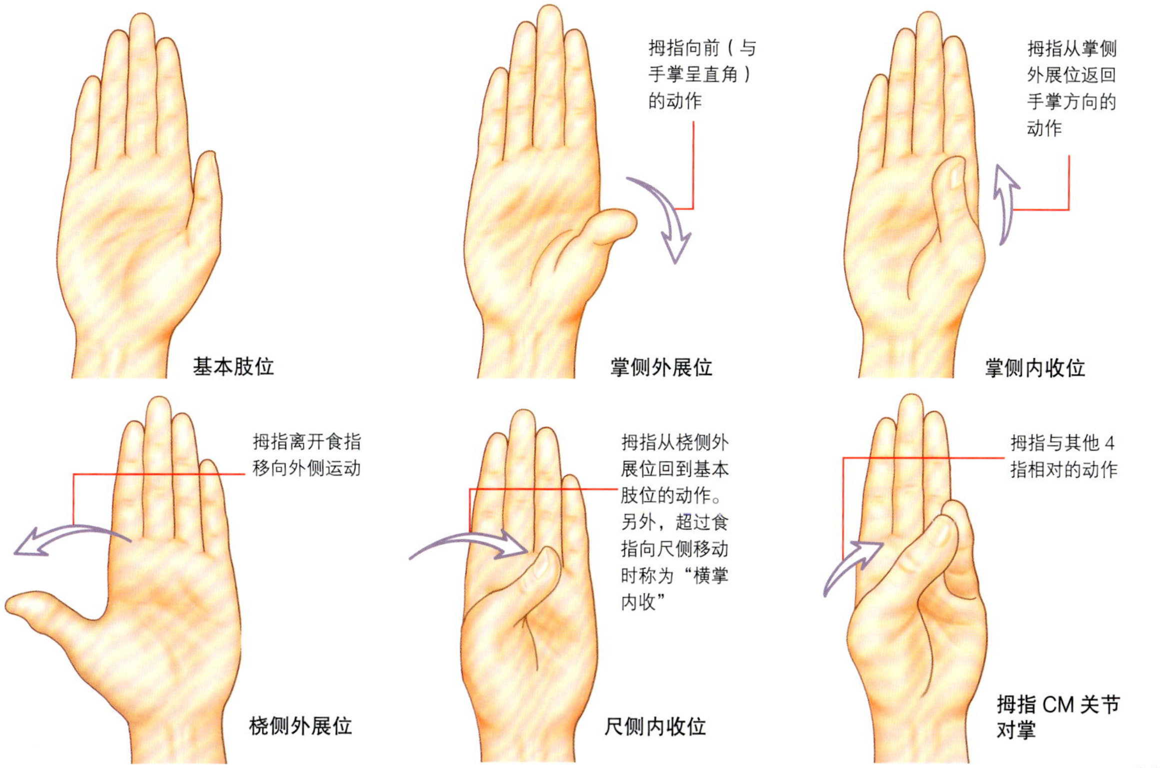

手的抓握动作

手呈拱形结构，以便完成抓握动作。
手和手指的基本动作是抓（grip）和捏（pinch）。

手的拱形结构

手部形成了**掌侧凹，背侧凸的拱形结构**，以适应抓握动作。手在**纵向**、**横向**和**斜向**均形成拱形结构（即纵弓、横弓、斜弓）（▶下图）。

手部纵弓由**腕骨-掌骨-指骨**构成，掌指关节（MP关节）为拱顶石（keystone）。在功能上，食指的拱形结构在拇指对掌（▶P61）运动中发挥了重要作用。

手部横弓则从远排腕骨形成的固定的腕骨拱形，延伸到掌骨头形成的可活动的掌骨拱形。

手部斜弓是由拇指和其他四指的对掌而形成的，在手的抓握动作中起到最重要的作用。

“抓”和“捏”

手指可以完成抓、握、捏、掐、扭等多个动作，手指的基本动作为**抓**（grip）和**捏**（pinch）（▶右图）。

手的拱形结构 手的抓握动作与四个不同方向的拱形结构有关

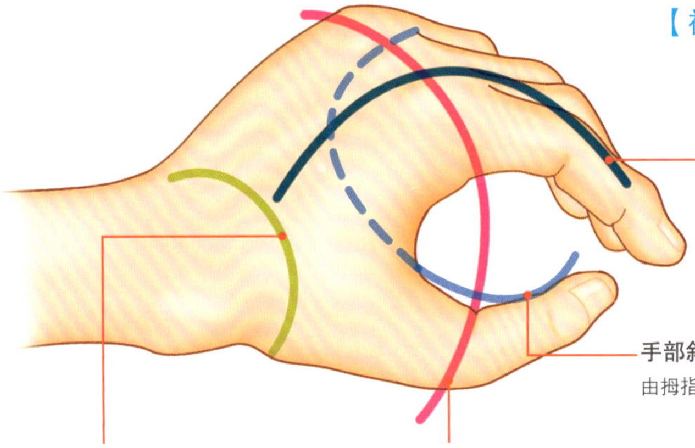

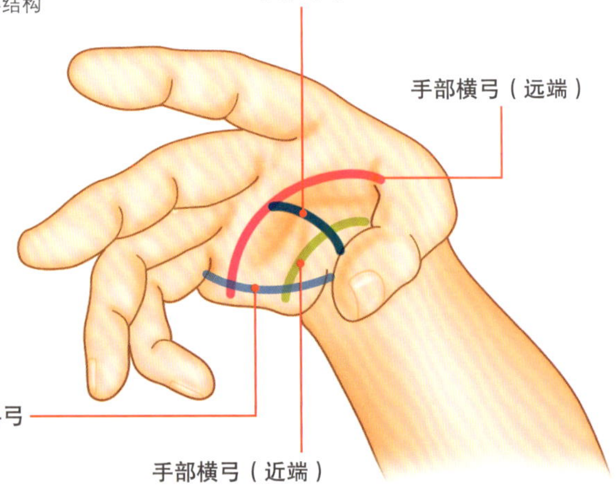

“抓”是指五指分开瞬间拿取物体的动作。接下来，持续地“抓”住物体的动作则称为“**握**”。而“捏”指的是主要由手指完成的动作。

在紧紧握住物体的“**力性抓握**（power grip）”动作中，拇指和其他 4 根手指呈对掌状态。参与的肌肉为手指屈肌群。特别是直接作用于MP关节的蚓状肌、骨间肌，以及拇指中起重要作用的拇收肌。

在如握住铅笔的“**精确抓握**（precision grip）”动作中，PIP关节（▶P57）屈曲，DIP关节（▶P57）伸展。参与的肌肉包括第2指（食指）的指深屈肌、拇短屈肌、拇短展肌、拇收肌。

此外，“**勾握**（hook prehension）”指的是拇指不参与，让物体挂在弯曲的第 2 ~ 5 指上的动作，常见于拿包或篮子时。

捏的动作包括：用拇指和第 2 ~ 5 指捏物品的“**二指尖捏**（tip pinch）”，用拇指和另一指的指腹捏物品的“**指面捏**（pulp pinch）”，用伸展的拇指指腹捏住物品侧面的“**侧捏**（lateral pinch）”等。手掌大多不参与上述动作。

抓（握）的动作

抓（握）时，第 2 ~ 5 指在物体周围屈曲，拇指多与之呈对掌的形状

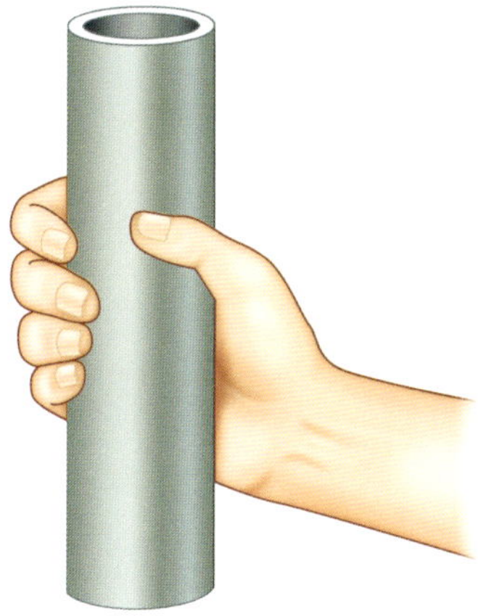

力性抓握（power grip）
用最大力度抓握，4 根手指在物体周围屈曲，拇指与其他手指处于对掌位

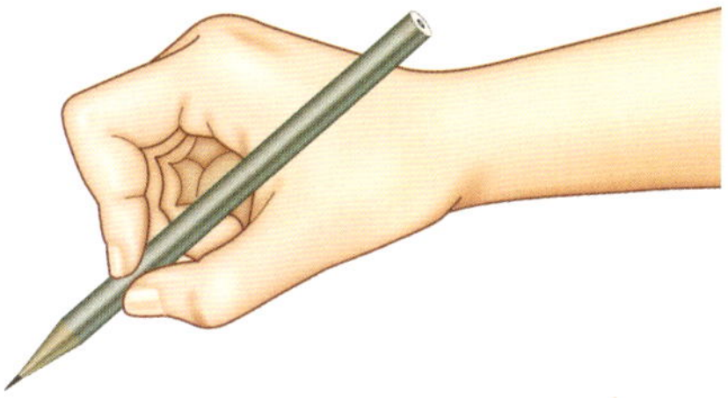

精确抓握
（precision grip）
拇指和食指呈对掌位握住铅笔。其间 PIP 关节屈曲、DIP 关节伸展

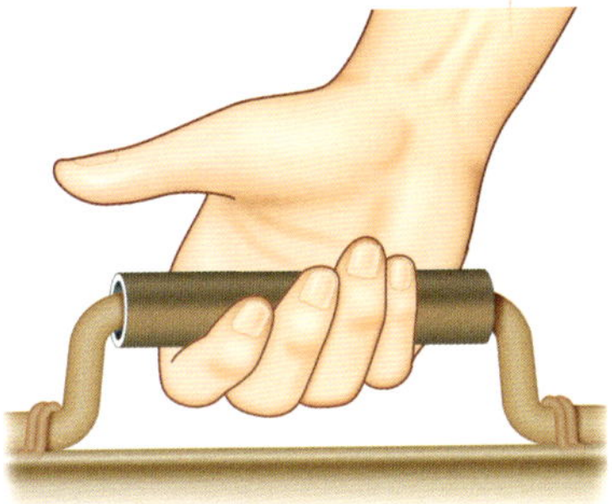

勾握
（hook prehension）
拇指不参与，由屈曲的第 2 ~ 5 指完成动作

捏的动作

“捏”是指用拇指和其他手指抓握物体，手掌大多不参与

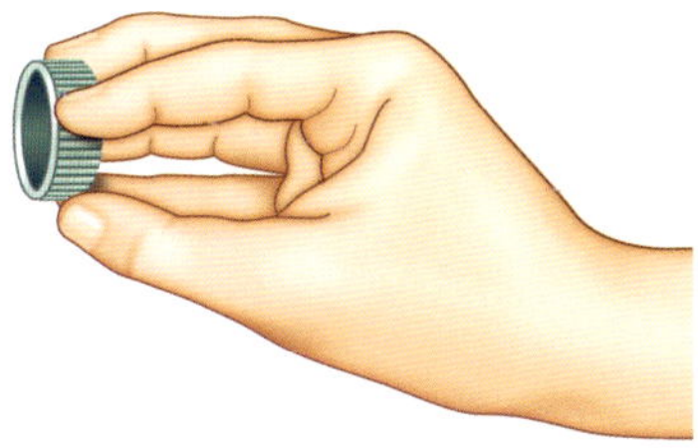

多指尖捏
（fingertip pinch）
用拇指和其他四指捏住物品

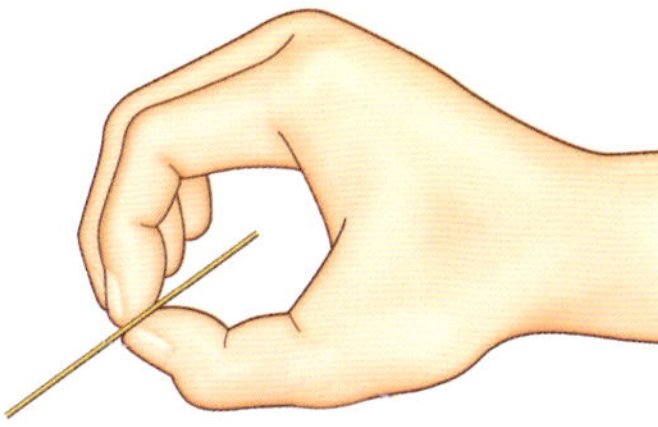

二指尖捏
（tip pinch）
拇指与第 2 ~ 5 指（通常为食指）相对捏住物品

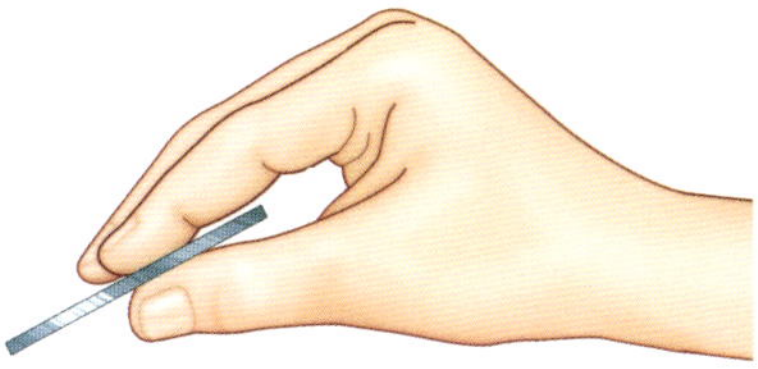

指面捏
（pulp pinch）
拇指和另一指的指腹相对捏住物品

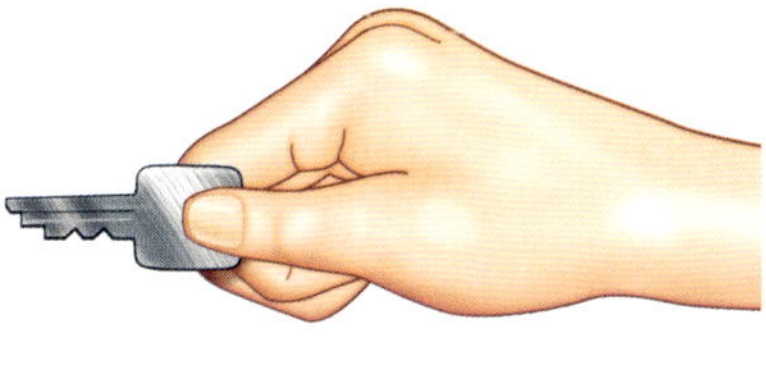

侧捏
（lateral pinch）
用伸展的拇指和食指捏住物品的侧面

● 构成手部的骨骼、关节、韧带、肌肉 ▶ P56 ● 手的抓握动作 ▶ P62

手关节和手指的疾病

如果分布在上肢的周围神经受到损害，就会造成手关节畸形。
而手指畸形主要是由与手指伸展有关的结构障碍引起的。

腕管综合征

在腕关节的掌侧，有一条由**腕骨沟**（▶P56）和如横梁般在顶部伸展的韧带（**屈肌支持带**）环绕的隧道，被称为**腕管**。除了正中神经和掌长肌以外的屈肌腱群等，腕管中还分布着附有滑液的腱鞘（▶下图）。

腕管综合征是指正中神经受腕管压迫，导致手关节运动时出现麻木或感觉障碍等症状的疾病。腕管综合征多为原发性，不过，骨折等外伤或用手过度等也可能引发。

手关节的畸形

如果分布在上肢的**桡神经**、**正中神经**、**尺神经**等手部神经（**周围神经**）*出现障碍，其支配肌可能发生麻痹，导致手部变形（▶右图）。

腕管的结构

腕管是指被腕骨和屈肌支持带包围的隧道，其中分布着正中神经以及掌长肌以外的屈肌腱群

【横断面】

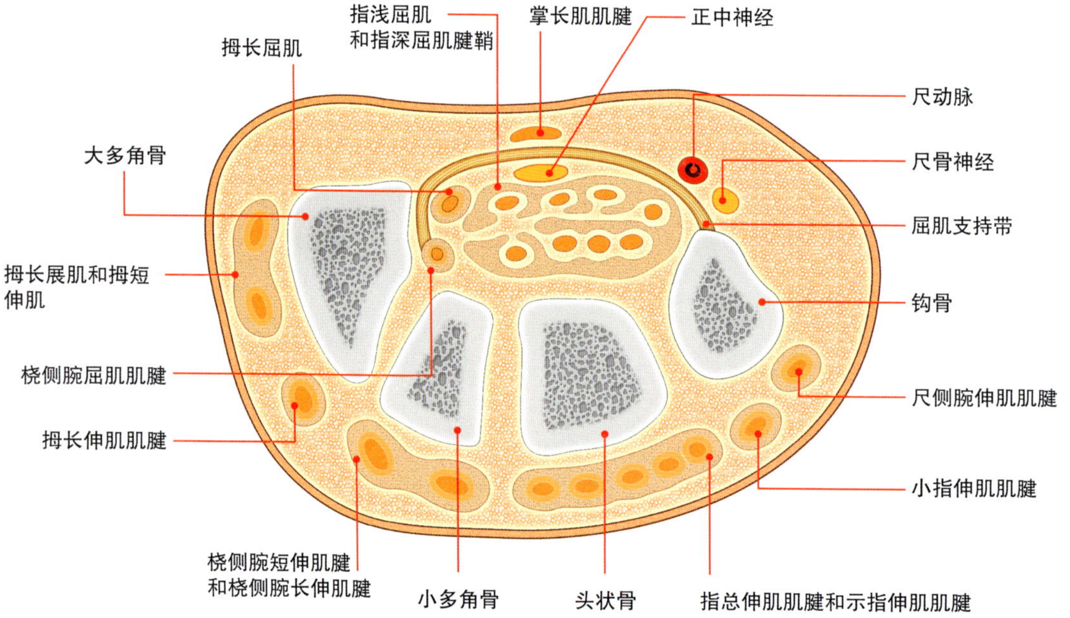

关键词

* **手部神经（周围神经）**

手部神经包括桡神经、正中神经和尺神经。手部的桡神经只支配皮肤感觉，不支配手内在肌。正中神经从腕管进入手掌，与拇指的运动密切相关。尺神经主要参与支配食指到小指的运动。

垂腕（drop hand）是由桡神经麻痹引起的典型畸形症状。表现为手关节无法背屈，MP关节（▶P57）无法伸展；DIP关节（▶P57）和PIP关节（▶P57）可以伸展。前臂、手背桡侧出现感觉障碍。

猿形手（ape hand）是由正中神经麻痹引起的。症状表现为旋前圆肌以下麻痹，拇指无法对掌（▶P62）；鱼际肌萎缩。

爪形手（claw hand）是尺神经麻痹引起的。由于骨间肌或蚓状肌萎缩，使手部呈鹰爪形状。其特征是**弗罗芒**（Froment）**纸征**（▶P66）。

手指的畸形

指的是由手指伸展结构的功能障碍引起的各种各样的手指畸形（▶P66图）。

手内肌阳性手（intrinsic plus hand）是在手内在肌（▶P58）的骨间肌、蚓状肌比指伸肌更紧张的状态下产生的畸形。MP关节为屈曲位，PIP及DIP关节为伸展位。见于指伸肌损伤、类风湿关节炎*、锥体外系症状*等。

与之相反，所谓的**手内肌阴性征**（intrinsic minus hand），是指伸肌比骨间肌、蚓状肌更紧张时产生的畸形，MP关节伸展位，PIP及DIP关节屈曲位。爪形手就属于此类变形。

鹅颈畸形的病因包括手内在肌挛缩、过度紧张，或类风湿关节炎引起的MP关节的炎症等。表现为MP关节屈曲，PIP关节过度伸展，DIP关节屈曲，手指形似天鹅脖颈。

周围神经麻痹导致手部畸形

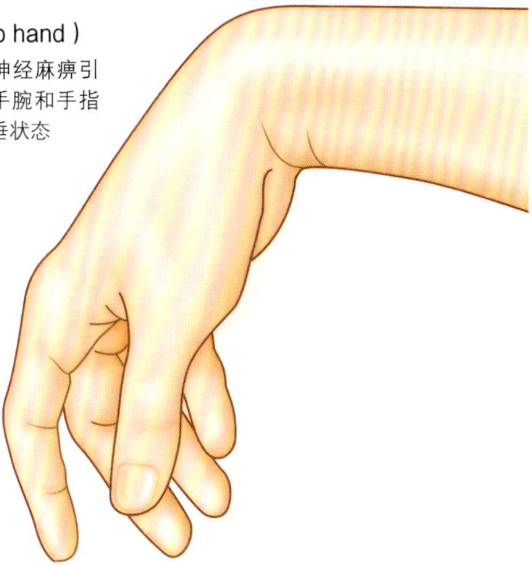

垂腕（drop hand）

由桡神经麻痹引起。手腕和手指呈下垂状态

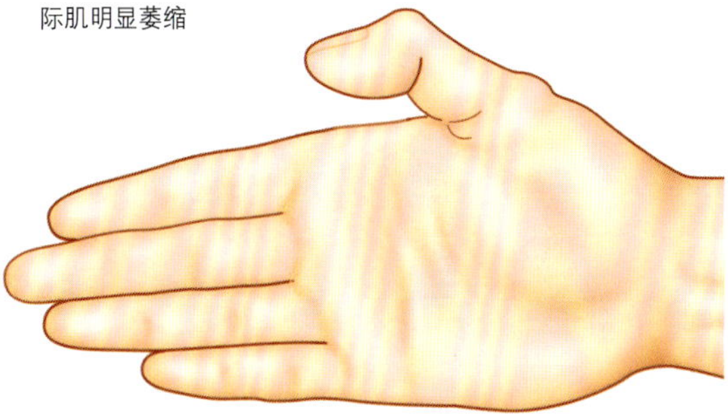

猿形手（ape hand）

由正中神经麻痹引发。如猿猴一般，拇指和手掌在同一水平面上。鱼际肌明显萎缩

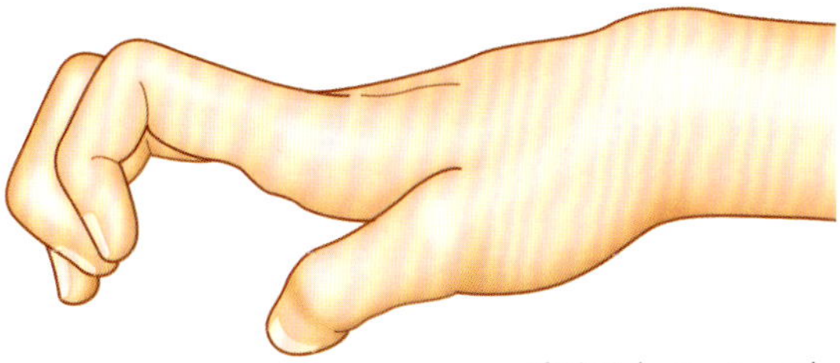

爪形手（claw hand）

尺神经麻痹所致。因为形似鹰爪而被称为“爪形手”

关键词

* **类风湿关节炎** rheumatoid arthritis

类风湿关节炎是一种自身免疫性疾病，会导致身体多处关节发生慢性炎症，导致关节肿胀。手关节发炎的频率极高，特别常见于腕关节、MP关节、PIP关节等处。因此，会引起关节组织破坏、肌肉萎缩、肌腱断裂等，产生各种各样的手部畸形。

* **锥体外系症状** extrapyramidal symptom

以基底节为主的锥体外系功能障碍引起的神经症状。它有多种症状，包括帕金森综合征、静坐不能、肌张力障碍等。

纽扣状畸形也是由类风湿性关节炎中的PIP关节的炎症引发的。此外，中央束过度伸展、断裂也可能表现为纽扣状畸形。表现为PIP关节屈曲，MP关节及DIP关节过度伸展位。

槌指是由于伸肌腱因手指扭伤等断裂而产生的畸形。表现为PIP关节伸展，DIP关节屈曲位。

手指伸展结构障碍引起的手指变形

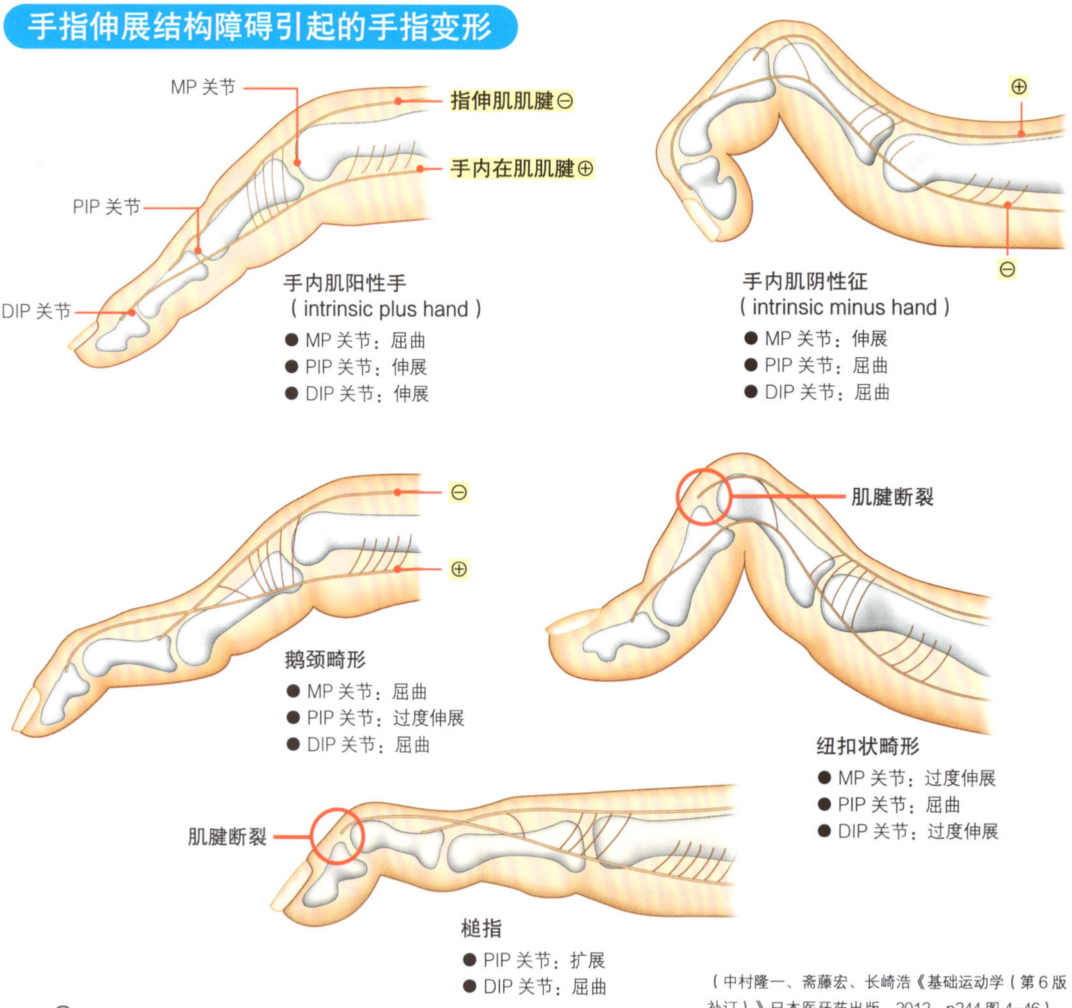

（中村隆一、斋藤宏、长崎浩《基础运动学（第6版补订）》日本医牙药出版，2012，p244 图 4-46）

知识链接

什么是弗罗芒（Froment）纸征

尺神经麻痹时，让拇指IP关节屈曲完成“捏”的动作，拇收肌和第1骨间背侧肌会发生麻痹，导致捏的力量减弱而无法捏稳。因此，正中神经（骨间前神经）支配的拇长屈肌代偿发力，拇指的IP关节（指间关节）屈曲。这种现象被称为弗罗芒纸征。

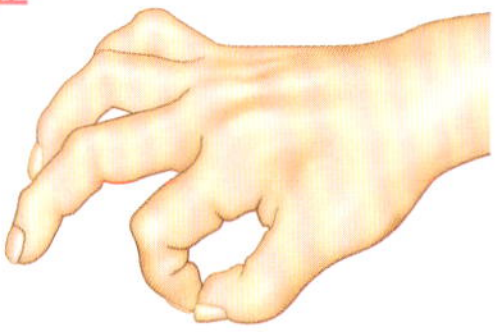

【尺神经麻痹导致的畸形】
当有尺神经麻痹时，拇短展肌、拇对掌肌、拇短屈肌浅头以外的手内在肌萎缩，无名指和小指根部关节过度伸展，无法稳定地完成捏的动作

【弗罗芒（Froment）纸征】
用双手的拇指和食指拉扯纸张时，麻痹的拇指的正中神经支配的肌肉产生代偿，IP关节屈曲

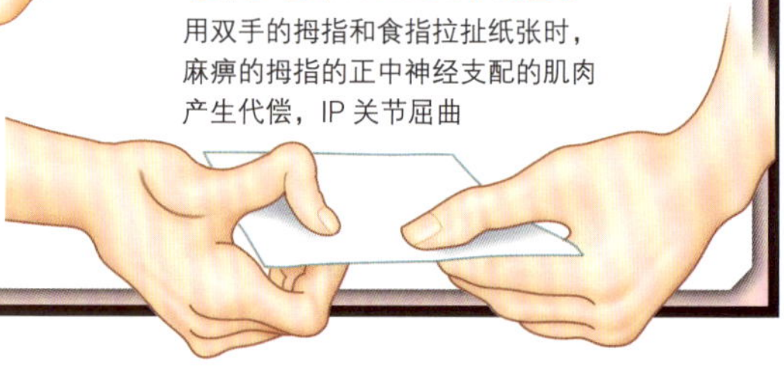

构成下肢的骨骼和骨盆

下肢骨骼由下肢带骨——髋骨（髂骨、坐骨、耻骨）、股骨、髌骨、胫骨、腓骨和足部的 26 块骨骼组成。骨盆由髋骨、骶骨、尾骨组成。

下肢的骨骼

下肢骨骼分为与躯干连接的**下肢带骨**和末梢的**自由下肢骨**（▶下图，下表）。

下肢带骨即**髋骨**，青春期前分为**髂骨**、**坐骨**、**耻骨**，青春期以后这三块骨融合成一块骨（**骨融合**）。

自由下肢骨由大腿的股骨和髌骨（▶P68）、小腿的胫骨和腓骨以及足部的 7 块跗骨、5 块跖骨、14 块趾骨组成（▶P84）。

骨盆的结构

骨盆由**髋骨**、**骶骨**、**尾骨**组成（▶下图）。

左右髋骨在前方形成**耻骨联合**，在后方与骶骨连接（**骶髂关节**）。耻骨联合由纤维软骨构成的耻骨间盘连接，可进行微小的扭转运动。骶髂关节为微动关节（▶P9），被纤维软骨覆盖，活动范围很小。骶骨与左右髋骨形成关节。尾骨由 3 ~ 5 块尾椎融合而成。

下肢的骨骼

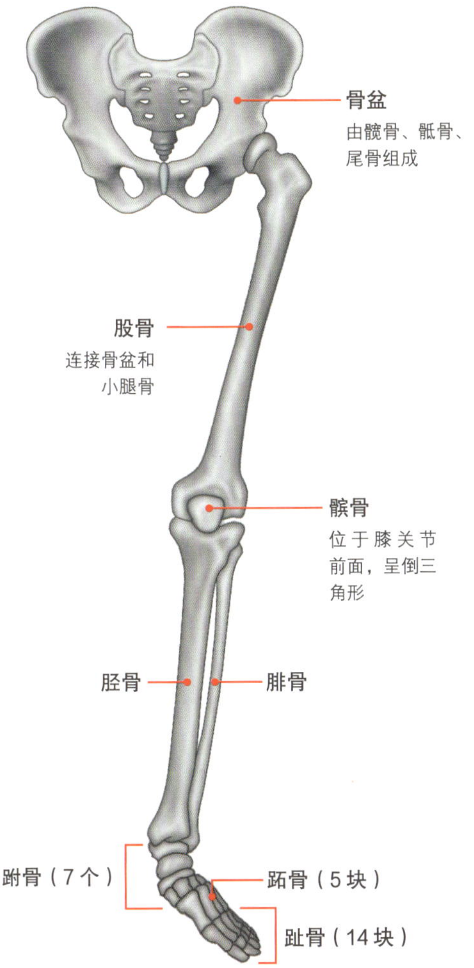

下肢的骨骼	
下肢带骨（髋部）	髂骨、坐骨、耻骨
自由下肢骨	大腿：股骨、髌骨 小腿：胫骨、腓骨 足部：跗骨（距骨、跟骨、足舟骨、骰骨、内侧楔骨、中间楔骨、外侧楔骨）、跖骨（5块）、趾骨（近节趾骨5块、中节趾骨4块、远节趾骨5块）

骨盆结构

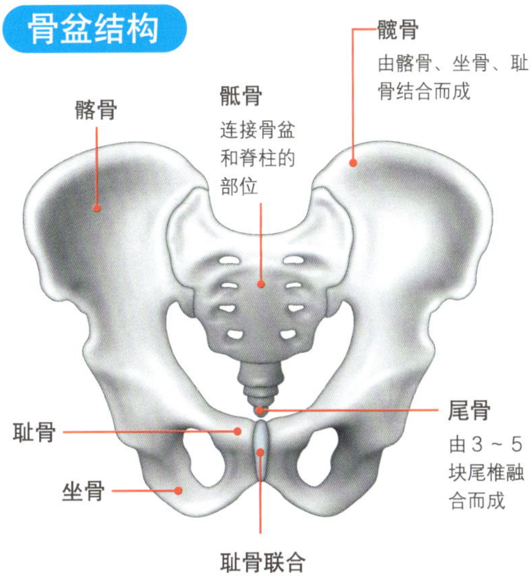

髋关节的结构和运动

髋关节是人体最大的承重关节，由股骨和髋骨两块骨骼组成。
是人类站立、行走、跑步等运动最重要的关节之一。

髋关节的结构

髋关节起到了连接下肢和骨盆的作用（▶P67）。

髋关节是由凸形的股骨头嵌入凹形的髋臼内而形成杵臼关节（▶P9），是人体最大的承重关节*（▶下图）。

股骨头的2/3骨头嵌入关节窝内，并由关节唇和髋臼横韧带增加深度。髋臼是指髋骨外侧面的凹陷部分。

股骨

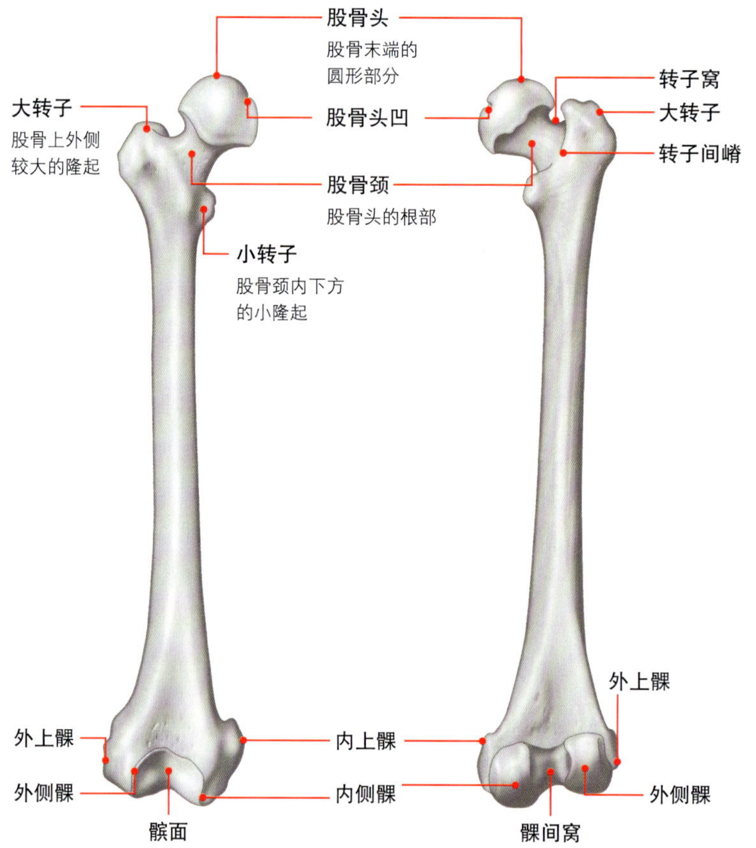

髋关节

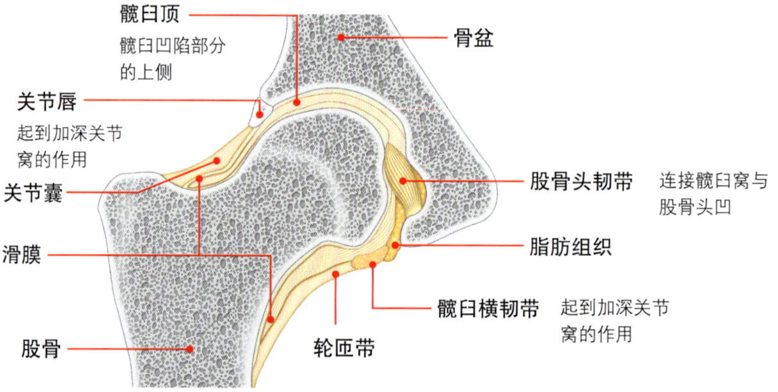

关节囊和韧带的结构

髋关节的关节囊十分坚韧。近端附于髋臼的关节唇和髋臼横韧带周围，远端附于股骨颈。

髋关节的韧带除了加强髋关节外，还有限制髋关节活动的作用，以防止髋关节脱位。主要包括股骨头韧带、髂股韧带、耻股韧带、坐股韧带（▶下图）。

股骨头韧带十分强韧，厚约 3 cm，在髋关节内收时紧张。其主要作用是作为供应股骨头血液的通路。髂股韧带、耻股韧带、坐股韧带共 3 条韧带在屈曲时松弛，过度伸展髋关节时紧张（▶下表）。

关键词

* **承重关节**

指的是支撑体重的关节。除了髋关节，还包括肩关节、膝关节等。

髋关节的主要韧带

髋关节的主要韧带包括股骨头韧带、髂股韧带、耻股韧带、坐股韧带

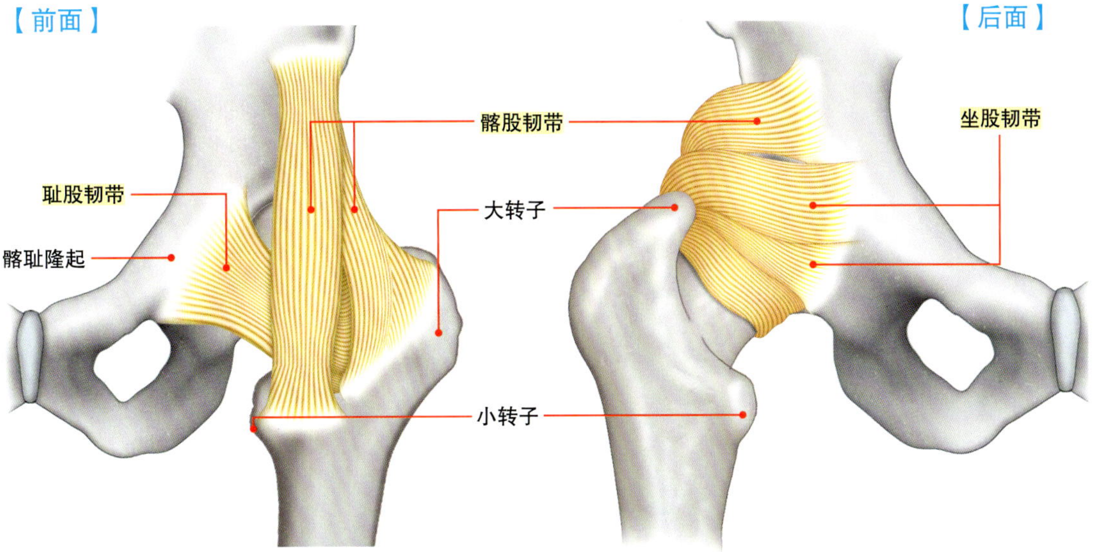

髋关节主要韧带的特征	
韧带	特征
股骨头韧带	●起于髋臼窝，止于股骨头凹 ●作为供应股骨头血液的通路 ●限制髋关节内收
髂股韧带	●起于髂前下棘的下方，分为上束和下束，止于股骨的转子间线 ●人体中最强韧的韧带 ●加强髋关节前面，限制髋关节的伸展。上束韧带限制外展，下束韧带限制内收
耻股韧带	●起于髂耻隆起、耻骨体、耻骨上支，与关节的纤维膜和髂股韧带的深部融合 ●加强髋关节前面，限制髋关节的伸展、外展、外旋
坐股韧带	●起于髋臼缘，止于大转子内侧转子窝 ●加强髋关节后面 ●限制髋关节的伸展、外展、内旋

髋关节的运动轴

髋关节沿着连接股骨头和膝关节中心的**运动轴**（▶P8）进行运动。运动轴相对于垂直轴倾斜约 3°，相对于股骨干长轴到小腿的垂线即**解剖轴**倾斜约 6°（▶右图）。

这是因为股骨颈和股骨干呈（**颈干角**▶P84）120°～130° 夹角，股骨头朝向上前方（▶下图）。另外，从上面看股骨头向前倾斜 10°～30°，该角度被称为**前倾角**（▶下图）。前倾角平均为 8°～15°。

髋关节的活动范围

髋关节为多轴关节（▶P8），可以完成屈曲和伸展、外展和内收、外旋和内旋运动（▶右页图）。

髋关节**屈曲**的最大活动范围是 **125°**，不过在膝关节伸展位使髋关节屈曲（straight leg raise：SLR）时，由于双关节肌——腘绳肌（▶P25，74）紧张而被限制在 **70°～90°**。

髋关节在膝关节屈曲位伸展时，受到双关节肌——股直肌的制约，与膝关节处于伸展位相比，髋关节伸展角度会变小。膝关节伸展位时，髋关节**伸展**的最大活动范围是 **15°**。

髋关节**外展**的最大活动范围为 **45°**。如果不固定骨盆，单侧髋关节外展 30° 以上后，加上骨盆的倾斜，另一侧髋关节也会自动外展。也就是说，外展 90° 时，左右髋关节分别外展 45°。

髋关节的运动轴

运动轴相对于垂直轴大约倾斜 3°，相对于解剖轴大约倾斜 6°

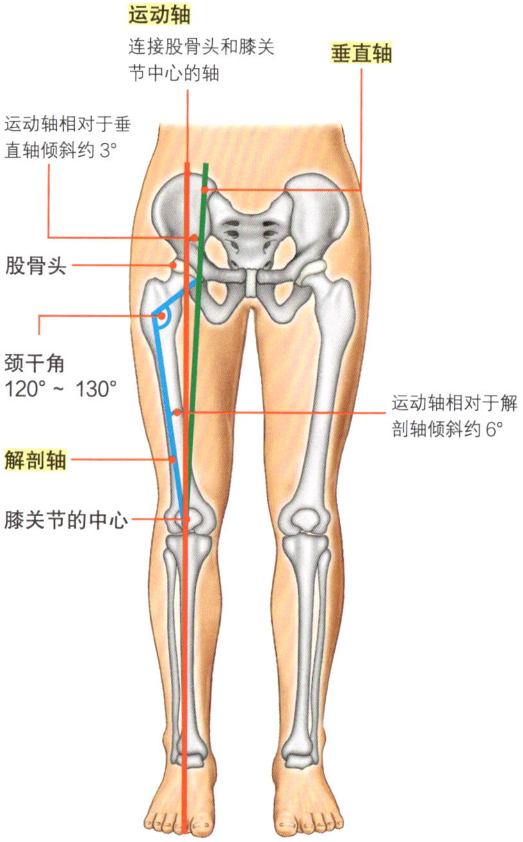

股骨的颈干角

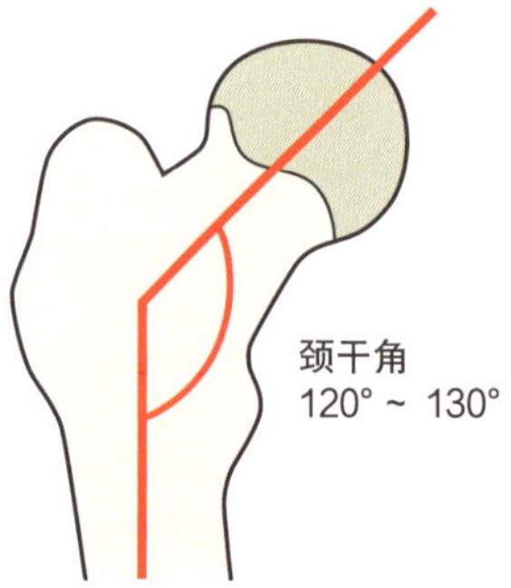

新生儿的颈干角正常值为 150°，成人颈干角正常值为 120°～130°。该角度会随着年龄的增长而减小

股骨的前倾角

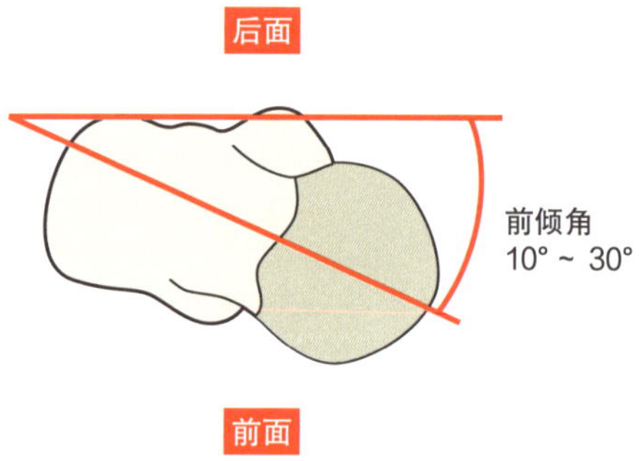

股骨颈轴线与股骨干冠状面形成的角度被称为前倾角。
男性平均为约 8°，女性平均为约 14°

髋关节**内收**的最大活动范围为 20° 。在中立位做内收运动时，为了避免与对侧下肢发生冲突，需要增大屈曲角度。

外旋和内旋的最大活动范围是 45° 。关节活动范围测试（range of motion test ：ROMT）就是在髋关节保持 90° 屈曲位的状态下进行的。

髋关节的活动范围会因年龄和性别等而存在个体差异。

髋关节的运动和活动范围

髋关节的运动包括屈曲和伸展、外展和内收、外旋和内旋

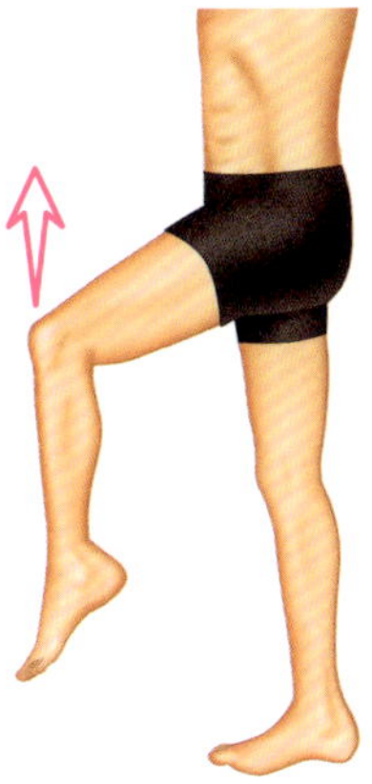

屈曲：125°
（膝关节 70° ～ 90° 伸展位）

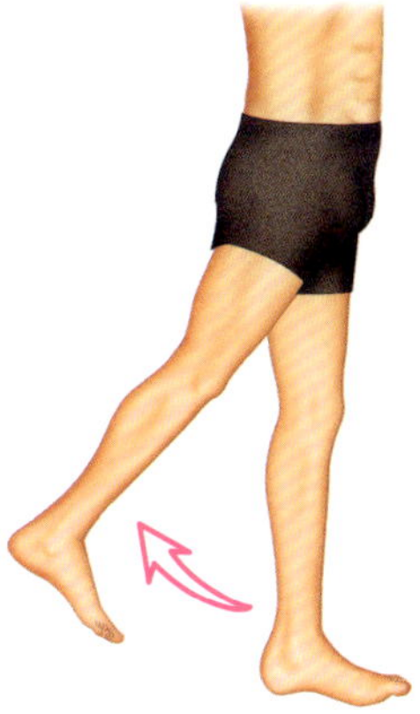

伸展：15°

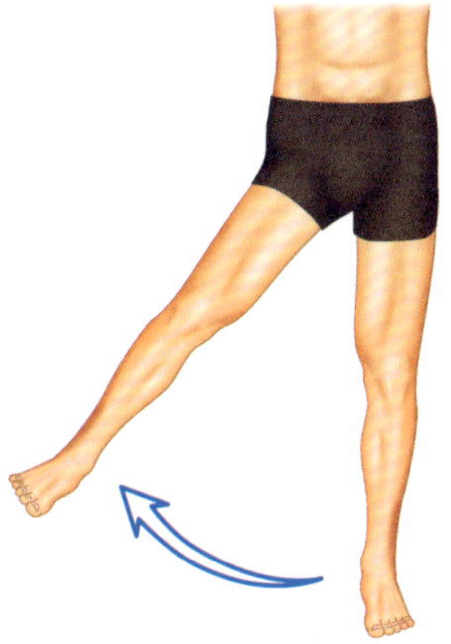

外展：45°

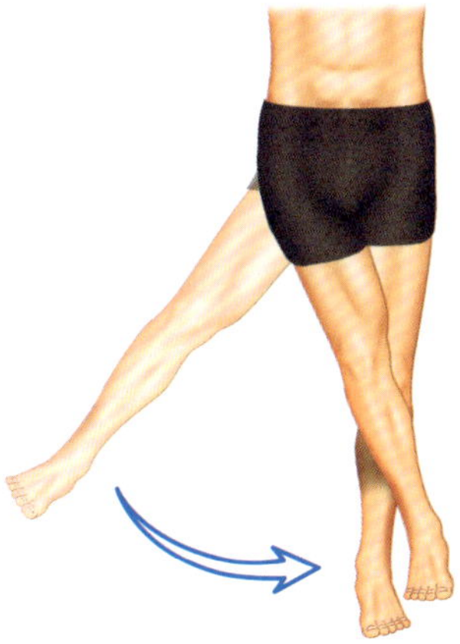

内收：20°

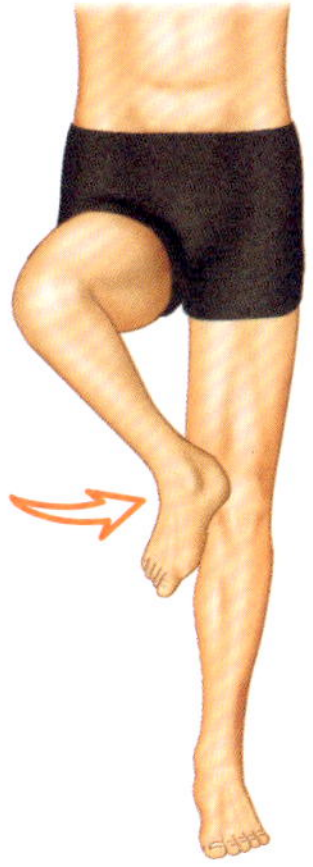

外旋：45°

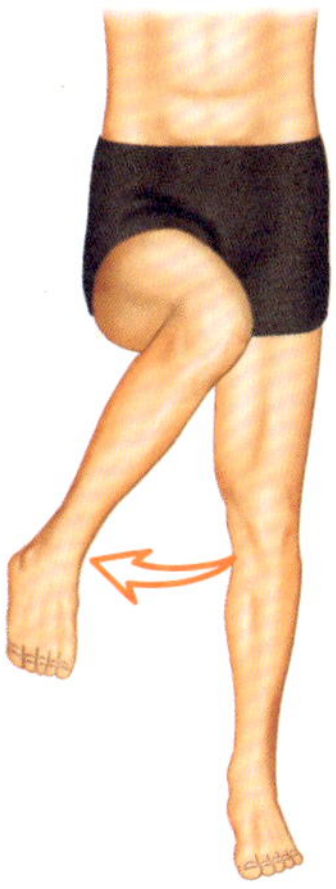

内旋：45°

知识链接

什么是人工髋关节

髋关节功能受损，会导致人类的基本运动——行走变得不便，膝盖、脊椎等也会受到影响。因此，因髋关节骨关节炎和类风湿性关节炎等导致关节损坏时，医生会采取置换人工髋关节的方法为患者治疗。

目前人工髋关节的寿命在 20 年左右，不过根据年龄的不同，中途可能需要再次置换。

人工髋关节

由髋臼侧的衬垫和臼杯、股骨侧的股骨柄和球头组成

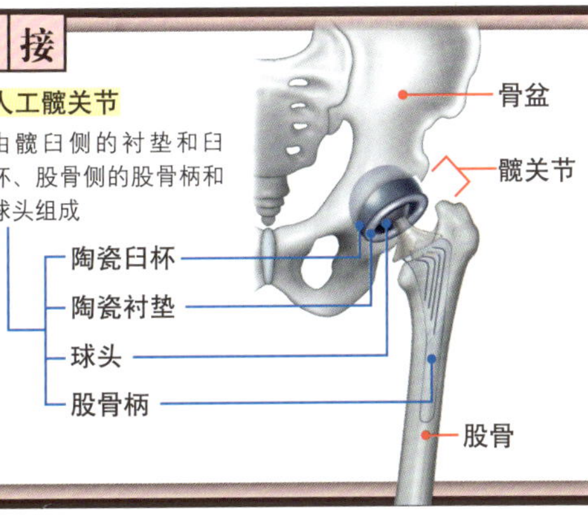

● 髋关节的结构和运动 ▶P68 ● 髂胫束综合征 ▶P160

与髋关节和骨盆运动相关的肌肉

髋关节是连接下肢和骨盆的关节。
其活动范围较大，因此由较大的韧带和肌肉加强。

围绕髋关节的肌肉

多块肌肉参与了髋关节（▶P68）的运动（▶下图，右图）。根据肌肉的位置区分如下。

❶**前面**：主要作用于**髋关节的屈肌**。包括髂腰肌、缝匠肌 、股直肌、耻骨肌、阔筋膜张肌。

❷**后面**：主要作用于**髋关节的伸肌**。包括臀大肌、股二头肌、半腱肌、半膜肌、髋关节外旋肌群（6 块）。

❸**外侧面**：主要作用于**髋关节外展**的臀中肌、臀小肌。

髋关节周围的肌肉（1）

【前面】

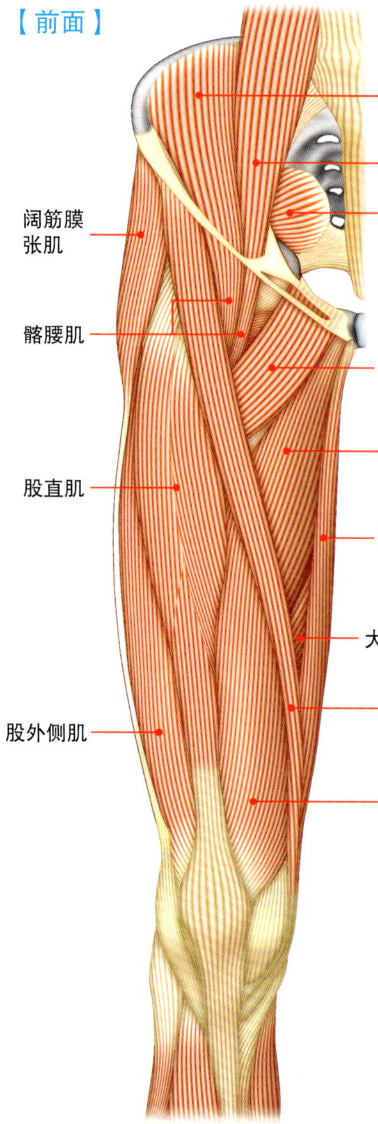

【内侧面】

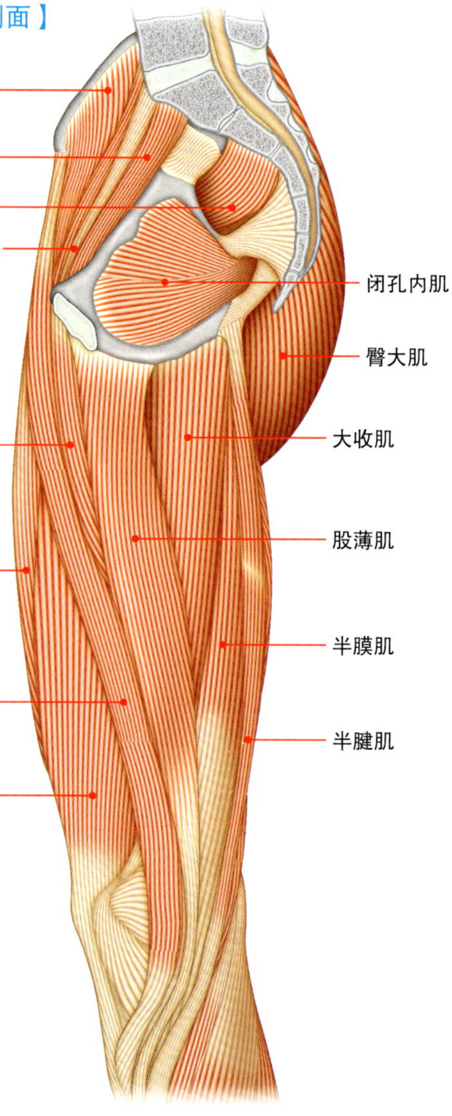

❹内侧面：主要作用于髋关节的内收。包括股薄肌、长收肌、短收肌、大收肌。

另外，根据肌肉的功能，可分为与控制有关的单关节肌群（▶P8）和与活动范围有关的双关节肌群。上述肌肉中，双关节肌为缝匠肌、股直肌、阔筋膜张肌、股二头肌长头、半腱肌、半膜肌、股薄肌。

髋关节的屈肌群

很多肌肉与骨关节屈曲有关（▶P74表）。其中，髂腰肌（▶P74图）为主动肌。髂腰肌由髂肌、腰大肌、腰小肌共3块肌肉组成。髂肌是连接骨盆的主要骨骼——髂骨和股骨的肌肉，腰大肌是连接腰椎和股骨的肌肉。其作为强有力的屈肌，在步行和骑行时发挥了重要的作用。腰小肌具有辅助腰大肌的功能。

缝匠肌是人体中最长的肌肉。它不仅作用于髋关节的屈曲，还作用于髋关节的外展、外旋、膝关节的屈曲，还在上述四种运动同时进行时，有效地发挥作用。例如，坐在椅子上，因想要将一只脚放另一侧的大腿上而抬起大腿时，或盘腿坐的姿势（▶P128）等。

髋关节周围的肌肉（2）

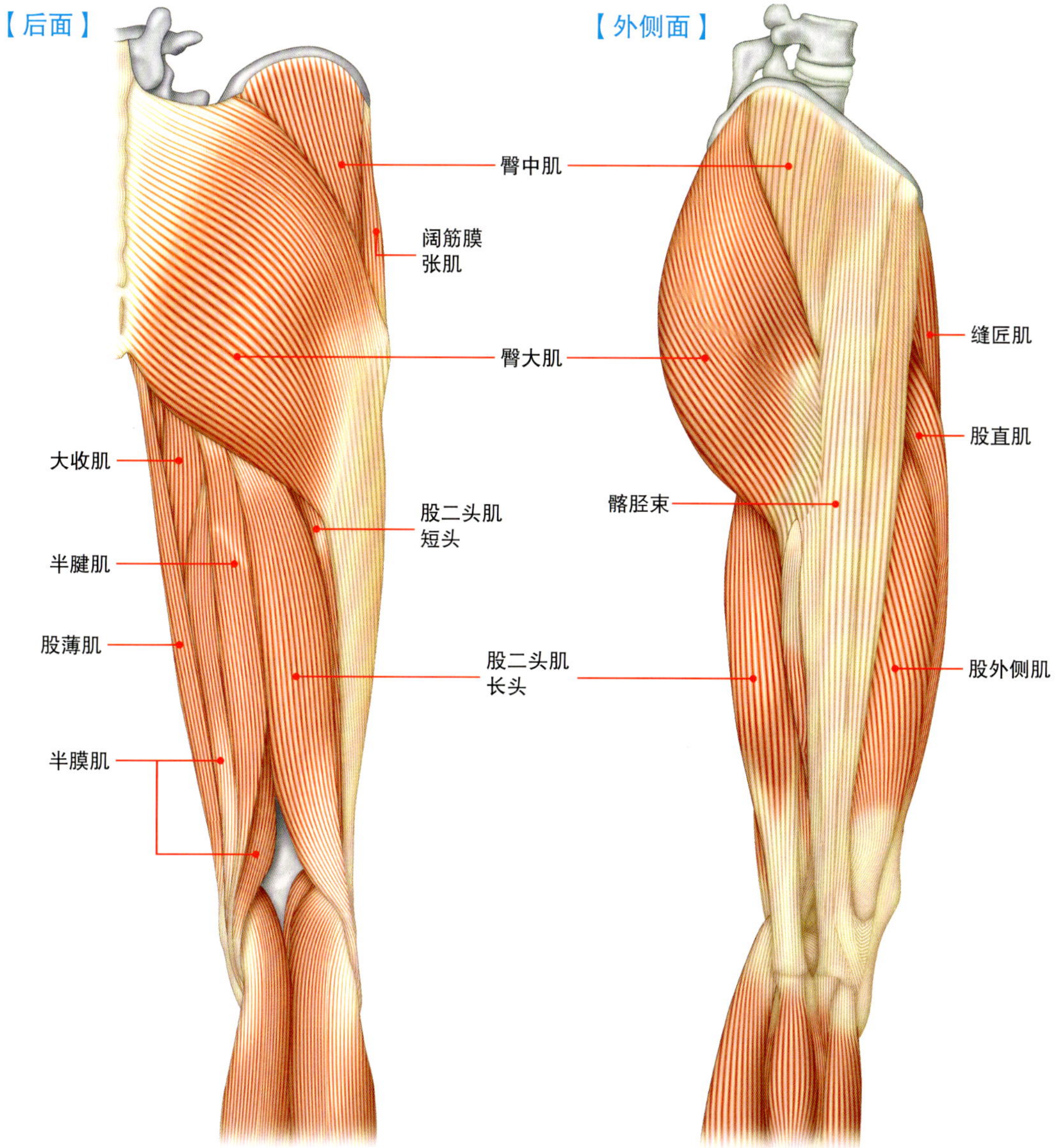

髋关节的伸展肌群

臀大肌是髋关节伸展的主动肌，其覆盖在髋关节后方，为大而厚的四边形肌肉（▶下图）。主要作用于髋关节的伸展和外旋。上部肌纤维作用于髋关节外展，下部肌纤维作用于髋关节内收。

腘绳肌（股二头肌长头和短头、半膜肌、半腱肌共 3 块肌肉▶P25、83）为双关节肌（股二头肌短头除外），也作用于膝关节的屈曲。

髋关节的外展和内收肌群

髋关节外展的主动肌为臀中肌（▶右图），其为三角形的肌肉。以臀中肌为代表的髋关节外展肌的肌力下降后，仅凭虚弱的腿站立时，非支撑腿一侧的骨盆会大幅降低。该现象被称为特伦德伦伯格氏征（Trendelenburg's sign）（▶P77）。

内收的主动肌包括大收肌、短收肌、长收肌、耻骨肌、股薄肌（▶右图）。

髂腰肌

【前面】

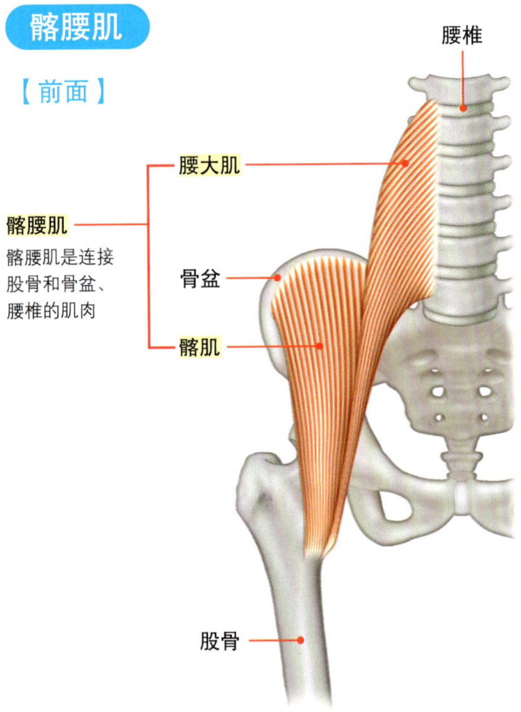

臀大肌

【后面】

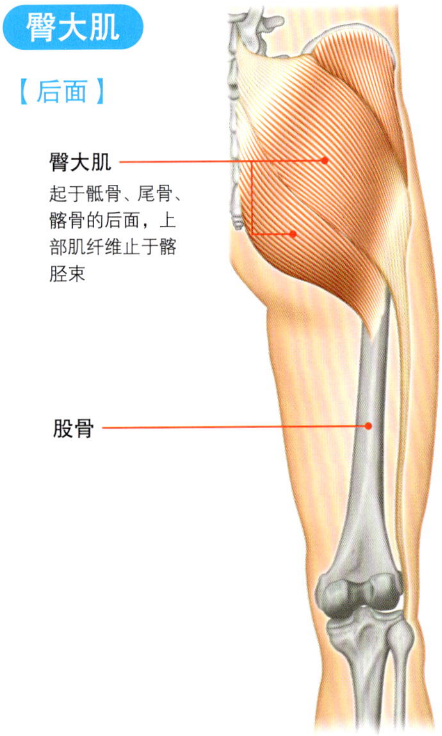

髋关节的运动和主动肌、辅助肌		
运动	主动肌	辅助肌
屈曲	髂腰肌、股直肌、阔筋膜张肌、耻骨肌	缝匠肌、内收肌群
伸展	臀大肌、半腱肌、半膜肌、股二头肌长头	臀中肌、臀小肌、股薄肌
外展	臀中肌、阔筋膜张肌	缝匠肌、股直肌、臀大肌、臀小肌
内收	大收肌、长收肌、短收肌、股薄肌、耻骨肌	—
外旋	臀大肌、髋关节外旋肌群（闭孔外肌、闭孔内肌、上孖肌、下孖肌、股方肌、梨状肌）	髂腰肌、缝匠肌、股二头肌长头、臀中肌、臀小肌
内旋	臀小肌、阔筋膜张肌	半膜肌、半腱肌、臀中肌

髋关节的外旋和内旋肌群

髋关节外旋的主动肌为**臀大肌**和**髋关节外旋肌群**（**闭孔外肌**、**闭孔内肌**、**股方肌**、**梨状肌**、**上孖肌**、**下孖肌**）（▶下图）。髋关节外旋肌群会在腿部着地时将股骨推向骨盆，吸收对髋关节的冲击。

内旋的主动肌为**臀小肌**、**阔筋膜张肌**。附在阔筋膜张肌上的非常长的腱质组织被称为**髂胫束**（▶P160）。

髋关节的外展肌群

【外侧面】

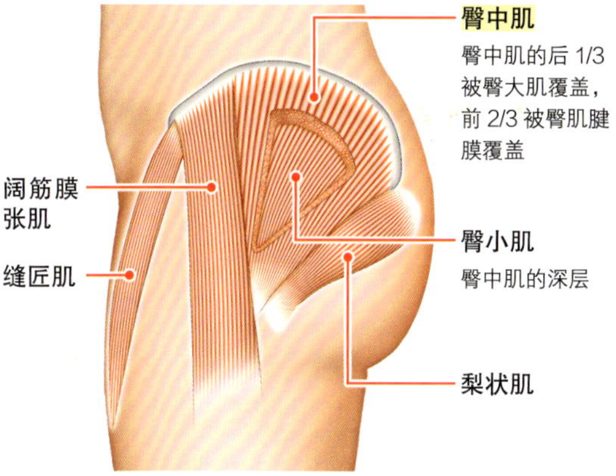

髋关节的外旋肌群

【后面】

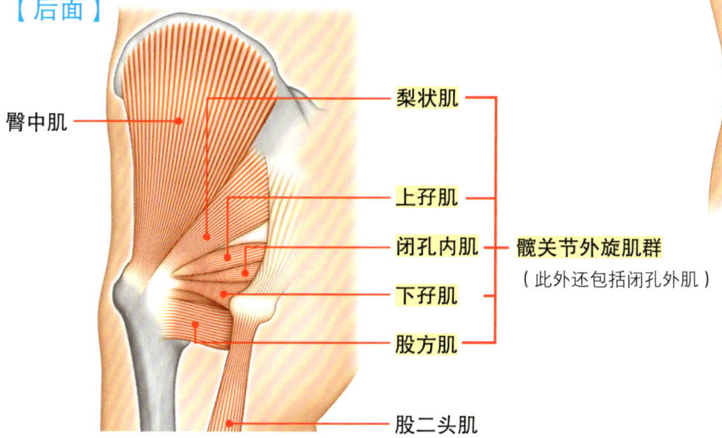

髋关节的内收肌群

【前面】

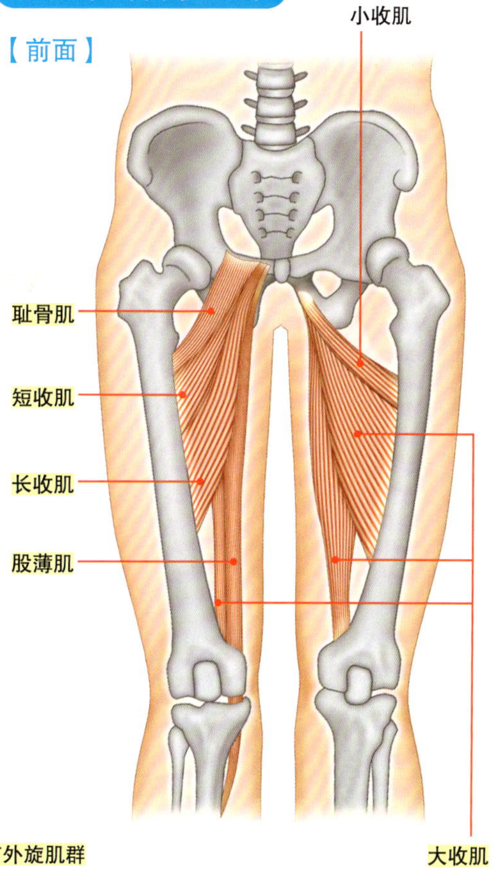

知识链接

大收肌参与的运动

大收肌参与的运动有蛙泳、骑马、骑摩托车等。这些运动均包含试图闭合腿部的动作。

大收肌在日常活动中的使用频率较低，特别是办公室人员等伏案工作者，大收肌的肌力很容易下降。

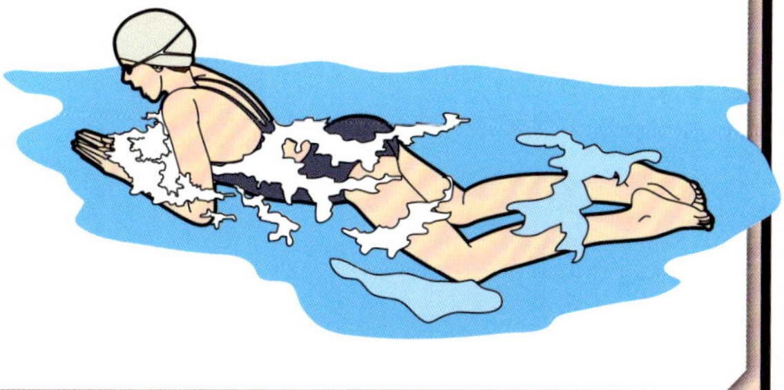

髋关节和骨盆的疾病

无论老幼，髋关节都很容易发生各种疾病。
髋关节周围的异常还会影响下肢的活动。

颈干角异常

颈干角（▶P70）即股骨颈和股骨干之间的角度，其正常值随年龄的变化而变化。新生儿可达150°，随着年龄的增长，成年后会降至120°～130°。但颈干角的角度也会受到先天畸形和外伤的影响。颈干角大于正常范围者为**髋外翻**，小于正常范围者为**髋内翻**（▶下图）。

从上方观察股骨头，股骨颈和股骨干之间的角度称为**前倾角**（▶P70）。正常情况下，股骨头向前倾斜8°～15°，如果该角度增大，即为**股骨内旋**，脚尖偏向内侧，导致**内八字步态**，外旋的活动范围也会受到限制。相反，如果角度变小，则会造成**股骨外旋**，脚尖偏向外侧，导致**外八字步态**。

髋关节骨关节炎

髋关节的疾病有很多种，最具代表性的就是**骨关节炎**。

髋关节骨关节炎从关节软骨的变性开始，发展到关节软骨的磨损、股骨头和髋臼顶变形，表现为髋关节疼痛和活动范围受限等。其包括发生于发育正常的髋关节，与其他疾病没有关联的**原发性髋关节骨关节炎**，和由先天性髋关节脱位或髋臼发育不良等引发的**继发性髋关节骨关节炎**。

髋关节骨关节炎继续恶化，会导致下肢的活动范围受限。另外，触压髋关节前方的**股三角**（**斯卡帕氏三角**），有时会感到疼痛（▶右图）。

此外，由于髋关节外展肌的肌力下降，可能还会引起行走异常。让患者凭患肢站立，检查健肢侧骨盆下垂状况，可以发现骨盆向健肢侧倾斜，该现象被称为**特伦德伦伯格氏征**（▶P74）；或者因患者的上半身向患肢侧倾斜，为防止健肢侧骨盆下垂而导致**跛行***，即**杜兴氏征**（Duchenne）（▶右图）。

罹患髋关节骨关节炎后，患肢的长度相对于健肢会变短，容易导致双下肢不等长。由此造成左右膝关节的承重不均等，而引发膝内翻（O形腿）和膝外翻（X形腿）等畸形（▶P78）。

关键词

* **跛行** claudication
指因外伤、疾病等原因，无法正常行走的状态。

髋内翻、髋外翻

颈干角（股骨颈与股骨干之间的角度）除了随年龄增长而变化外，还会受到先天畸形和外伤的影响

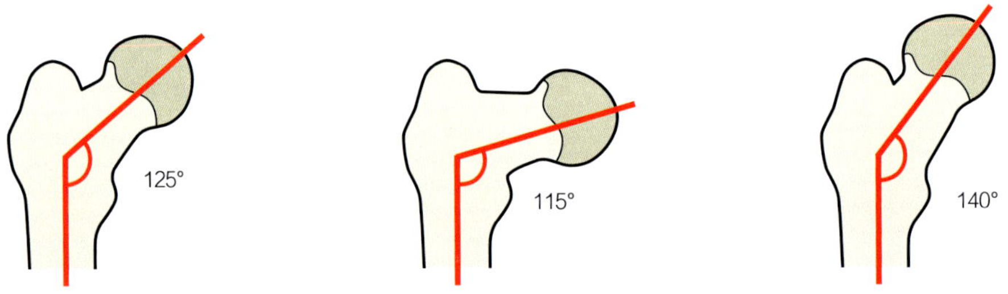

正常颈干角　　髋内翻　　髋外翻

股三角（斯卡帕氏三角）

在髋关节的前部，近端由腹股沟韧带，外侧由缝匠肌，内侧由长收肌包围。从肌肉外侧到肌肉前面，股三角分布着股神经、股动脉、股静脉、淋巴管

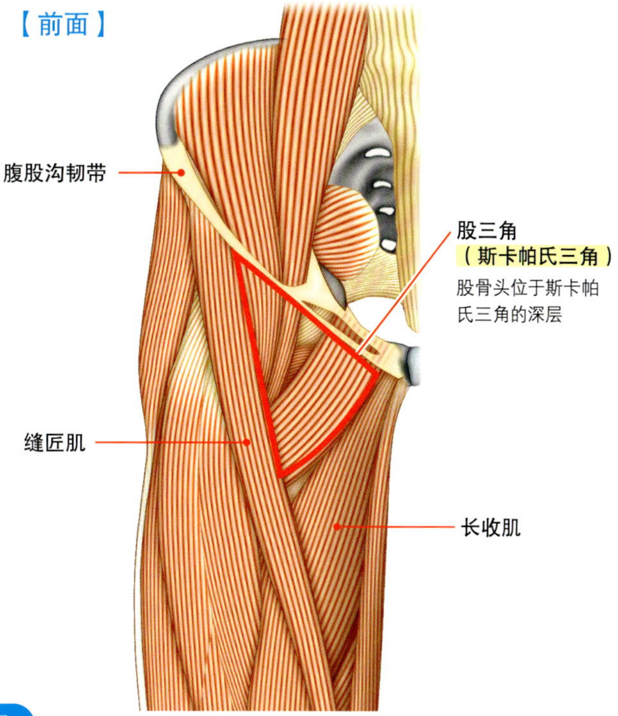

髋关节骨关节炎引起的异常步态

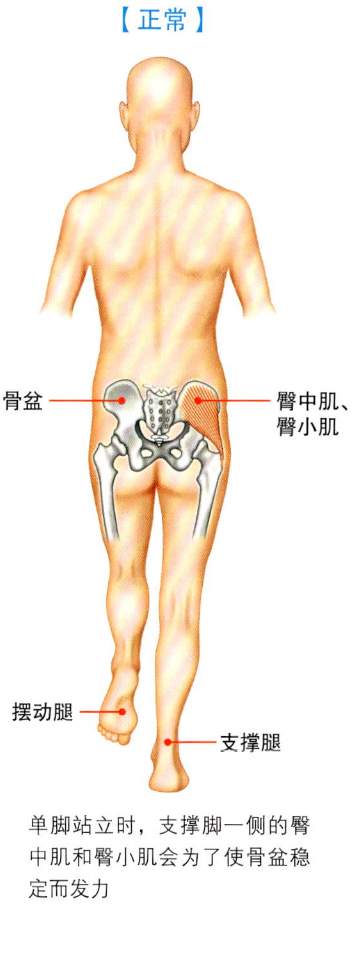

单脚站立时，支撑脚一侧的臀中肌和臀小肌会为了使骨盆稳定而发力

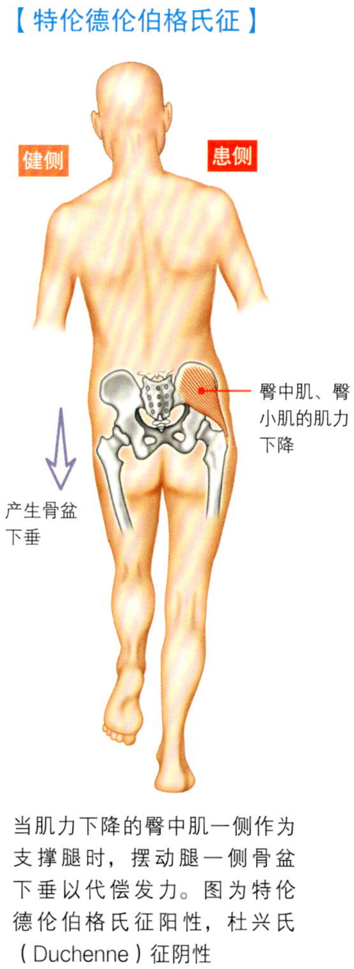

当肌力下降的臀中肌一侧作为支撑腿时，摆动腿一侧骨盆下垂以代偿发力。图为特伦德伦伯格氏征阳性，杜兴氏（Duchenne）征阴性

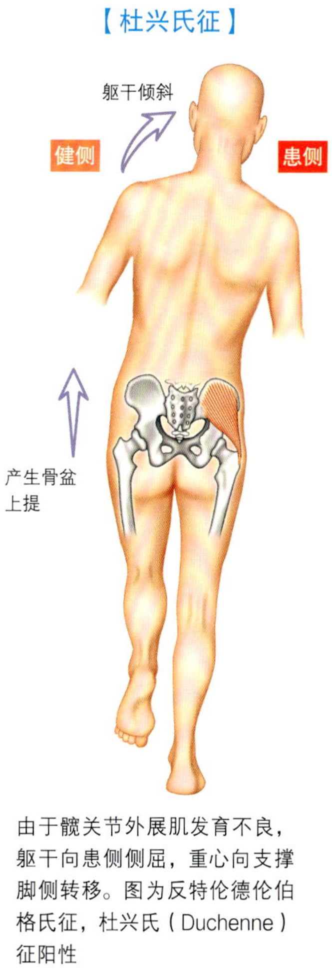

由于髋关节外展肌发育不良，躯干向患侧侧屈，重心向支撑脚侧转移。图为反特伦德伦伯格氏征，杜兴氏（Duchenne）征阳性

● 维持关节的正常活动▶P10 ● 膝关节三联征（Unhappy triad）▶P148

膝关节的结构和运动

膝关节是人体最大的关节。
膝关节也是支撑体重的承重关节，在步行或行走中需要较大的活动范围。

膝关节的结构

膝关节是由股骨（▶P68）和胫骨形成的**股胫关节**，以及由股骨和髌骨形成的**髌股关节**的总称（▶下图，右图）。

股骨内侧髁、外侧髁的关节面均为半球状。从形态上看，外侧髁较大，不过内侧髁的关节面更宽。胫骨的关节面较为平坦，而胫骨内侧髁浅而凹陷。

股骨长轴与胫骨长轴的夹角（**股胫角**）为 170° ~ 175° 。也就是说，**生理性外翻**为 5° ~ 10° 。这是因为内侧髁的曲率半径*比外侧髁的曲率半径*大。股胫角小于正常值则下肢呈外翻状态，被称为**膝外翻**（两侧为 **X 形腿**），大则为**膝内翻**（两侧为 **O 形腿**）。

髌骨是人体中最大的籽骨（▶P2），髌骨随着膝关节的运动，在股骨的内外侧髁间的沟（**股骨滑车**）上滑动。

小腿骨 构成小腿的骨骼包括胫骨和腓骨两块

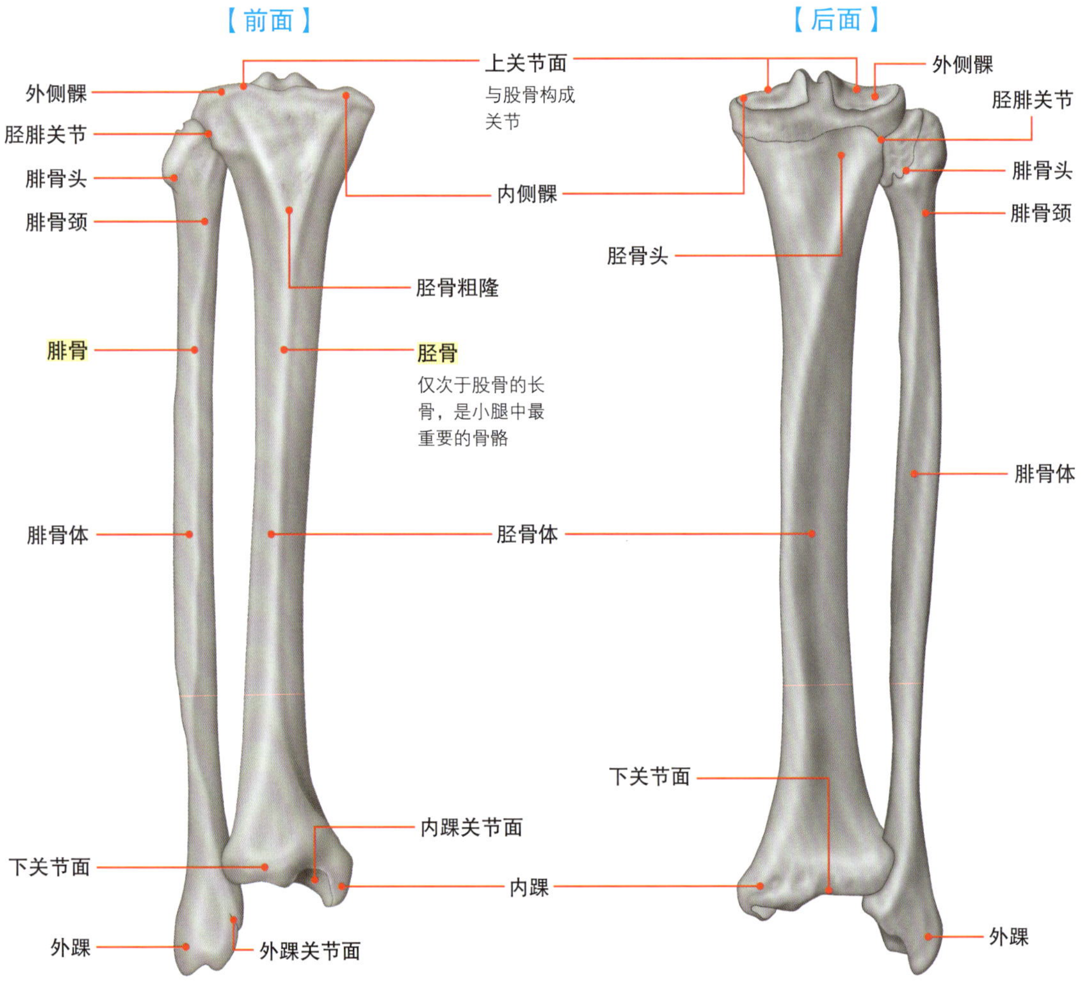

股胫关节因其形状而十分不稳定，因此通过**韧带**和**半月板**加强。

半月板的构造

内侧半月板呈C字形，**外侧半月板**呈O字形（▶P149）。半月板填充在股骨髁和胫骨髁之间（▶下图）。

主要功能包括提升骨骼形状的适应性，使膝关节可以更加灵活地运动，骨骼受到冲击时的缓冲（缓冲作用），使关节压力更均衡等。

关键词

* **曲率半径** radius of curvature

描述曲线弯曲程度的量叫作曲率。该曲线接近圆时的半径被称为曲率半径。

膝关节 膝关节由股骨和胫骨或髌骨组成。这些骨骼之间并不契合，缺乏稳定性，因此通过半月板和韧带加强

【侧面】

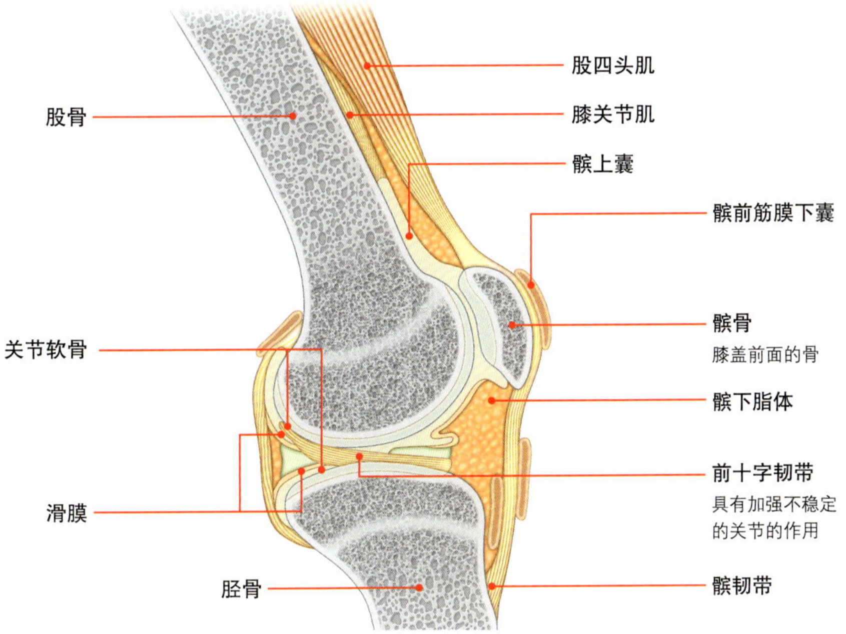

【从上往下观察膝关节】

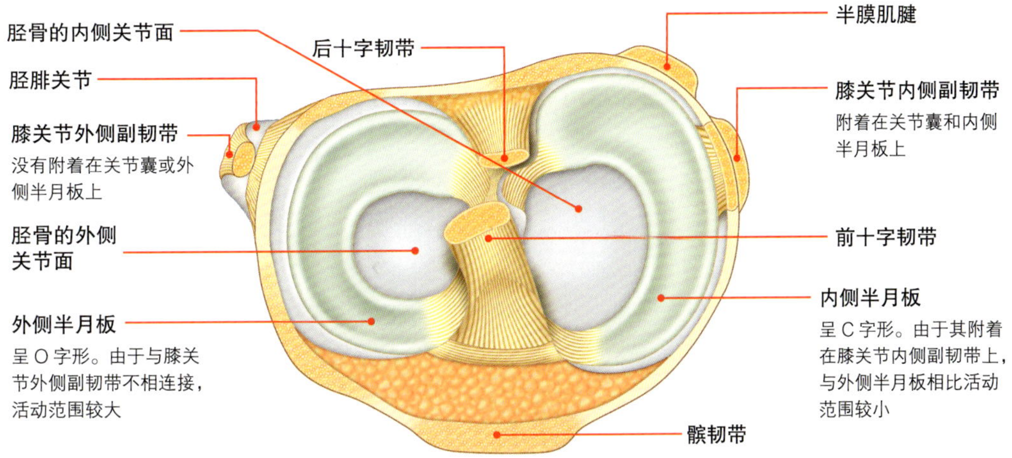

韧带的构造

膝关节的韧带包括防止胫骨前后滑动的**前十字韧带**（▶P149）、**后十字韧带**，和防止胫骨左右滑动的**膝关节内、外侧副韧带**（▶下图，P148）。前十字韧带和后十字韧带在关节内连接股骨和胫骨。前十字韧带比后十字韧带长。膝关节内侧副韧带比膝关节外侧副韧带宽，与内侧半月板相连。膝关节外侧副韧带呈细绳状，与半月板不相连（▶下表）。

此外，还包括连接外侧半月板和内侧半月板的膝横韧带等。

膝关节的运动

膝关节的运动以屈曲和伸展为主，并伴有旋转运动等。膝关节屈曲的活动范围约为 135°，伸展的活动范围约为 10°（▶右图）。

膝关节韧带

膝关节的韧带包括前、后十字韧带和膝关节内、外侧副韧带，此外还有膝横韧带

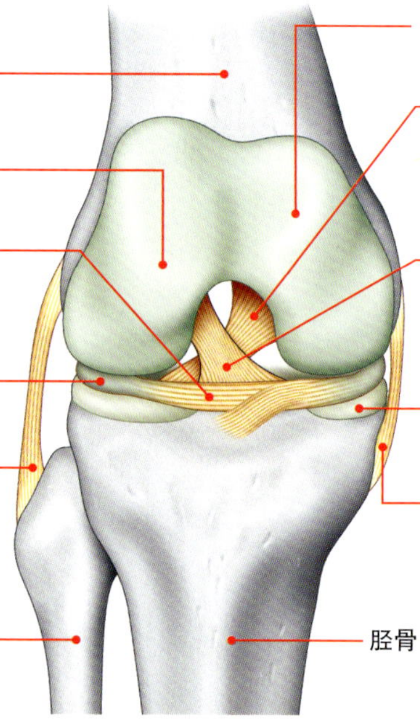

膝关节主要韧带的特征

韧带	特征
前十字韧带 (ACL)	●起于股骨外侧髁后外侧，止于胫骨髁间前区内侧 ●起到限制胫骨向前滑动的作用 ●限制伸展 ●配合 PCL 限制内旋
后十字韧带（PCL）	●起于股骨内侧髁的前内侧，止于胫骨髁间后区的外侧 ●起到限制胫骨向后方滑动的作用 ●配合 ACL 限制内旋
膝关节内侧副韧带（TCL/MCL）	●起于股骨内上髁，止于胫骨内侧髁 ●起到限制胫骨的外翻的作用 ●限制伸展 ●配合 FCL 限制外旋
膝关节外侧副韧带（FCL/LCL）	●起于股骨外上髁，止于腓骨头 ●起到限制胫骨的内翻的作用 ●限制伸展、外旋 ●与 TCL 合作限制外旋

滚动运动和滑动运动

膝关节的**屈伸运动**是**滚动运动**（rolling）和**滑动运动**（sliding）的组合。

滚动运动是指，股骨关节面在胫骨关节面上一边旋转一边移动的运动。滑动运动是指股骨关节面在胫骨关节面上滑行的运动。

在屈曲初期只有滚动运动，逐渐加入滑动运动，最终仅剩下滑动运动（▶下图）。

终末强制旋转运动

膝关节在胫骨接近完全伸展位时会发生外旋运动。这种现象称为**终末强制旋转运动**（screw home movement）或**锁扣机制**（locking mechanism），是不受意识控制的不随意运动。这是由于股骨内侧髁的关节面比外侧髁的关节面长约 1.2 cm，以及伴随伸展，在前十字韧带的引导下，前十字韧带和后十字韧带向可以解除锁定状态的方向（外旋）移动而产生的。在伸展外旋位时膝关节处于稳定状态。

与之相反，从伸展位变为屈曲位时，其会在腘肌（▶P83）的引导下不自主地进行内旋运动。

膝关节运动

主要为屈曲、伸展

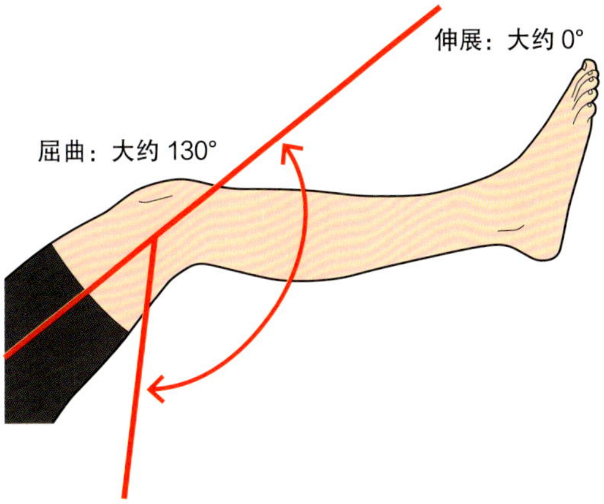

滚动运动和滑动运动

在膝关节屈曲运动中，股骨在胫骨关节面上进行“滚动运动 - 滑动运动”

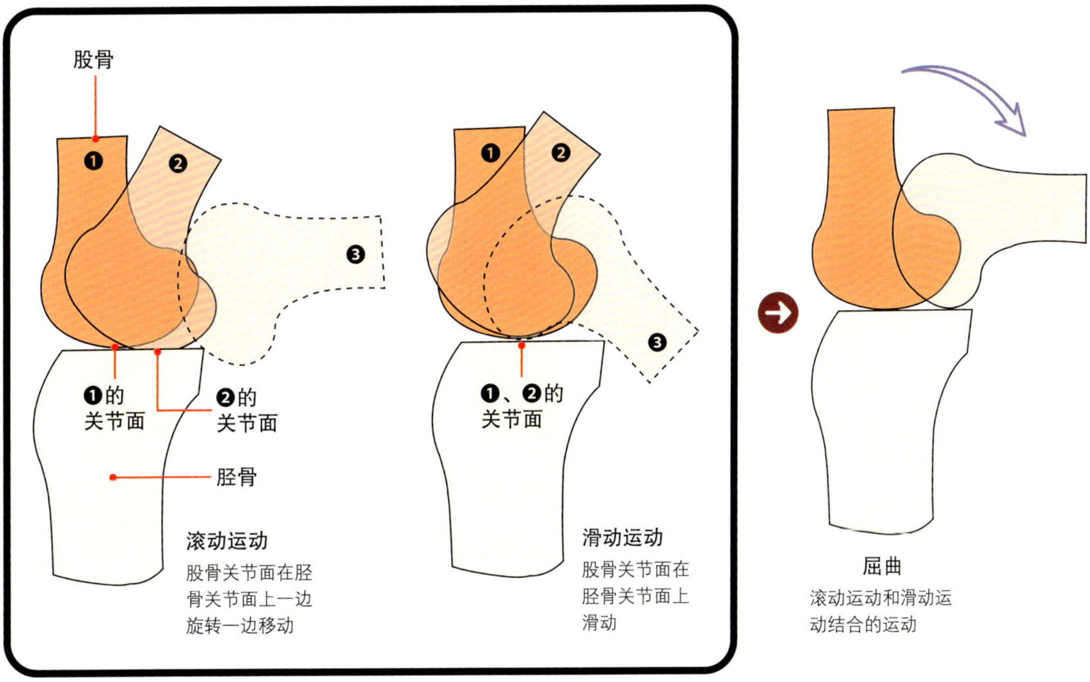

与膝关节运动相关的肌肉

膝关节的活动以屈曲和伸展为主。
屈曲的主动肌为腘绳肌，伸展的主动肌为股四头肌。

围绕膝关节的肌肉

参与膝关节运动的肌肉，大多为双关节肌（▶P24），且与髋关节的运动密切相关。膝关节的固有肌只有腘肌。

围绕膝关节的肌肉可作如下区分：

❶前面：主要作用于膝关节的伸展（▶下图）。包括股四头肌（股直肌、股中间肌、股内侧肌、股外侧肌）、阔筋膜张肌（髂胫束位于其前外侧）、缝匠肌。

❷后面：主要作用于膝关节的屈曲。包括股二头肌、半腱肌、半膜肌、股薄肌、腘肌、腓肠肌、跖肌。

膝关节的伸肌群

【前面】　【前面（股四头肌深层）】

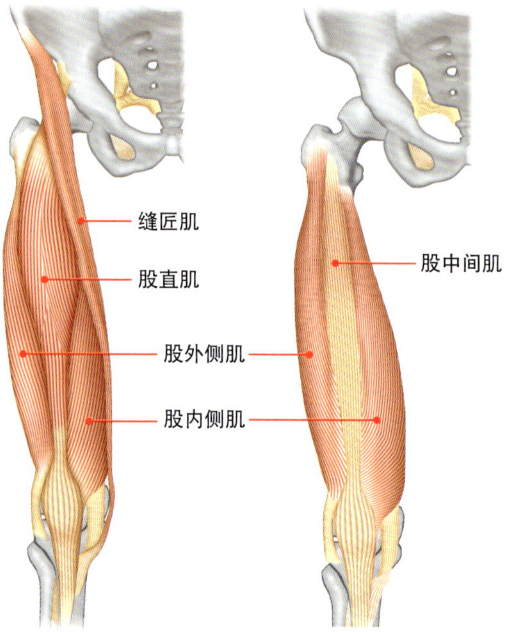

膝关节的屈肌群

【后面】　【后面（切除股二头肌长头）】

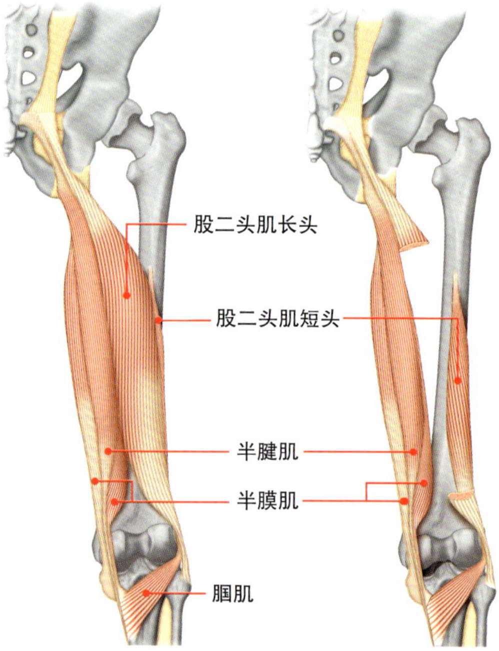

膝关节运动与主动肌、辅助肌		
运动	主动肌	辅助肌
屈曲	股二头肌、半腱肌、半膜肌	腘肌、腓肠肌、跖肌、缝匠肌、股薄肌、阔筋膜张肌（膝关节处于屈曲位时）
伸展	股四头肌（股直肌、股中间肌、股内侧肌、股外侧肌）	阔筋膜张肌（膝关节处于伸展位时）
外旋	股二头肌	阔筋膜张肌
内旋	半腱肌、半膜肌	缝匠肌、股薄肌

膝关节的屈肌群

腘绳肌（股二头肌长头和短头、半膜肌、半腱肌共 3 块肌肉▶P74）在膝关节屈曲中发挥了主动肌的作用。半膜肌、半腱肌是股骨后内侧的肌肉，与腘肌一起作用于膝关节内旋。股二头肌是股骨后面外侧的肌肉，作用于外旋。

腘肌（▶右图）为单关节肌（▶P24），具有加强膝关节后外侧稳定性的重要作用。腘肌在膝关节开始准备屈曲时作用于屈曲和内旋，并负责解除膝关节的固定（锁定）状态。

膝关节的伸肌群

股四头肌（▶P25）在膝的伸展中起到主动肌的作用。股四头肌中的股直肌为双关节肌，作用于髋关节屈曲和膝关节伸展。股直肌在髋关节屈曲时变短，对膝关节伸展的作用减弱。因此，股中间肌、股内侧肌、股外侧肌主要作用于膝关节的伸展。

股四头肌通过总腱附着于髌骨的近端侧面，一部分则形成内－外侧髌韧带连接胫骨粗隆。如上所述，构成了“股四头肌－髌骨－髌韧带－胫骨粗隆”的膝关节伸展结构，其作为一个整体强力作用于膝关节的伸展。

髌骨相对于股骨的运动如下图所示。

另外，髌骨承担着滑轮的作用，以使伸肌群可以有效地发挥作用。

腘肌

腘肌为单关节肌

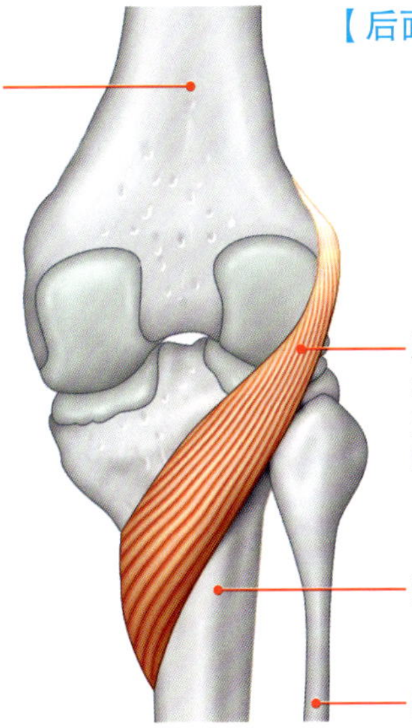

髌骨相对于股骨的运动

随着膝关节的屈曲和伸展，由于髌韧带的长度不变，髌骨的股骨接触面会发生改变

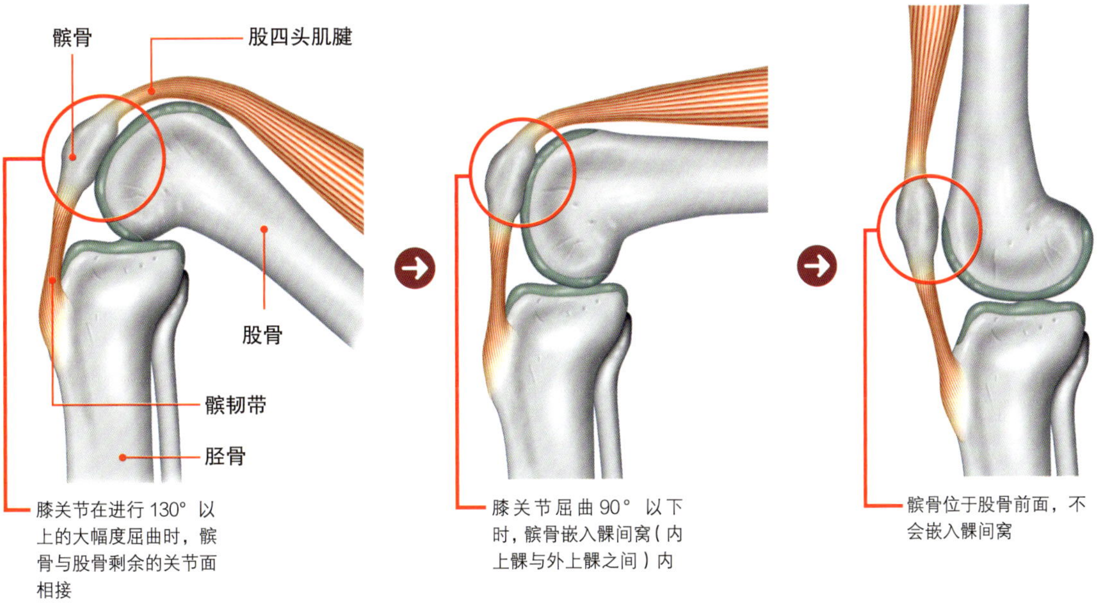

踝关节的结构和运动

一般而言在功能方面，人们会把踝关节和足部视为一个整体来考量。踝关节和足部的结构十分复杂，对人体的站立、行走具有重要作用。

足部的骨骼

构成**踝关节**的骨骼包括 7 块**跗骨**、5 块**跖骨**和 14 块**趾骨**，共计 26 块（▶下图）。跖骨按编号为第 1 ~ 5 跖骨。另外，在解剖学上足部可分为**后足**、**中足**、**前足**（▶右图）。后足由距骨和跟骨组成，是最先触地的部分。中足由足舟骨、骰骨和 3 块楔骨组成。其与运动从后足转移到前足时的活动范围有关。前足由 5 块跖骨和 14 块趾骨组成。

足关节包括**距小腿关节**、**距下关节**、**跗横关节**、**跗跖关节**、**跖趾关节**、**趾间关节**等。

足部的骨骼 【背侧面】

足部的骨骼由跗骨、跖骨、趾骨构成。

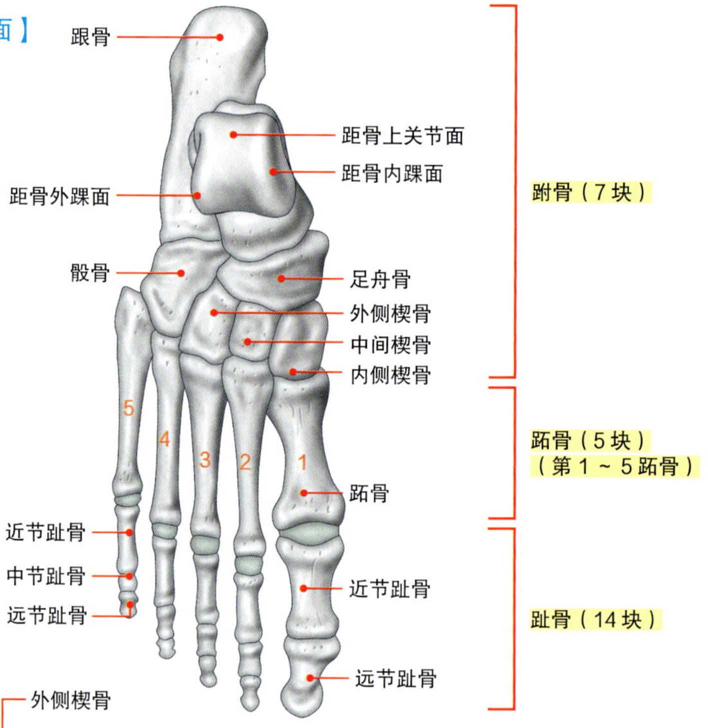

【外侧面】

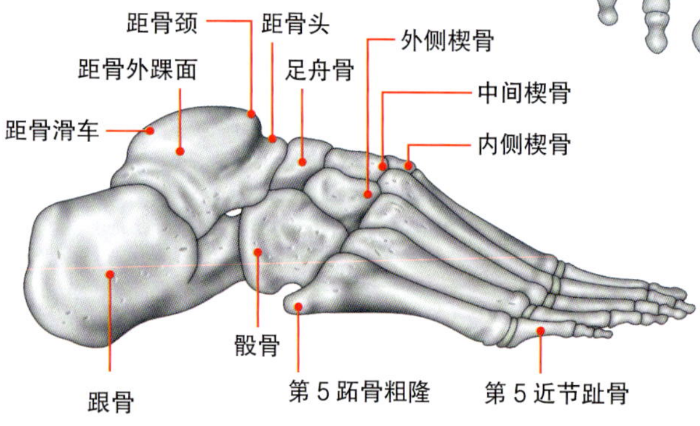

【内侧面】

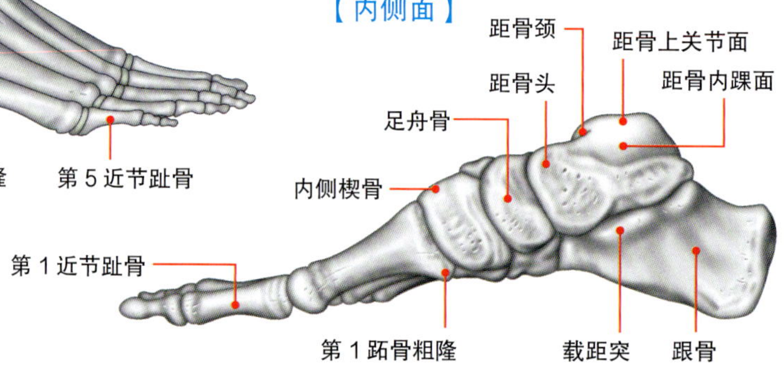

足关节的结构

所谓的“脚踝”部位指的是距小腿关节。距小腿关节由小腿骨（胫骨、腓骨）和距骨连接而成。由胫骨的下关节面和远端（内踝）、腓骨远端（外踝）形成的关节窝，以及夹在其中的距骨滑车组成（▶下图）。距小腿关节的运动主要是跖屈和背屈，其运动自由度为 1°（▶P8）。

距下关节是连接距骨和跟骨的关节，由前距跟关节、中距跟关节和后距跟关节组成。距下关节可作外展和内收、外翻和内翻运动。

跗横关节是由跟骨、距骨和骰骨、足舟骨组成的关节。连接跟骨和骰骨的关节称为跟骰关节，连接距骨和足舟骨的关节称为距舟关节。临床上一般沿跗横关节进行截肢手术，因此该关节也被称为肖帕特（Chopart）关节。跗横关节多以距舟关节为主，可进行跖屈和背屈、外展和内收、外翻和内翻运动，但活动范围都很小。

跗跖关节由 3 块（内侧、中间、外侧）楔骨、骰骨和 5 块跖骨连接而成。内侧楔骨与第 1 跖骨相连，中间楔骨与第 2 跖骨相连，外侧楔骨与第 3 跖骨相连，骰骨与第 4、第 5 跖骨相连。跗跖关节作为外科截肢手术的切断部位，也被称为利斯弗朗氏（Lisfranc）关节。跗跖关节可作跖屈和背屈、外展和内收运动。

足部的分类和关节

足部包括利斯弗朗氏关节和肖帕特关节，分为后足、中足、前足

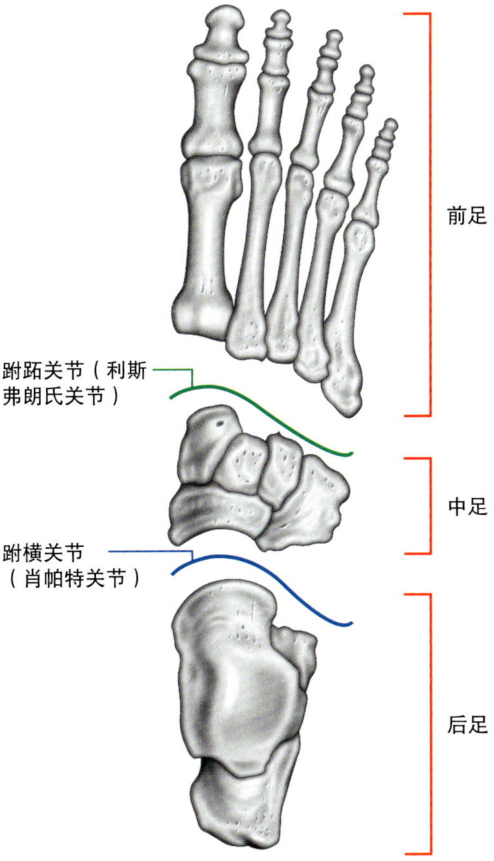

距腿关节的结构

距小腿关节形似“榫”和“榫眼”

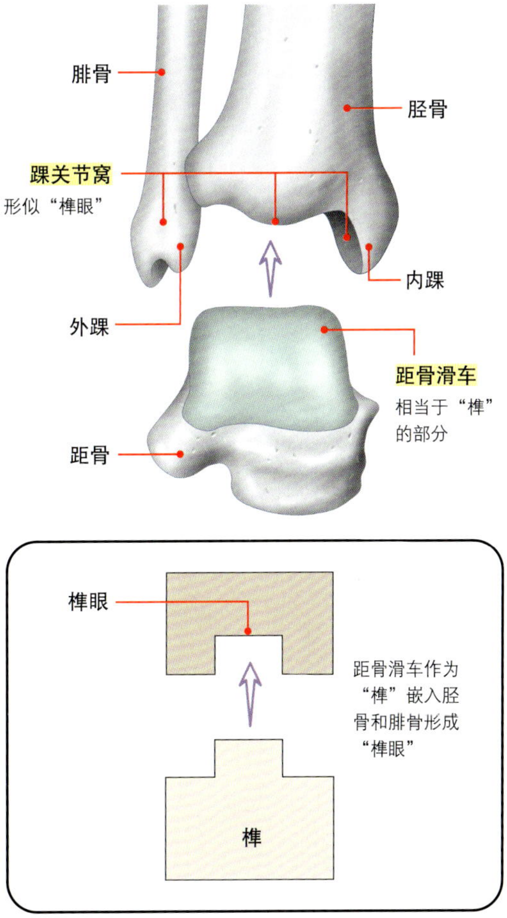

跖趾关节是跖骨之间的微动关节（▶P9）。跖趾关节由5块跖骨和近节趾骨连接而成。跖趾关节可以做屈曲和伸展、外展和内收运动。

趾间关节包括近侧趾间关节（PIP关节）和远侧趾间关节（DIP关节），在解剖学上属于屈戌关节（▶P8）。其均只可做屈曲和伸展运动。

足部的韧带

足部的稳定性很大程度上依靠韧带的存在。足部内侧的韧带被称为踝关节内侧韧带，因其呈扇形，所以又称三角韧带（▶下图）。该韧带具有防止距骨和跟骨外翻的作用，不过在外翻时，由于其与腓骨外踝接触，限制了韧带的紧张状态，因此不易断裂。

足部外侧的韧带统称为踝关节外侧韧带，由距腓前韧带、距腓后韧带和跟腓韧带汇集而成。踝关节外侧韧带没有骨骼的限制，因此容易受损，而且越靠前方越容易因跖屈和内翻而断裂。

足关节的运动

踝关节可做跖屈和背屈、外展和内收、外翻和内翻（▶P90）运动。另外，脚趾可作屈曲和伸展、外展和内收（▶右图）运动。

足部运动大多由多个运动组合而成，被称为复合运动。背屈、外展、旋前的组合被称为外翻运动，跖屈、内收、旋后的组合被称为内翻运动。

足部的韧带

踝关节内、外侧韧带有助于加强足部稳定性

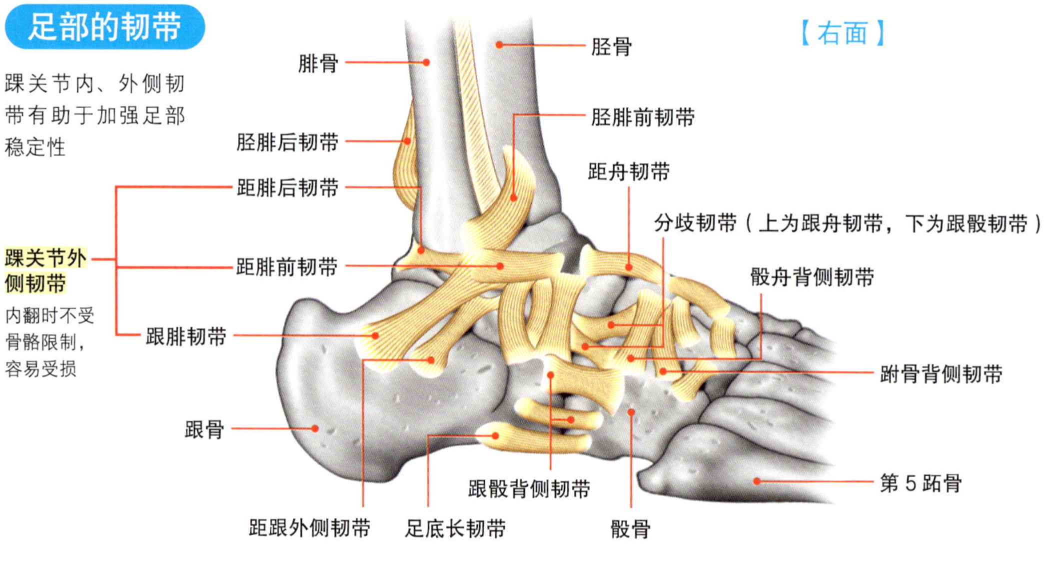

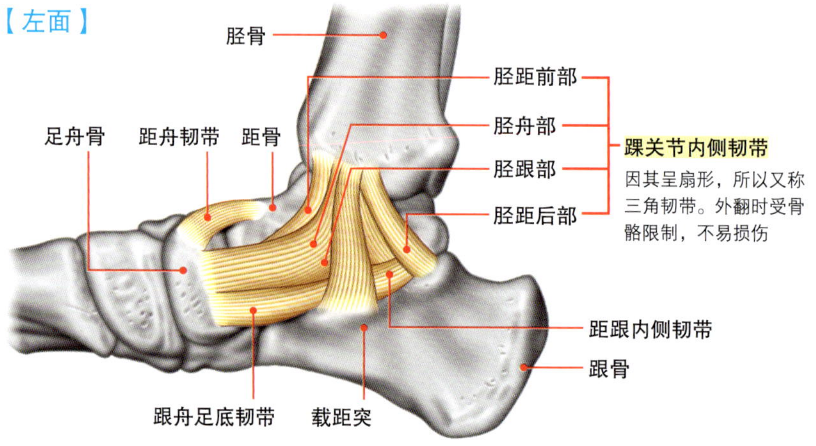

足部的运动

足部的运动为多关节的复合运动。脚趾运动包括屈曲、伸展、外展、内收

【足部的运动】

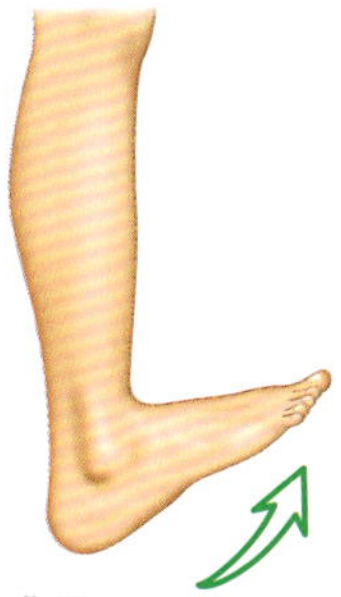

背屈

脚背向小腿前方移动的动作

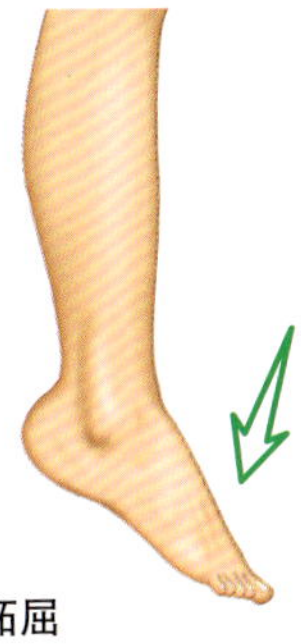

跖屈

向脚底面移动的动作

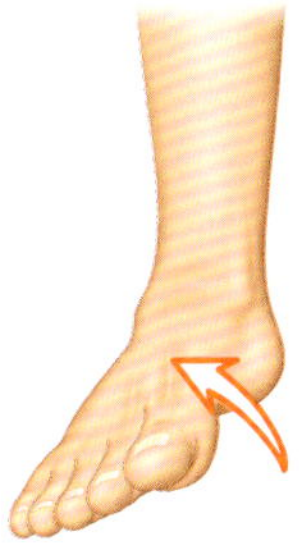

旋后

脚底朝向内侧

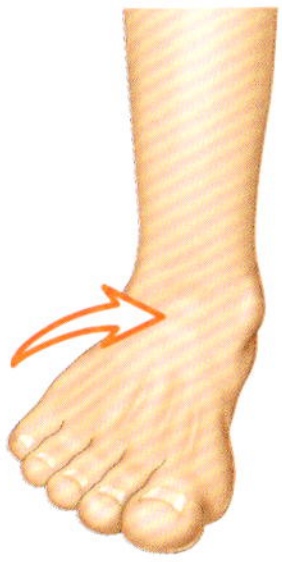

旋前

脚底朝向外侧

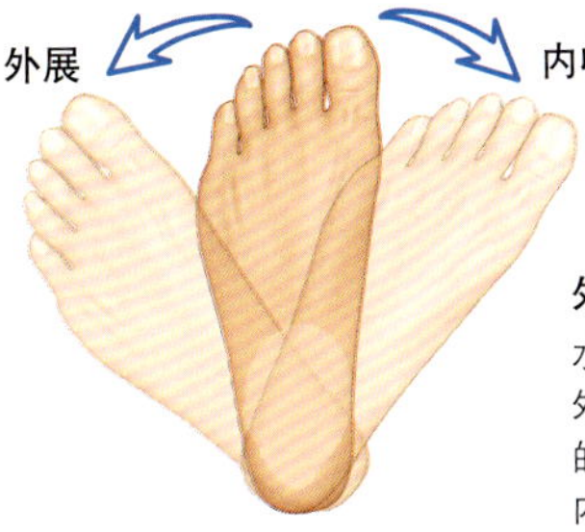

外展和内收

水平面上的运动。外展是脚部向外侧的运动，内收是向内侧的运动

【脚趾的运动】

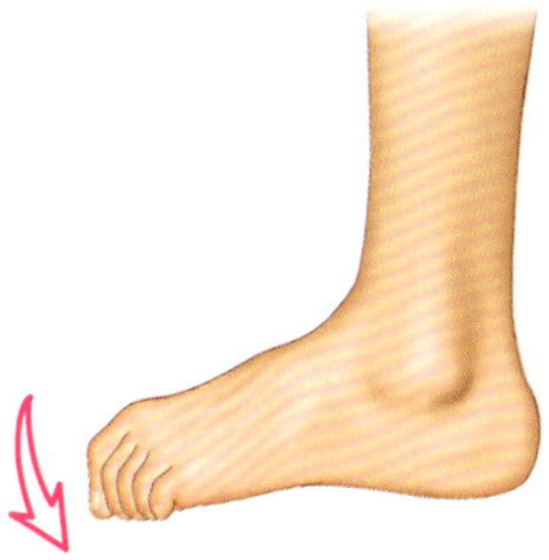

屈曲

弯曲脚趾

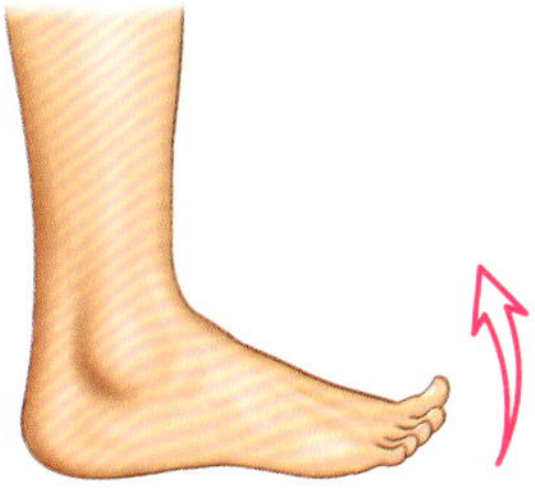

伸展

抬高脚趾

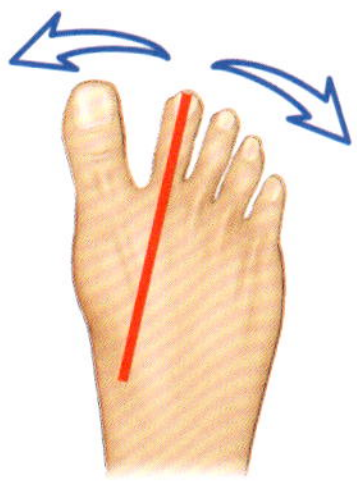

外展

拇趾远离第 2 趾的运动

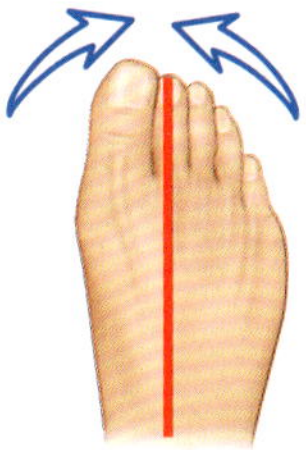

内收

靠近第 2 趾的运动

外翻和内翻

背屈、外展和跟骨旋前的组合叫作外翻，跖屈、内收和跟骨旋后的组合叫作内翻

【外翻】

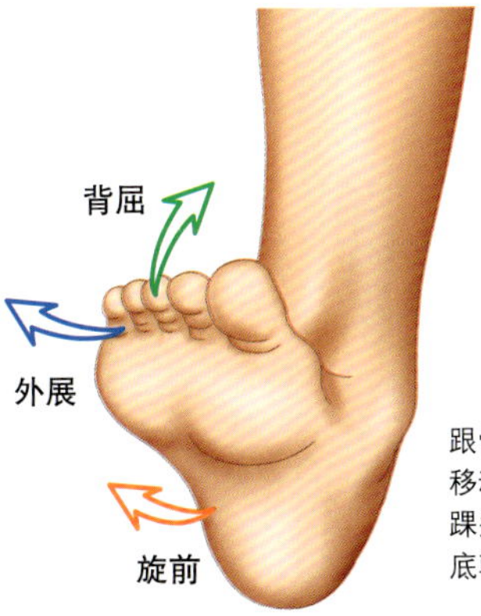

跟骨向距骨外侧移动（背屈），踝关节外展，足底朝向外侧

【内翻】

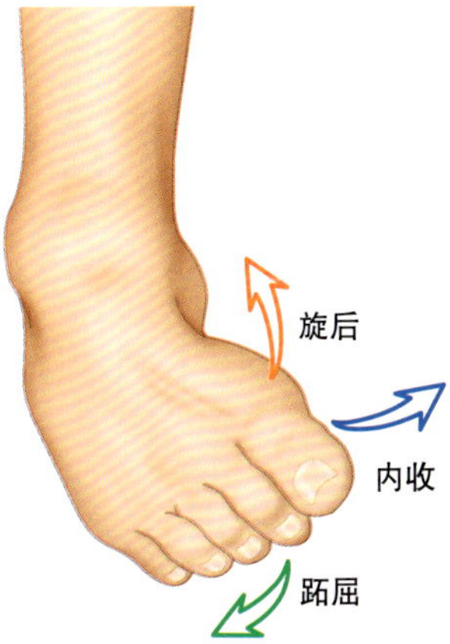

跟骨向距骨内侧移动（跖屈），踝关节内收，足底朝向内侧

与足关节运动相关的肌肉

足关节及足部的肌肉分为起于小腿的外在肌（小腿肌），和起止点均在足部的内在肌（足肌）。

足关节和足部肌肉

足关节及足部的肌肉同手关节类似，包括外在肌和内在肌。起于小腿的称为外在肌（小腿肌）。起止点均在足部的称为内在肌（足肌）。

从解剖学角度将小腿肌肉做如下区分（▶下图）。

❶前面：主要作用于踝关节（距小腿关节）的背屈运动。包括胫骨前肌、拇长伸肌、趾长伸肌、第3腓骨肌。

❷侧面：主要作用于踝关节的跖屈和外翻。包括腓骨长肌、腓骨短肌。

❸后面：浅层的腓肠肌、比目鱼肌、足底肌主要作用于踝关节的跖屈。包括深层的胫骨后肌、趾长屈肌、拇长屈肌作用于踝关节的跖屈和内翻。

小腿肌

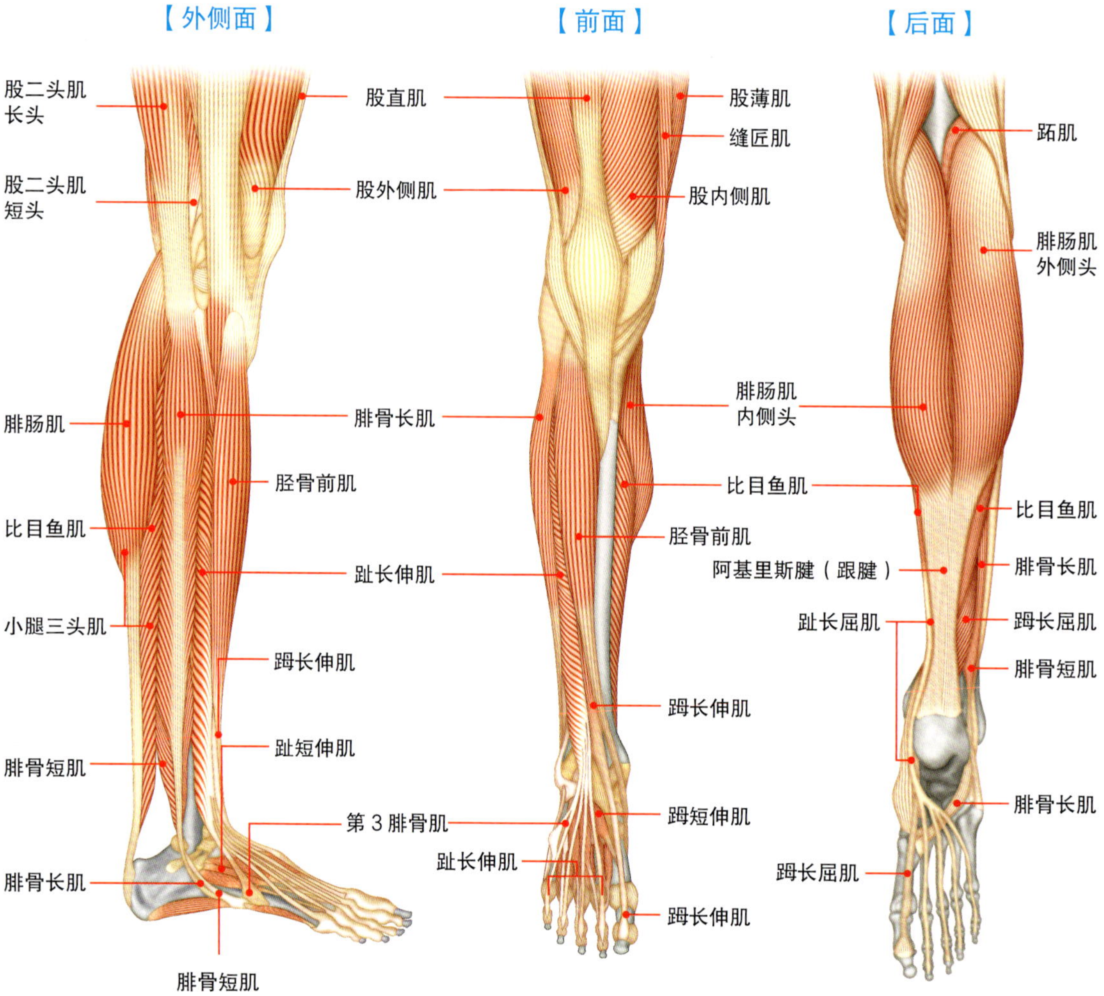

从解剖学上可以对足肌做如下区分。❶足背：蹈短伸肌、趾短伸肌。❷足底：大脚趾球肌群、小脚趾球肌群、足底肌群。

足关节的背屈肌

足关节背屈运动的主动肌包括**胫骨前肌**、**趾长伸肌**、**第 3 腓骨肌**，辅助肌为拇长伸肌（▶下表）。

胫骨前肌起于胫骨外侧和骨间膜，止于内侧楔骨和第 1 跖骨底。是最强有力的背屈肌。

上述 4 条肌肉分布在小腿上，**伸肌支持带**（**伸肌上支持带**、**伸肌下支持带**）围绕其上方起固定作用（▶下图）。

足关节的跖屈肌

在足关节的跖屈运动中，**腓肠肌**、**比目鱼肌**、**跖肌**、**腓骨长肌**为主动肌，腓骨短肌、胫骨后肌、趾长屈肌、蹈长屈肌为辅助肌。

腓骨长肌和腓骨短肌除了作用于踝关节的跖屈外，还作用于外翻运动（▶P87）。另外，它还对足外侧纵弓的形成（▶P92）起着重要的作用。

腓肠肌（内侧、外侧）和比目鱼肌合称为**小腿三头肌**（▶下图）。小腿三头肌在脚踝处形成**跟腱**（**阿基里斯腱**），附着在跟骨结节上。

背屈肌和伸肌支持带

背屈肌包括胫骨前肌、趾长伸肌、第 3 腓骨肌、蹈长伸肌，其由伸肌支持带固定

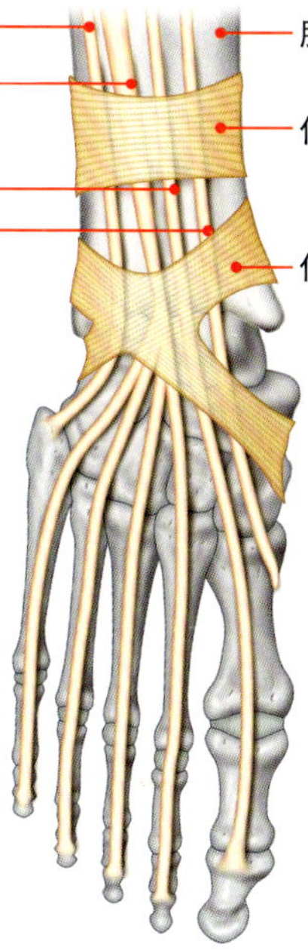

小腿三头肌

也就是所谓的“小腿肚”

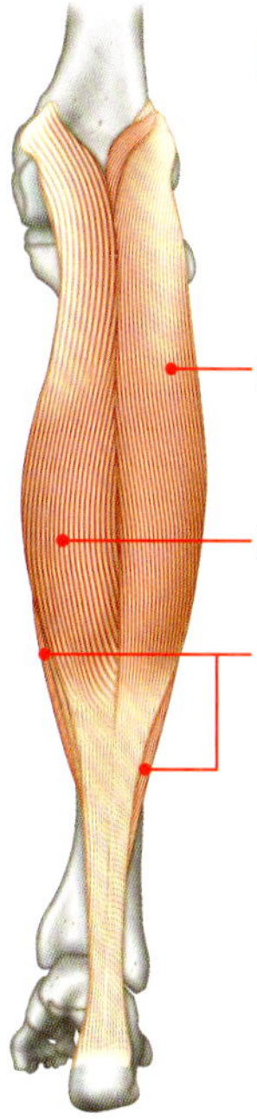

踝关节的运动和主动肌、辅助肌		
运动	主动肌	辅助肌
背屈	胫骨前肌、趾长伸肌、第 3 腓骨肌	蹈长伸肌
跖屈	腓肠肌、比目鱼肌、足底肌、腓骨长肌	腓骨短肌、胫骨后肌、趾长屈肌、蹈长屈肌
内翻	胫骨后肌、趾长屈肌	胫骨前肌、蹈长屈肌、蹈长伸肌
外翻	腓骨长肌、腓骨短肌	第 3 腓骨肌、趾长伸肌

作用于足关节内翻的肌肉

内翻（▶P87）是**踝关节跖屈**、**足部内收**、**距下关节旋后**组合而成的运动。其中，**胫骨后肌**、**趾长屈肌**为主动肌，胫骨前肌、踇长屈肌、踇长伸肌为辅助肌。

胫骨后肌除了内翻，还作用于跖屈，但因其比其他跖屈肌小，所以仅发挥辅助肌的作用。在内翻运动中，其与胫前肌作为协同肌发挥作用（▶下图）。该状态下，胫骨后肌比胫骨前肌发挥了更强力的作用，并对足内侧纵弓的形成（▶P92）起到重要作用。

作用于踝关节外翻的肌肉

外翻（▶P87）是**踝关节背屈**、**足部外展**、**距下关节旋前**组合而成的动作。主动肌为**腓骨长肌**、**腓骨短肌**，辅助肌为第3腓骨肌、趾长伸肌。

足底的内在肌

足底存在着大量的**内在肌**（足肌）（▶下图）。表层为**足底筋膜**（▶右图）。足底筋膜是起于跟骨结节内侧突，止于跖趾关节的骨、韧带、真皮上的强力腱性膜。

足底筋膜下的肌肉包括内侧的**大脚趾球肌群**（踇展肌、踇收肌、踇短屈肌），外侧的**小脚趾球肌群**（小趾展肌、小趾短屈肌、小趾对掌肌），中央的**足底肌群**（趾短屈肌、足底方肌、足蚓状肌、骨间背侧肌、骨间足底肌）。

作用于脚趾运动的肌肉

脚趾屈曲运动的主动肌为**趾短屈肌**、**趾长屈肌**、**踇长屈肌**（▶右图，右表）。伸展时参与的肌肉包括**趾长伸肌**、**趾短伸肌**、**踇长伸肌**。外展时，踇展肌、骨间背侧肌、小趾展肌发挥作用。内收时参与的肌肉包括骨间足底肌、踇收肌。

小腿肌的拮抗、协同关系

观察横贯踝关节的运动轴（高度为距骨上关节面），可以了解作用于足关节运动的肌肉之间的拮抗、协同关系

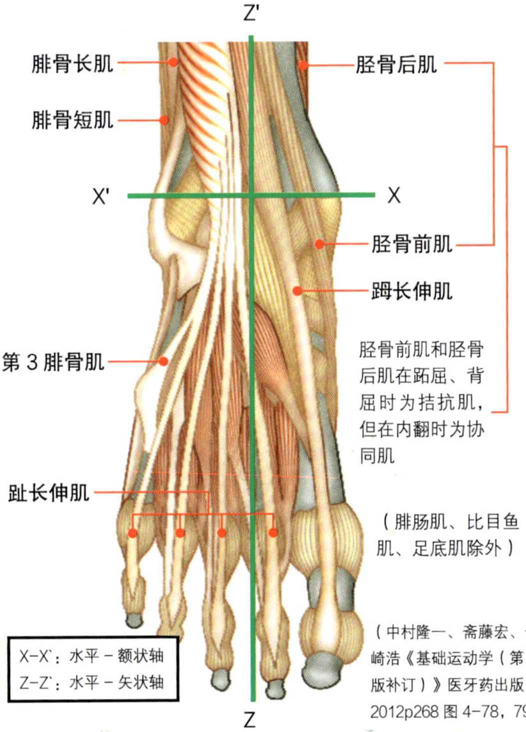

（中村隆一、斋藤宏、长崎浩《基础运动学（第6版补订）》医牙药出版，2012p268 图4-78，79）

足底的内在肌

也就是所谓的“足底”肌

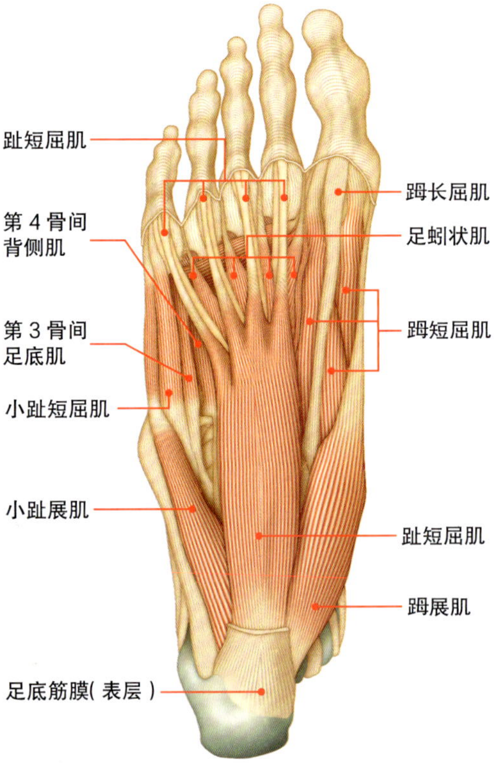

足底筋膜

【足底面】

足底筋膜中间坚韧，其两侧可分为内侧肌间隔和外侧肌间隔

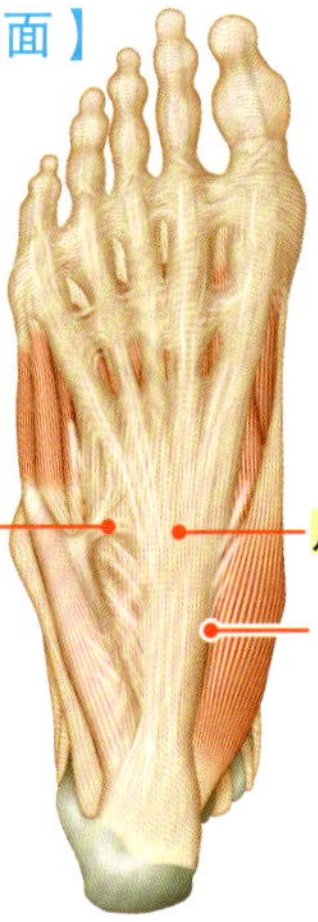

【侧面】

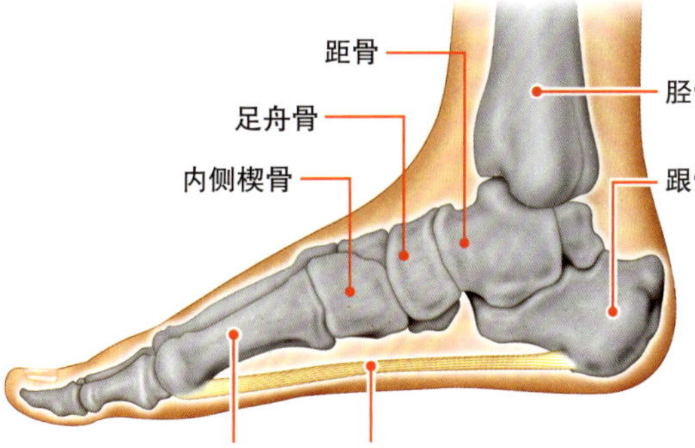

足底筋膜 较长的足底韧带，负责支撑足部纵向拱形结构

脚趾的肌肉（屈肌和伸肌）

【小腿后面和足底面】

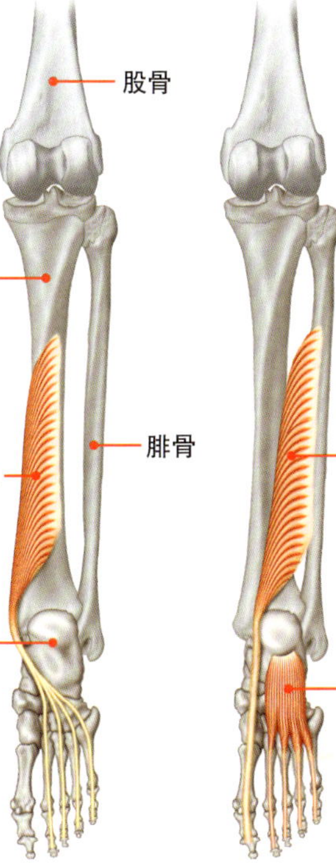

【前外侧面】

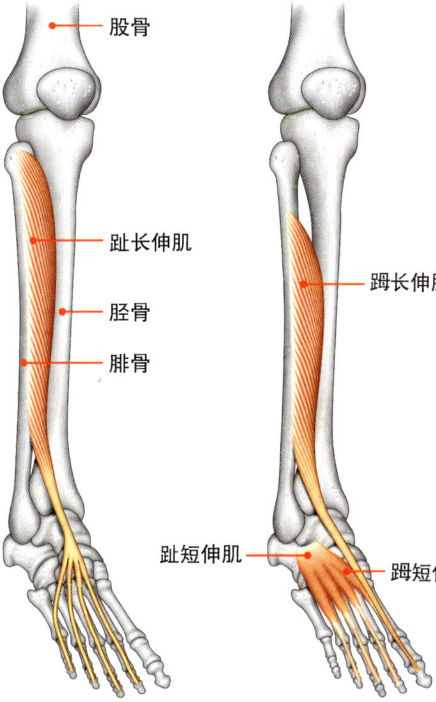

【底面】

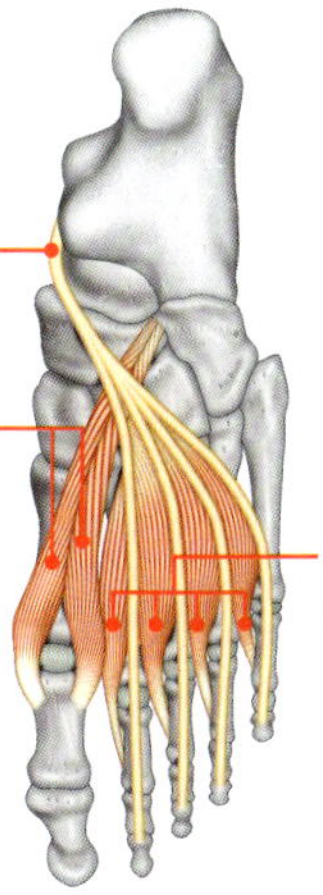

作用于脚趾运动的肌肉

脚趾的运动	参与的肌肉
跖趾关节的屈曲	足蚓状肌、踇短屈肌
趾间关节的屈曲	趾短屈肌、趾长屈肌、踇长屈肌
伸展	趾长伸肌、趾短伸肌、踇长伸肌

足部的拱形结构

足底面的韧带呈弓形，形成了足部的拱形结构。其由内侧纵弓、外侧纵弓和存在其间的横弓组成。

足部的拱形结构

足部可以接受并吸收来自地面的冲击，并推动人体向前移动，其依赖的就是足部的拱形结构。

足部的拱形结构就是通常所说的足弓，在力学上有助于合理地承担负荷。第 1 跖骨、第 5 跖骨头、跟骨形成的三角形（▶下图）为其支撑点。

足弓可分为内侧纵弓、外侧纵弓和横弓（▶右图）。

内侧纵弓的结构

内侧纵弓的主要作用是，步行时吸收地面对足部的冲击。内侧纵弓由跟骨、距骨、足舟骨、内侧楔骨、第 1 跖骨组成，其构成了足弓的基本形态。足部后方的跟骨结节底侧部和前方第 1 跖骨的籽骨与地面接触，拱形部分不与地面接触。

跗跖韧带、楔舟足底韧带、跟舟足底韧带等韧带具有加强足弓的作用。

胫骨后肌、胫骨前肌、拇长屈肌、趾长屈肌、拇展肌等（▶P90）肌肉参与了足弓的形成。

外侧纵弓的结构

外侧纵弓最重要的作用为支撑体重，其与足部平衡有关。外侧纵弓由跟骨、骰骨和第 5 跖骨组成。其在不承担体重负荷时呈拱形，承担体重负荷时不呈拱形。

足底长韧带、跟骰韧带、跗跖韧带等韧带具有加固足弓的作用。

腓骨长肌、腓骨短肌、小趾展肌等（▶P90）肌肉参与了足弓的形成。

横弓的结构

横弓是在内侧纵弓和外侧纵弓之间形成的拱形结构。形成拱形的部位不同，构成的骨骼也有差异，其近端由 3 块楔骨和骰骨构成，远端由跖骨构成。

楔骨间韧带、楔骰韧带等韧带，以及腓骨长肌等肌肉起到了加强近端横弓的作用。跖骨深横韧带和拇收肌横头则负责加强远端横弓。

足底面的骨骼支撑点

第 1 跖骨头、第 5 跖骨头、跟骨均存在支撑点，形成了足部的拱形结构

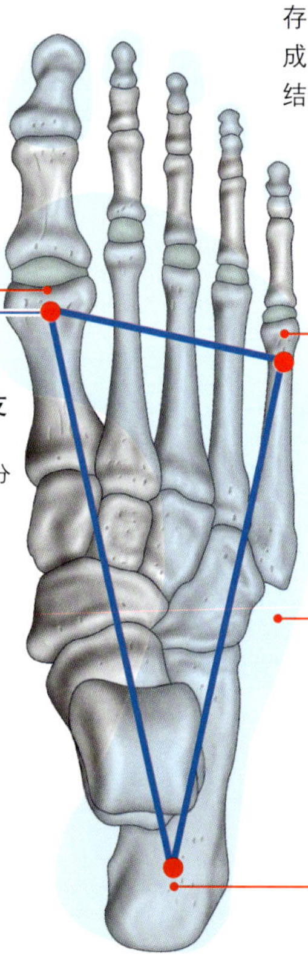

足底筋膜的作用

韧带和筋膜的存在对足弓的形成起到重要作用。**足底筋膜**是从跟骨向 5 块跖骨呈扇形分布的腱膜（▶P91），有助于增强足弓的稳定性。

此外，步行中背屈拇趾时，内侧纵弓上提。该现象被称为**绞盘效应**（windlass effect，▶下图）。

足弓

【内侧纵弓】

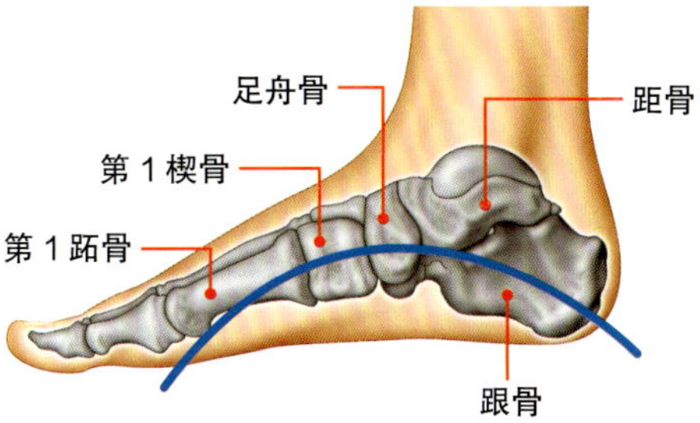

从跟骨到距骨、足舟骨、内侧楔骨、第 1 跖骨，形成拱形结构。足舟骨相当于足弓的拱顶石

【近端横弓】

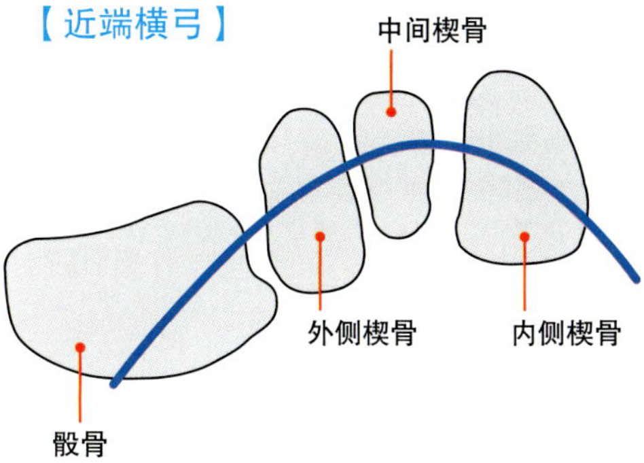

从内侧楔骨到中间楔骨、外侧楔骨、骰骨，形成拱形结构。中间楔骨为拱形的顶点

【外侧纵弓】

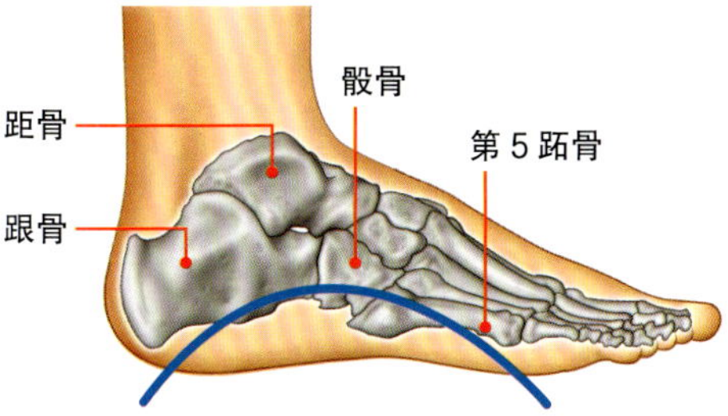

从跟骨到骰骨、第 5 跖骨，构成了拱形结构。与内侧纵弓相比，拱形低而短。跟骰关节相当于拱顶石

【远端横弓】

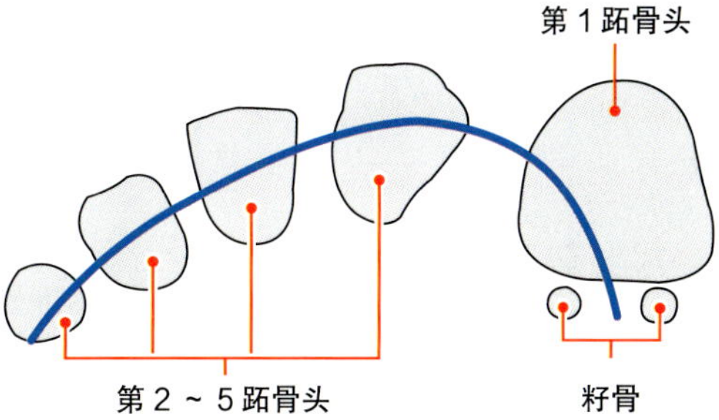

自第 1 跖骨头（籽骨）至第 2 ~ 第 5 跖骨头，构成了拱形结构，第 2 跖骨头为拱形结构的顶点

绞盘效应（windlass effect）

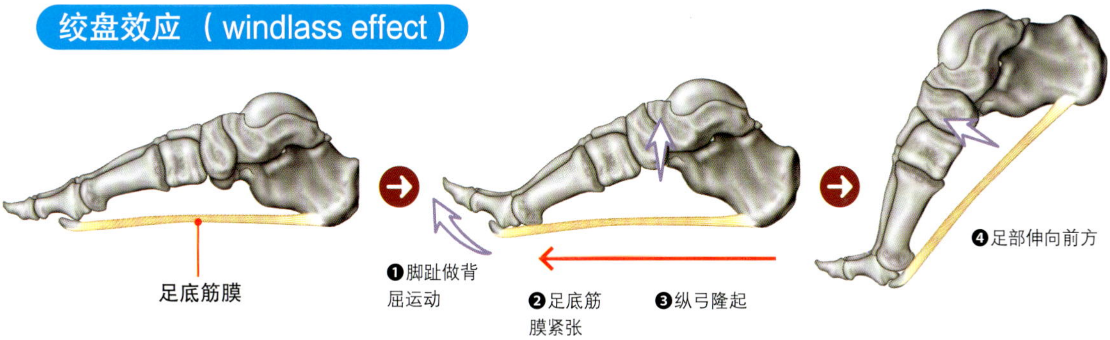

脚趾背屈时，引起足底筋膜紧张，使足部纵弓上提。上述动作加强了足部纵弓，有效地传递力量，推动足部向前迈进。不过，长期穿着高跟鞋，有可能导致弓形足

足关节和脚趾的疾病

虽然足部的形状因人而异，但畸形状态毫无疑问属于疾病的范畴。其病因除先天畸形外，还包括鞋子（高跟鞋）、类风湿性关节炎等疾病。

足关节的疾病

踝关节扭伤是常见的运动损伤（▶P152）。

被障碍物绊倒或从高处跌落、跳跃等产生的冲击，容易造成踝关节骨折。其中，多为外踝骨折。

足部畸形

足部畸形除了内翻足、外翻足外，还包括马蹄足、仰趾足、弓形足、扁平足等，其会引起行走异常和疼痛等症状（▶下图）。

马蹄足是最常见的足部畸形。除先天性马蹄足之外，踝关节的背屈肌群肌力下降，腓肠肌和比目鱼肌过度紧张等，会导致患者只靠大脚趾球着地。其大多伴随内翻，形成马蹄**内翻足**。

仰趾足与马蹄足相反，表现为足部着地时足跟几乎垂直于地面，踝关节始终固定于背屈位。这是因为腓肠肌、比目鱼肌或腓骨长肌的肌力下降，拮抗肌相对增强引起的。多伴有外翻，形成仰趾**外翻足**。

弓形足指的是足部纵弓（▶P92）高度超出正常范围的状态。其原因为腓肠肌或比目鱼肌的肌力不均衡。常见于爱穿高跟鞋人群。其跖骨头向下突出，脂肪组织前移，因此与地面冲击的作用减弱。

扁平足是足部纵弓扁平化的状态。这是由于胫骨后肌或足肌的紧张度降低而产生的。表现为整个足底着地。

前足畸形

前足畸形包括**踇外翻**、**阔跖足**、**槌状趾**（hammer toe）、**爪形趾**（claw toe）等（▶右图）。

足部畸形

【马蹄足】

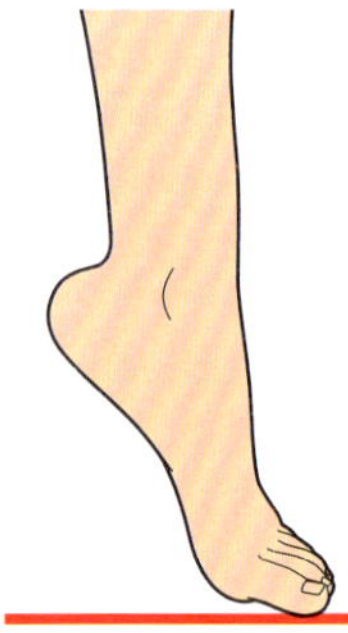

踝关节朝向足底侧，屈曲而不背屈的状态。只能依靠大脚趾球行走，脚跟无法着地

【仰趾足】

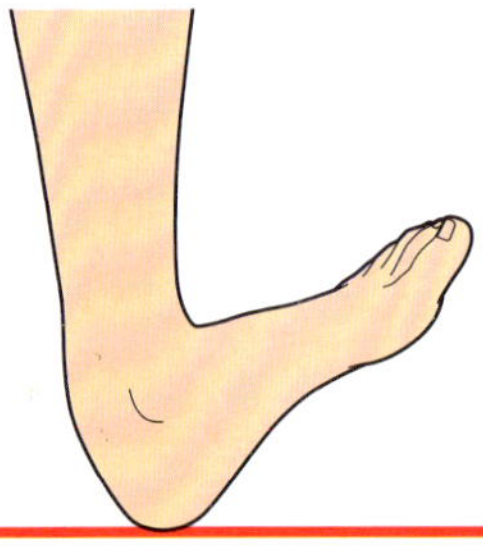

与马蹄足相反，足部着地时足跟几乎垂直于地面，踝关节为背屈位。多伴有外翻，形成仰趾外翻足

【弓形足】

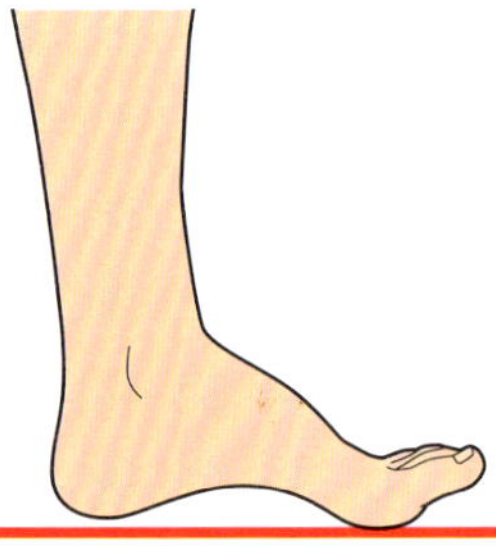

足部纵弓高度超出正常范围，中足不着地的状态。如果足部弯曲严重，前足或跟部等部位会感到疼痛

【扁平足】

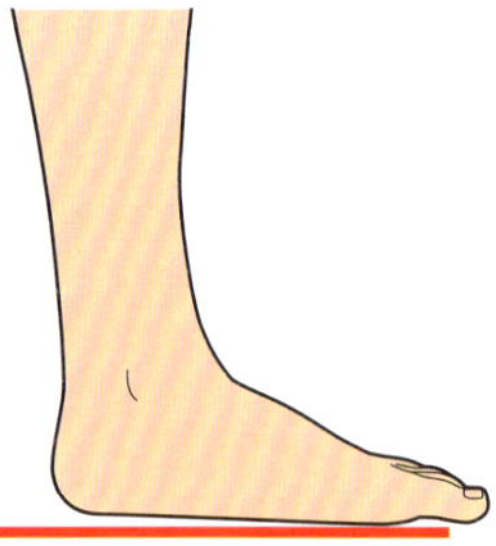

与弓形足相反，足部纵弓呈扁平化状态。扁平足严重后容易导致拇外翻

姆外翻表现为，第 1 跖骨向内侧移位，第 1 跖趾关节（MTP关节）向外侧移位，第 1 跖骨头向内侧突出。随着姆外翻病情的发展，患者会出现疼痛、踇趾内旋、阔趾足等症状。另外，小趾向内侧突出的状态被称为小趾内翻。

阔趾足是足部横弓变宽的状态。穿着前端尖细的高跟鞋容易导致病情恶化。

槌状趾是近侧趾间关节（PIP关节）屈曲、远端趾间关节（DIP关节）伸展导致的畸形。容易形成胼胝（老茧）*或钉胼（鸡眼）*。另外，**爪形趾**是指PIP关节屈曲，加之DIP关节屈曲和MTP关节过度伸展，导致足趾前端的皮肤肥厚。

关键词

* **胼胝** callus

也就是所谓的“老茧”。慢性刺激导致的角质层增厚。

* **钉胼** corn

也就是所谓的“鸡眼”。由于慢性的刺激，角质增生并形成了角质芯，有强烈压痛感

前足畸形

【踇外翻】

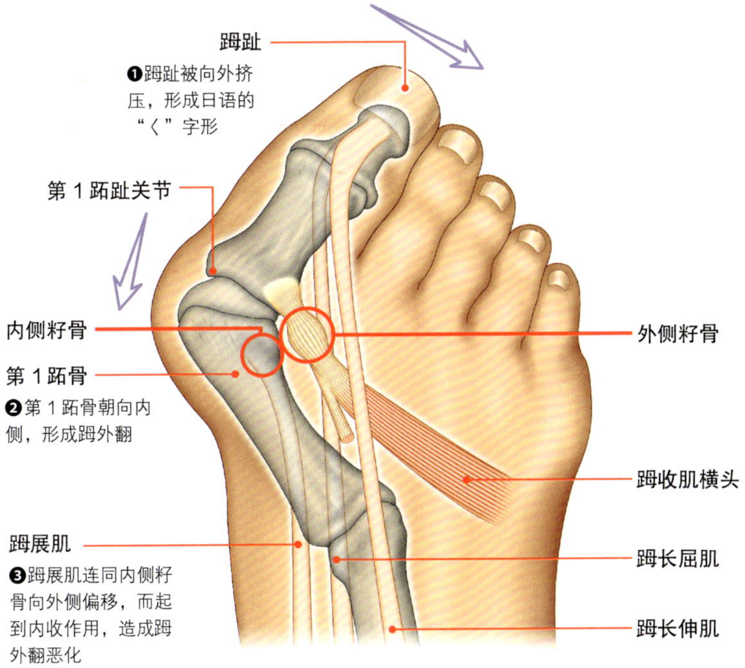

【阔趾足】

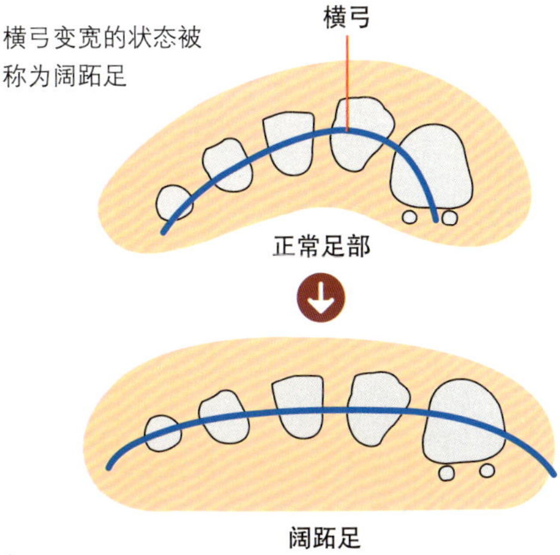

【槌状趾】

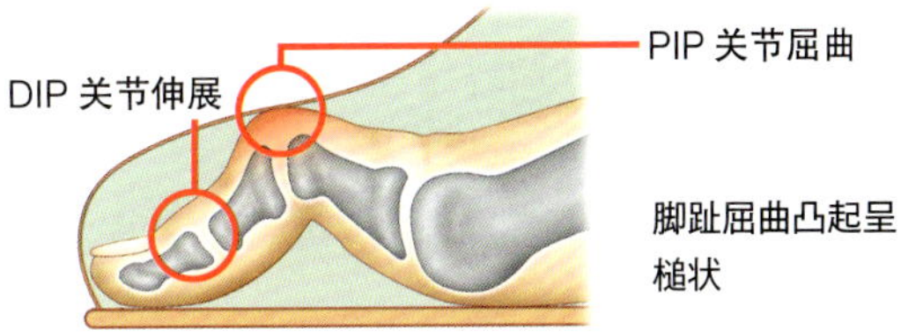

【爪形趾】

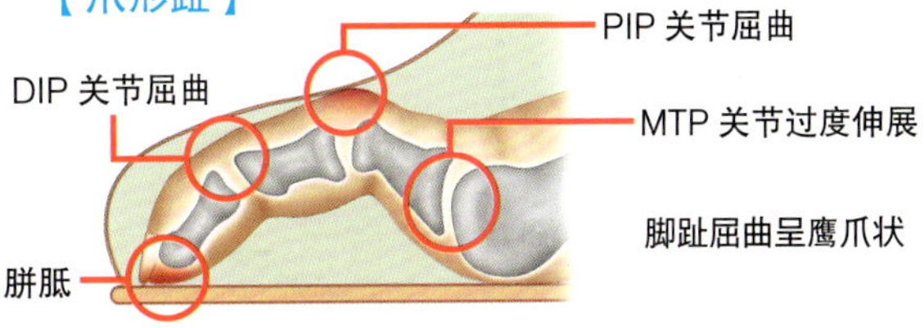

● 颈椎的结构 ▶ P98 ● 颈椎的运动 ▶ P100

躯干的结构和运动

人体由躯干（包括头部、颈部、胸部、腹部、骨盆）和四肢（包括上肢和下肢）组成。

躯干的结构

躯干由头部、颈部、胸部、腹部、骨盆组成。躯干的骨骼包括颅骨、舌骨、脊柱、肋骨（左右 12 对）、胸骨（▶下图），分别构成关节（▶下表，P8）。

躯干的关节包括脊柱的椎间关节、胸肋关节、肋椎关节。

躯干的骨骼

躯干骨骼由颅骨、舌骨、脊柱、肋骨、胸骨组成（图中不包括颅骨、舌骨）

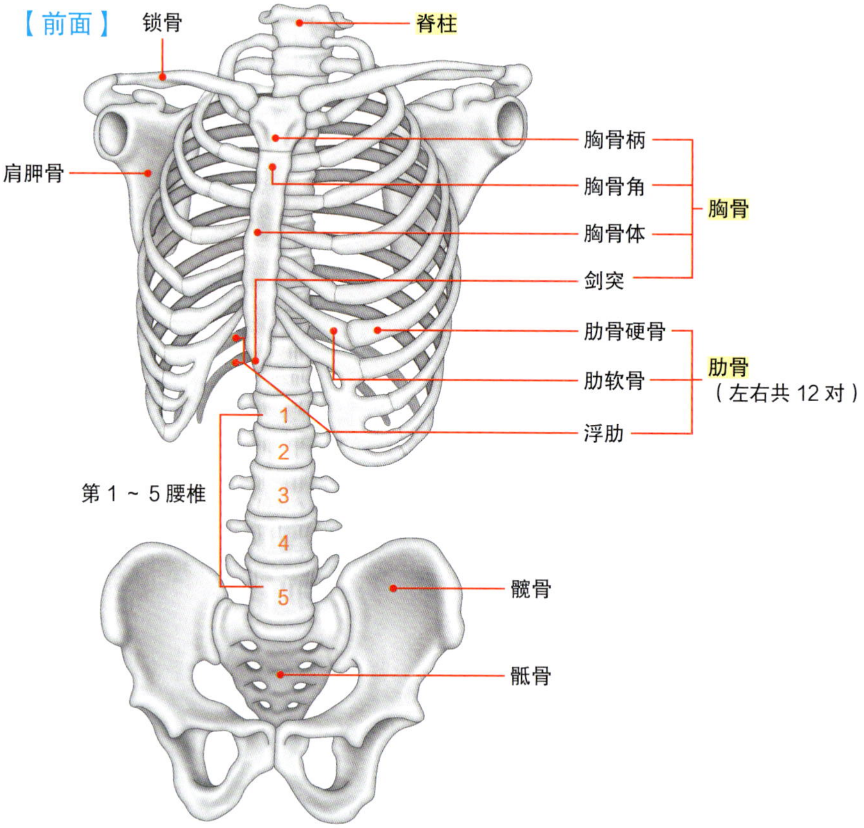

根据关节面形状对躯干关节进行分类		
形状	轴	躯干关节
车轴关节	单轴关节	寰枢正中关节（车轮状）
髁状关节	双轴关节	颞下颌关节
椭圆关节	双轴关节	寰枕关节
鞍状关节	双轴关节	胸锁关节
平面关节	多轴关节	寰枢外侧关节、肋头关节、肋横突关节、胸肋关节、椎间关节
微动关节	多轴关节	骶髂关节

脊柱的关节

脊柱通常由 33 块椎骨组成。分别包括：**颈椎**（7 块）、**胸椎**（12 块）、**腰椎**（5 块）、5 块**骶椎**融合而成的**骶骨**、4 块**尾椎**融合而成的**尾骨**（▶下图）。

椎骨一般由椎体和椎弓组成。椎骨前方呈圆柱体的部分就是椎体，后部的椎弓围绕椎孔分布。椎体之间由**椎间盘**连接，椎体前后附有**前纵韧带**和**后纵韧带**（▶P99）。椎体构成了人体的支柱，支撑头部和躯干，椎孔上下连成椎管，包围着脊髓。

椎间盘位于椎体之间，由**纤维环**和**髓核**构成（▶右图）。纤维环由胶原纤维和纤维软骨组成，髓核位于纤维环的中心，由胶状物质组成。髓核会根据椎体的运动，向与椎体弯曲方向相反的方向移动。

脊柱的运动

脊柱可做屈曲（前屈）、伸展（后屈）、侧屈和旋转（▶P100）运动。屈曲运动和伸展运动中，下颈椎和腰椎发挥的作用更大。而侧屈运动中，下颈椎发挥的作用稍大一些，胸椎、腰椎基本相同。旋转运动中，颈椎、胸椎发挥了较大作用，颈椎旋转运动约 50% 由寰枢关节完成。

椎体之间的连接（以腰椎为例）

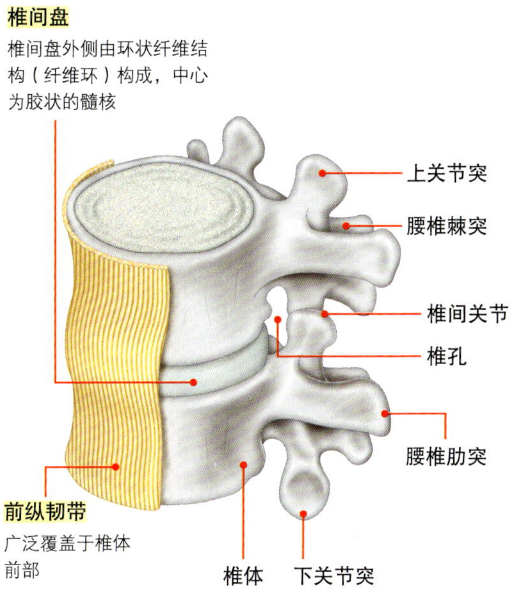

脊柱

脊柱由颈椎、胸椎、腰椎、骶骨、尾骨构成

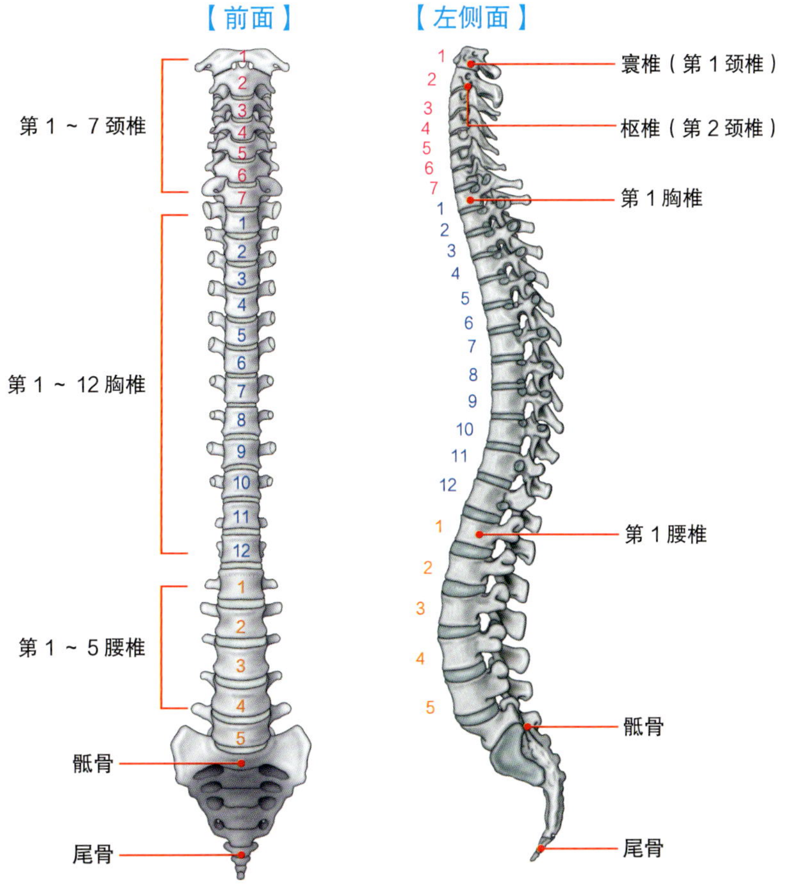

颈椎的结构

颈椎具有支撑头部的重要作用。颈椎共由 7 块骨骼构成，分别构成关节，参与颈部、肩部、背部等部位的活动。

颈椎的构成

颈椎由 7 块骨骼构成（▶P97），其中**第 1、第 2 颈椎**的形状较为特殊，分别被称为**寰椎**和**枢椎**（▶下图）。

❶**寰椎**（**第 1 颈椎**）：无椎体，无棘突。寰椎由两侧的侧块，以及其前后连接呈弓状的前弓和后弓构成。

❷**枢椎**（**第 2 颈椎**）：其特征为椎体的前上面有突出的齿状突。**齿状突**是从寰椎分离并与枢椎融合而形成的。

颈椎的关节

寰椎和枕骨之间的关节被称为**寰枕关节**（▶P100）。寰枕关节为椭圆关节（▶P9），属双轴关节（▶P8）。关节面分为左右，枕骨髁为凸面，寰椎侧块的上关节凹为凹面。

颈椎的韧带

颈椎的韧带包括**寰枕外侧韧带**、**齿突尖韧带**、**翼状韧带**、**寰枕前膜和寰枕后膜**、**寰枢十字韧带**、**寰椎横韧带**、**覆膜**等（▶右

颈椎的结构 颈椎中，第 1 颈椎（寰椎）和第 2 颈椎（枢椎）的形状较为特殊

第 1 颈椎（寰椎）【上面】

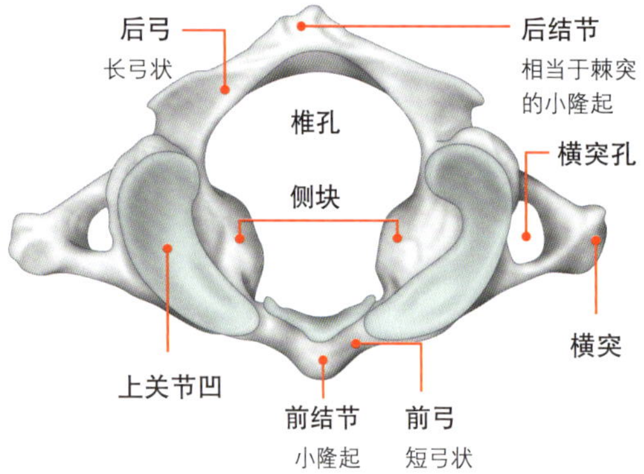

【前面】

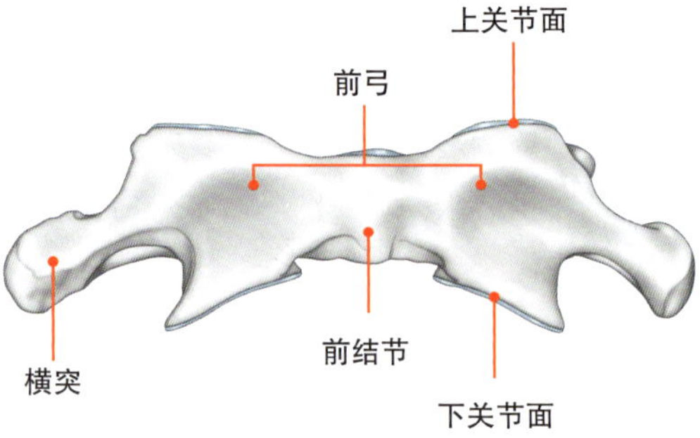

第 2 颈椎（枢椎）【上面】

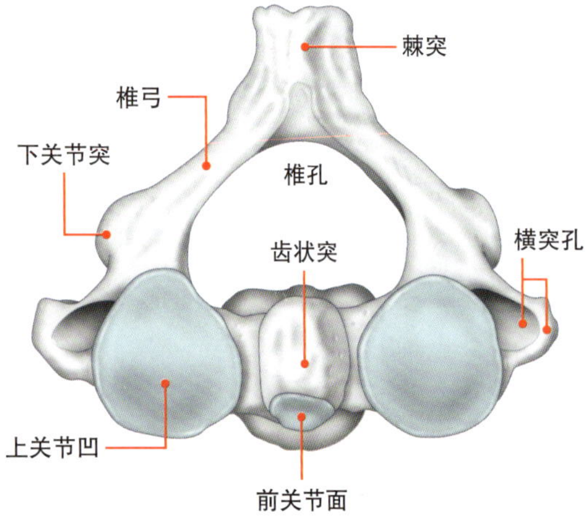

【前面】

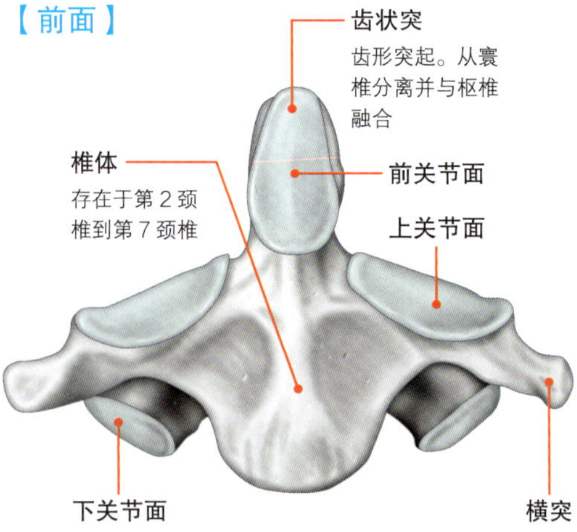

图），它们与枕骨、寰椎、枢椎间稳定性等密切相关。

❶连接**颅骨-寰椎-枢椎**的关节：寰枕关节上覆盖着寰枕前膜和寰枕后膜，由寰枕外侧韧带加强（▶下图）。枢椎的齿状突尖端和枕骨通过齿突尖韧带和翼状韧带连接。齿状突后方的寰椎横韧带连接了寰椎和枢椎的运动节段。由寰椎横韧带和纤维束组成的韧带被称为寰枢十字韧带。覆膜是覆盖椎管中的齿状突及其韧带的强力韧带。

❷**脊柱的韧带**：连接椎骨的韧带包括，连接上下椎骨的黄韧带、棘间韧带、横突间韧带，连接全部椎骨的前纵韧带、后纵韧带、项韧带、棘上韧带。

颈椎的肌肉

颈椎的肌肉大致可分为颈部肌肉和背部肌肉。

颈部的肌肉如下所示。

- 颈外侧肌：胸锁乳突肌
- 颈前肌群：舌骨上肌群、舌骨下肌群
- 颈后肌群：椎前肌群、斜角肌群

背部的肌肉如下所示。

- 背长肌群：夹肌、竖脊肌群
- 背短肌群：横突棘肌、棘间肌

脊柱的韧带

横突的前端左右分别由横突间韧带连接（本图中未显示）

【脊柱断面】

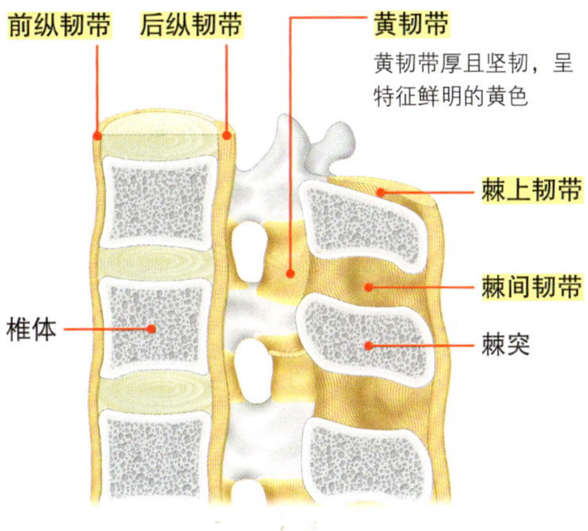

寰枕关节

【颅骨和上颈椎（后面）】

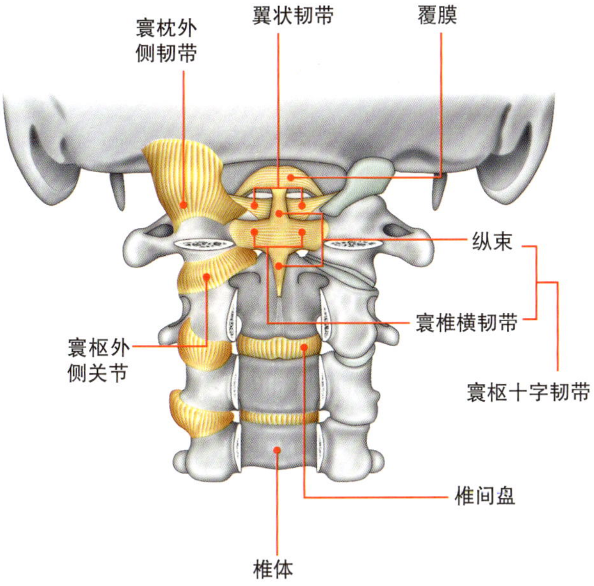

寰枕关节

【前面】

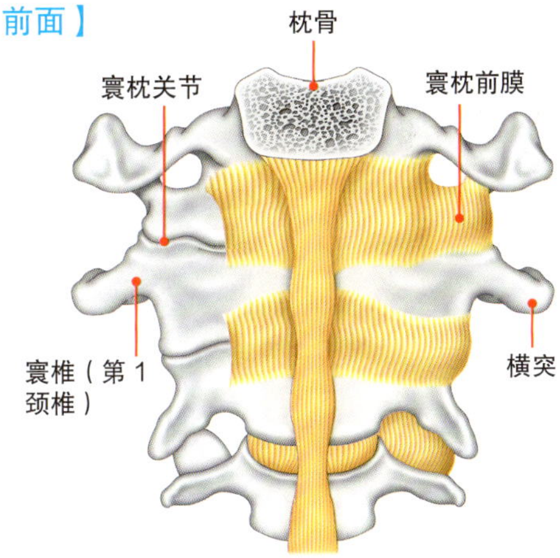

【后面】

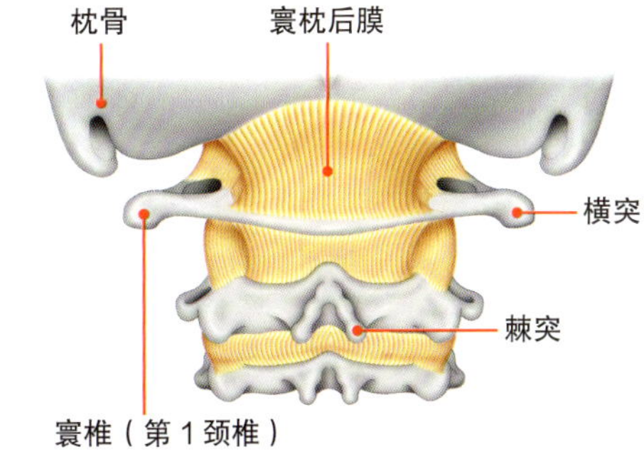

● 颈椎的结构 ▶P98 ● 腰椎的运动 ▶P110

颈椎的运动

颈椎，即所谓的颈部，位于头部和躯干之间。颈椎是脊椎的一部分，但其活动范围很大。此外，颈椎还负责支撑沉重的头部。

寰枕关节运动

颈椎是脊柱中活动范围最大的节段。**寰枕关节**（▶P98）在颈椎的活动中发挥关键作用。

寰枕关节的上关节面为凹面，朝向后上方，略向内侧倾斜。而下关节面为凹面，朝向前下方，略向外侧倾斜，形成寰枢外侧关节。寰椎和枢椎齿状突构成了寰枢正中关节。

寰枕关节可以做**屈曲和伸展**运动，以及小幅度的**侧屈和旋转**运动（▶下图）。寰枕关节的屈曲（点头）是指让下巴向喉部靠拢的动作。

颈椎的运动

颈椎屈曲是指让头部向胸部方向倾斜的动作，活动范围为 45° ～ 50°（主要部分的活动范围为 35° 左右）。主要与下颈椎有关，**胸锁乳突肌**、**椎前肌群**为主动肌（▶右图）。

胸锁乳突肌是位于表层的绳状肌肉，起于锁骨内侧和胸骨上端的骨头，止于颞骨的乳突。另外，仅单侧肌肉收缩时，颈部向对侧旋转，向同侧侧屈，形成复合运动，在该位置做伸展运动。

此外，发生于脊柱的复合运动被称为**脊柱的耦合运动**（coupled motion）。耦合运动是活动范围较大、终末感柔和的复合运动，在运动中自动发生。脊柱在进行屈曲或伸展运动时，侧屈和回旋的复合运动也随之变化（▶右表，右图）。

颈椎的伸展是指头部远离胸部的动作。活动范围最大为 85°（主要部分的活动范围为 70° 左右）。主要与下颈椎有关，**夹肌群**、**竖脊肌群**、**枕下肌群**、**背短肌群**为主动肌。胸锁乳突肌为辅助肌。

竖脊肌群是分布在从枕骨到骶骨较大范围内的肌群，由髂肋肌、最长肌、棘肌共 3 块肌组成（▶P110）。竖脊肌群的作用是，抵抗因头部重力而产生的向屈曲方向的阻力，保持脊柱处于直立状态（▶P126）。

如果颈部或背部的左右一对肌肉中仅单侧收缩，则为**侧屈**或**旋转**。

颈椎运动

【屈曲】

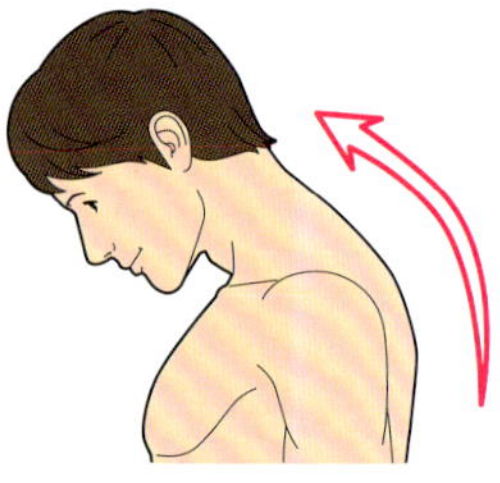

头部向胸部倾斜的动作

【伸展】

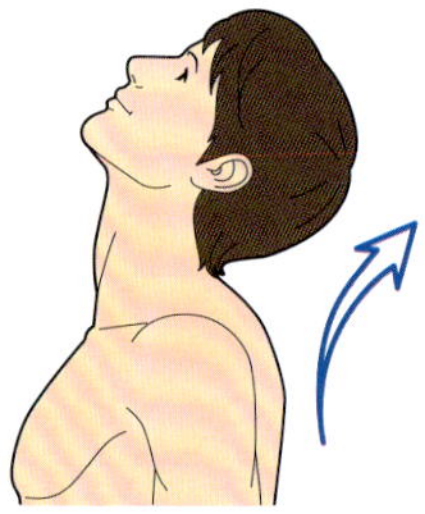

头部远离胸部的动作

【侧屈】

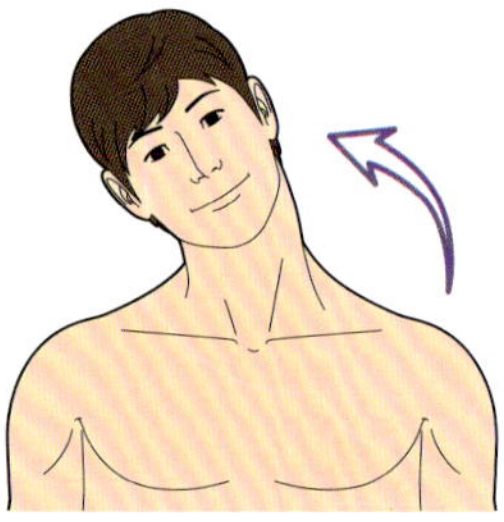

头部向肩部倾斜的动作。插图为右侧屈

【旋转】

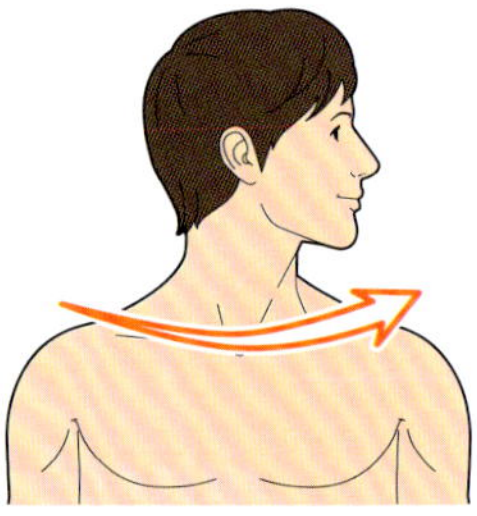

左右转动头部的动作。插图为左旋

颈椎侧屈的活动范围为 40°（主要部分的活动范围为 35°），主要与下颈椎有关。轴向旋转的活动范围最大为 90°，上颈椎参与的部分活动范围为 40°~45°，下颈椎参与的部分活动范围最大为 45°。

颈部的屈肌（胸锁乳突肌、椎前肌群）

【侧面】

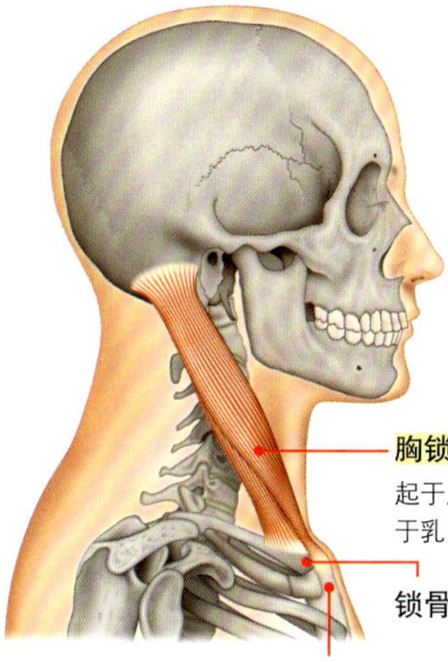

【前面】

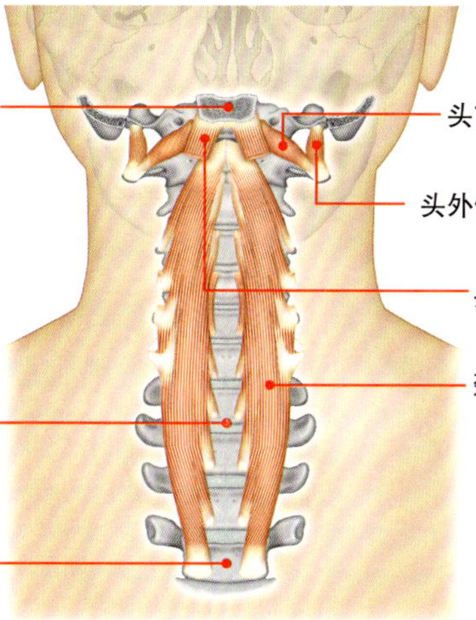

颈椎椎间关节侧屈中的耦合运动

下颈椎的侧屈和旋转发生于同一方向（耦合运动）

【左侧屈】【中立位】【右侧屈】

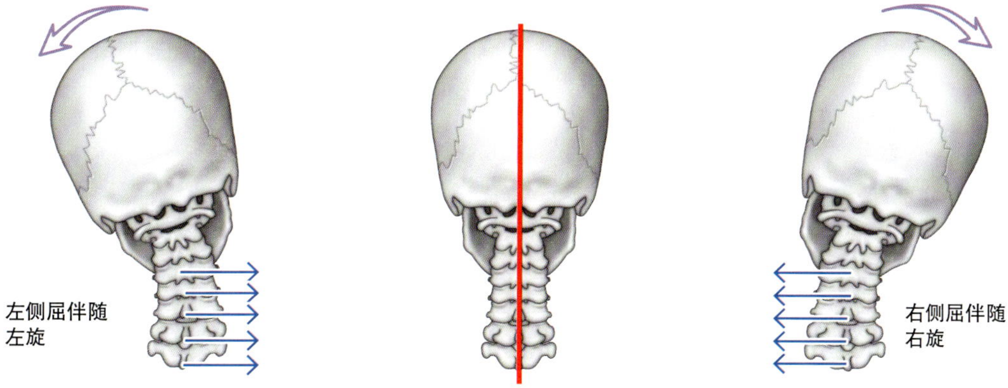

脊柱的耦合运动

脊柱	侧屈、旋转的方向
枕骨 / 第 1 颈椎和第 2 颈椎（上颈椎）	●无论在屈曲位还是伸展位，侧屈都伴随着相反方向的旋转
中、下颈椎	●无论在屈曲位还是伸展位，侧屈和旋转都是在同一方向发生（▶上图）
胸椎	●在中立位（正常生理曲度）、屈曲位时，侧屈和旋转在同一方向发生 ●伸展位时，侧屈和旋转发生的方向相反
腰椎	●在中间位中立位（正常生理曲度）、伸展位时，侧屈和旋转发生的方向相反 ●在屈曲位时，侧屈和旋转发生在同一方向

颈椎的疾病

颈椎支撑着有 5 ~ 6kg的头部，且运动量大，承受较大的压力。
随着年龄增长，颈椎很容易发生退行性改变。

颈椎间盘突出症

颈椎间盘突出症主要指的是，随着年龄的增长，椎间盘（▶P97）开始发生退行性改变，纤维环弹性下降，**髓核**穿过纤维环破裂处**向后脱出**的病症。根据脱出部位的不同，会压迫神经根或脊髓，抑或两者兼有（▶右图）。

多见于 30 ~ 50 岁人群，**颈椎 4 ~ 5 节、颈椎 5 ~ 6 节、颈椎 6 ~ 7 节椎间盘**的发病率较高。

神经根压迫症状最初表现为颈部疼痛，不久后疼痛蔓延至肩部或上肢。脊髓症状最初表现为手指麻木，不久后麻木从末梢扩散至中枢。

颈椎间盘突出症

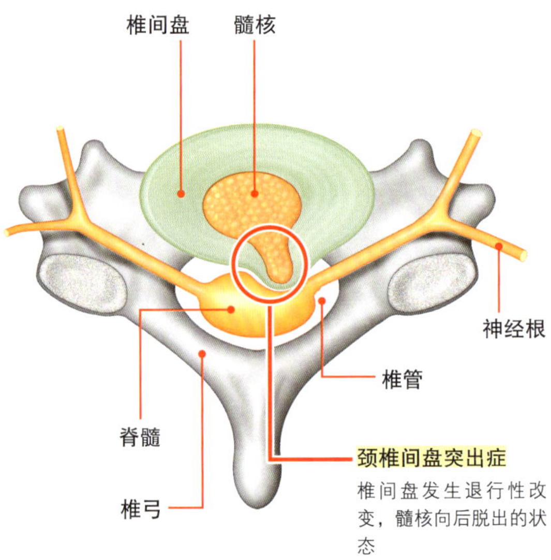

颈椎间盘突出症的检查方法

检查颈椎间盘突出症症状表现的方法

【椎间孔挤压测试】

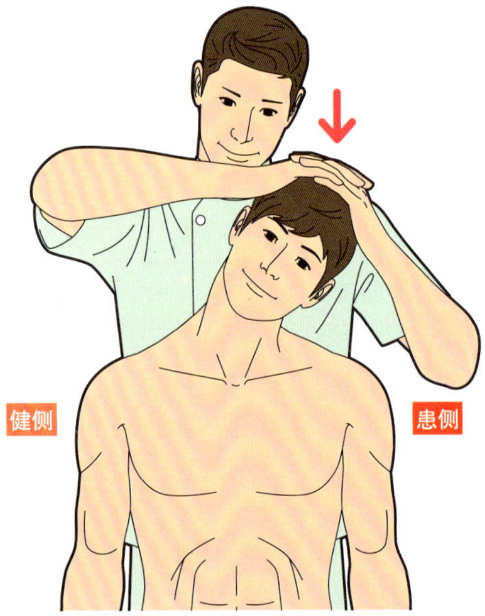

患者颈椎向患侧倾倒，处于轻度伸展位，检查者按压其额部。存在压迫时，上肢会出现疼痛、麻木感增强的症状

【后仰位椎间孔挤压试验】

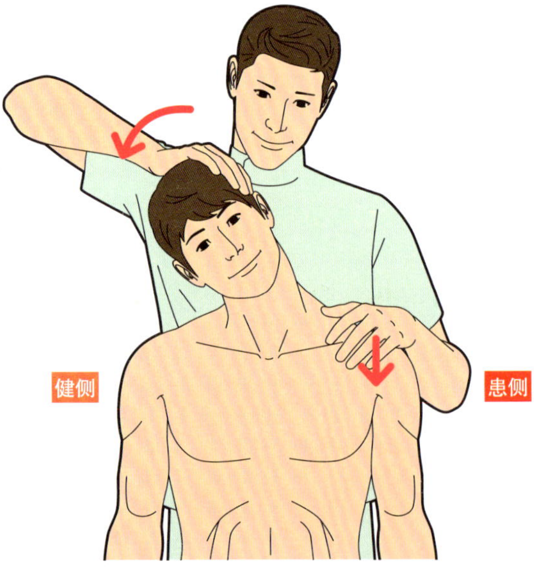

让患者颈椎向健侧被动侧屈，检查者对其患侧肩膀施加压力。如果存在压迫，患侧上肢会出现放射性疼痛

可通过**椎间孔挤压测试**（Spurling test）、**后仰位椎间孔挤压试验**（Jackson压头试验）等进行检查，确认症状。

胸廓出口综合征

胸廓出口是指锁骨和第1肋骨之间斜角肌——前斜角肌和中斜角肌之间的部位。**胸廓出口综合征**，即位于胸廓出口的神经和血管束，因**受压迫或牵拉而引起的病症**（▶右图）。根据发病的部位不同，可分为颈肋综合征、斜角肌综合征、肋锁综合征、胸小肌综合征（过度外展综合征）等，统称为胸廓出口综合征。

主要的症状是，手臂举过头部，如抓住电车的吊环等时候，会感到上肢麻木或从肩膀蔓延到肩胛骨的疼痛。此外，前臂尺侧或手部小指一侧也会感到疼痛、麻木，以及握力下降等。除此之外，上肢可能出现皮肤发绀。

可通过**斜角肌压迫试验**（Adson test）、**肋锁挤压试验**（Eden test）、**过度外展试验**（Wright test），来**区分其与颈椎神经根症状**。

胸廓出口综合征的发病部位

【右肩】

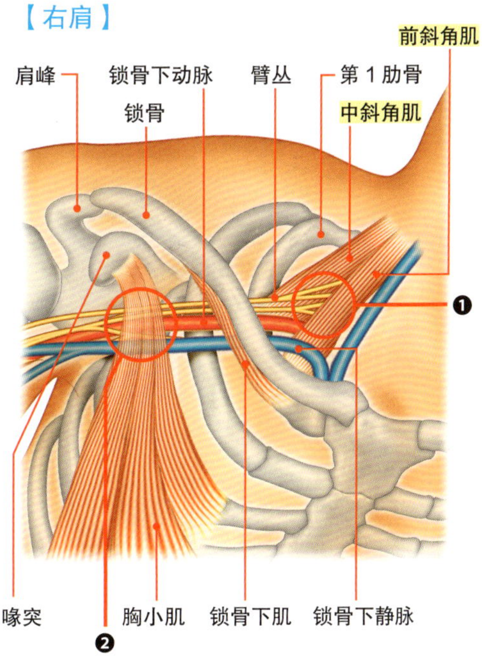

【例】❶ 斜角肌综合征：前斜角肌和中斜角肌、第1肋骨构成的斜角肌间隙受到压迫

❷ 胸小肌综合征（过度外展综合征）：胸小肌在肩胛骨的喙突止点附近受到压迫

胸廓出口综合征的检查方法

无论哪种手法，都需要持续约30秒，以确认相同肢位状态下其是否为偶发症状

【斜角肌压迫试验（Adson test）】

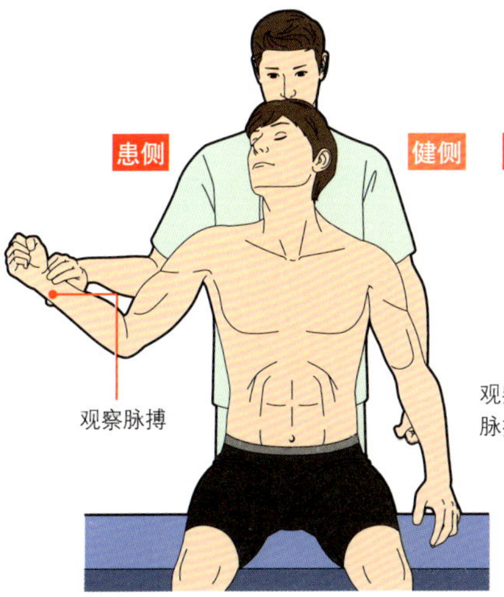

患者坐位，让其头部向患侧旋转，颈部于伸展位并吸气，在该位置观察脉搏。颈肋和斜角肌综合征患者多为阳性

【肋锁挤压试验(Eden test)】

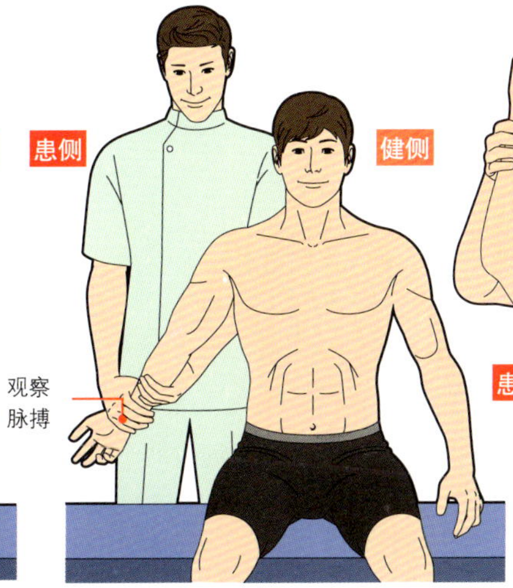

患者坐位，让其头部向患侧旋转，颈部于伸展位并吸气，在该位置观察脉搏。肋锁综合征患者多为阳性。两侧分别测试

【过度外展试验（Wright test）】

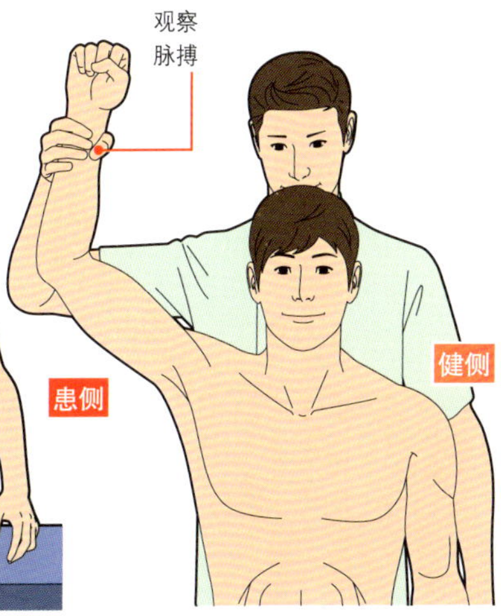

患者坐位，让其上肢外展90°，外旋90°，前胸部伸展，观察其脉搏。胸小肌综合征（过度外展综合征）多为阳性

● 呼吸运动 ▶ P106 ● 胸椎和腰椎的疾病 ▶ P111

胸椎和胸廓的结构

胸椎是指颈椎和腰椎之间的 12 块椎骨。
胸椎与肋骨连接形成胸廓，保护心脏、肺等胸部器官。

胸椎的构成

胸椎由 12 块椎骨构成，与肋骨相连。

胸椎的**棘突**较长，向下方突起。下位胸椎的棘突较短，形似腰椎的棘突。棘突呈叠瓦状排列，加之椎间关节与冠状面平行，连接上下胸椎，因此明显限制了胸椎固有的屈伸运动，但形成了有利于旋转运动的结构。

胸椎运动的活动范围为：屈曲 30° ~ 40° ，伸展 20° ~ 25° ，侧屈 25° ，旋转 30° 。

什么是胸廓

胸椎不同于其他脊椎部位，其与肋骨连接形成**胸廓**（▶P106、111）。胸廓具有容纳和保护心脏、肺、支气管、食道、主动脉等胸部器官的作用。

胸廓由 12 块胸椎和左右各 12 根**肋骨**、**胸骨**组成（▶下图）。前面由胸骨和肋软骨构成。胸廓中间的空间叫作**胸腔**。

肋骨中的第 1 ~ 7 肋骨（称**真肋**）前端与胸骨相连。第 8 ~ 12 肋骨不直接与胸骨相连，称为**假肋**。其中，第 8 ~ 10 肋骨通过第 7 肋骨的肋软骨与胸骨相连。第

胸廓的构造 由 12 块胸椎和左右 12 对肋骨、胸骨组成

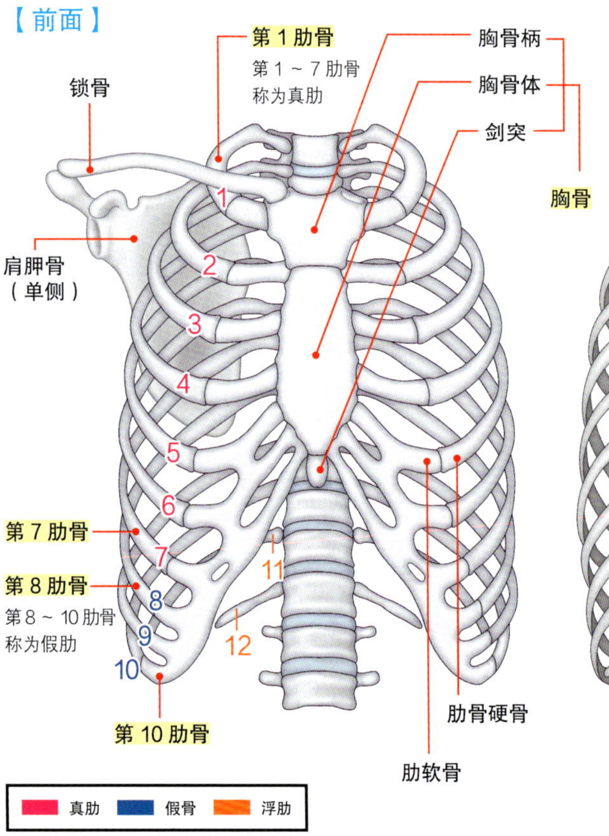

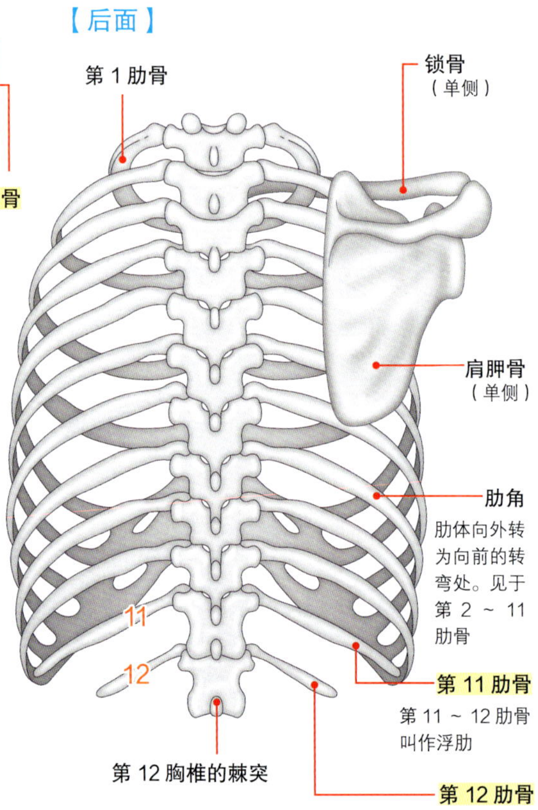

11 ～ 12 肋骨不与胸骨相连，末端呈游离状态（称为**浮肋**）。

胸骨是位于胸廓前面的长而扁平的骨骼。

胸椎的关节

胸椎通过**肋椎关节**与肋骨、胸骨连接。肋椎关节包括**肋头关节**和**肋横突关节**两种。

❶肋头关节：位于椎体后侧方的肋凹与肋头之间。

❷肋横突关节：位于横突的横突肋凹与肋骨侧面的肋结节之间。

胸骨与肋骨之间的连接称为**胸肋结合**，包括**胸肋关节**、**软骨间关节**、**胸骨结合**。

❶胸肋关节：指第 2 ～ 7 肋软骨与胸骨之间的微动关节。第 1 肋骨和胸骨之间没有形成关节，而是软骨结合。

❷软骨间关节：位于第 5 ～ 10 肋软骨之间，为微动关节。

❸胸骨结合：指的是胸骨三部分的结合。由柄胸结合和剑胸结合组成。

胸廓的肌肉

胸廓的肌肉分为**胸浅肌群**、**胸深肌群**和**横膈膜** 3 类。

❶胸浅肌群：胸大肌、胸小肌、锁骨下肌、前锯肌，均起于胸廓，止于上肢带或肱骨。

❷胸深肌群：肋提肌、肋间外肌、肋间内肌、肋下肌、肋间最内肌、胸横肌，发挥了**呼吸肌**的作用（▶下图）。

❸横膈膜：**分隔胸腔和腹腔**的膜状肌肉。分别起于腰椎、肋骨、胸骨，止于较为特殊的中心腱。

有关呼吸运动中肌肉的作用，笔者会在P106 中进行论述。

胸廓的肌肉（胸深肌群）

分为胸浅肌群、胸深肌群和横膈膜。图为胸深肌群

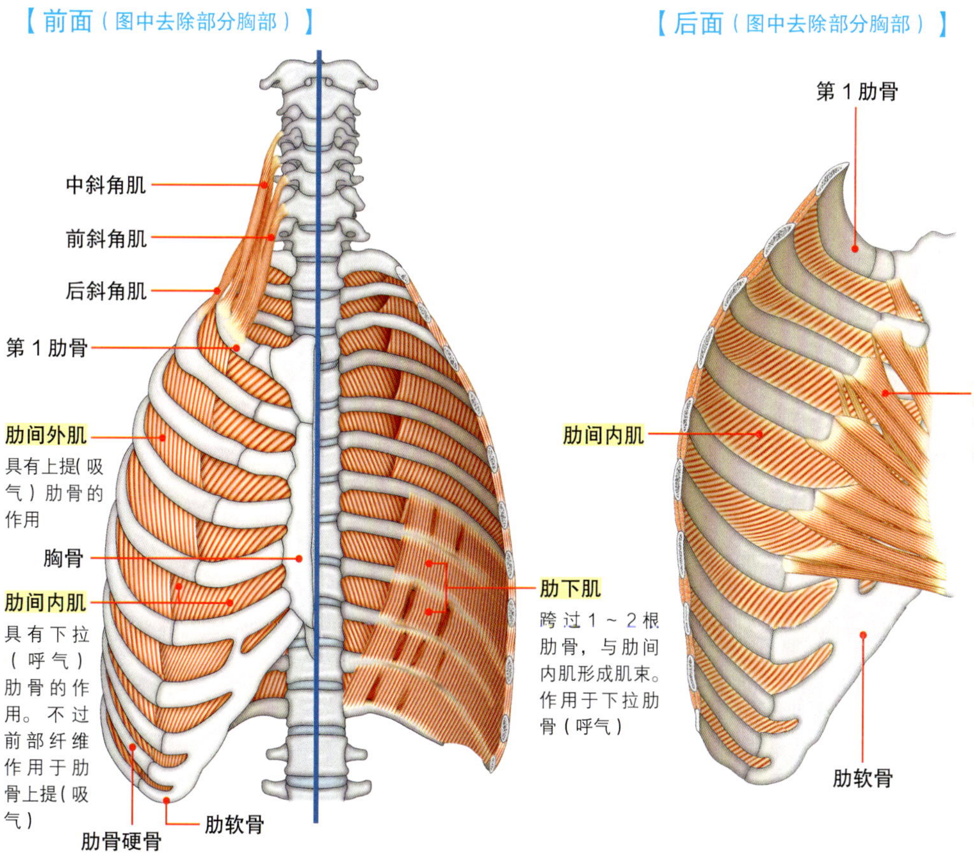

呼吸运动

肺无法自行收缩和舒张，因此通过包围肺的胸廓，以及横膈膜等呼吸肌的运动进行呼吸。

什么是呼吸运动

呼吸是指生物体为了维持生命，❶吸收氧气进入体内（吸气），❷并将二氧化碳排出体外（呼气）的运动。从外界吸收氧气，在肺泡和血液之间进行的气体交换被称为外呼吸（肺呼吸），在全身细胞和血液之间进行的气体交换被称为内呼吸（细胞呼吸）。

呼吸运动不仅依靠肺和气管等器官的参与，还通过与呼吸运动相关的呼吸肌（▶P105）作用于胸廓等的脊柱而完成。

呼吸是改变胸廓容积的结果。胸廓的容积通过以下两种方法发生变化：❶横膈膜收缩使其下降，使胸腔的垂直径变长，❷上位肋骨的运动使其前后径增加或下位肋骨的运动使左右径增加。

肋骨的运动被比喻为泵或水桶把手的运动。上位肋骨为泵柄运动（pump-handle motion），下位肋骨为桶柄运动（bucket-handle motion，▶右图）。

呼吸肌的运动

吸气时，横膈膜收缩，因此横膈膜下降，胸腔的垂直径变长。肋骨向上做旋转运动，胸廓向前方和横向扩张。而在呼气时，呼吸肌不参与。

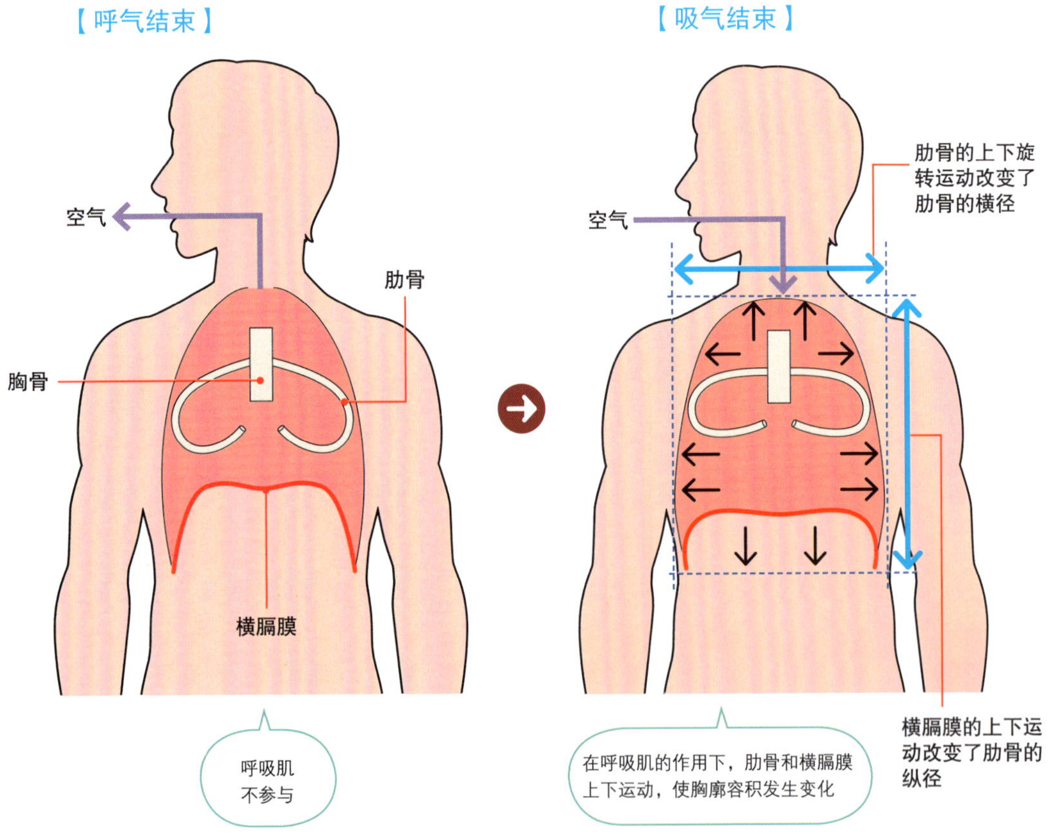

平静呼吸和用力呼吸

平静呼吸是指人体在安静状态下进行的呼吸，分为横膈膜呼吸（腹式呼吸）和肋式呼吸（胸式呼吸）。

在平静吸气时，横膈膜、肋间外肌、肋间内肌前部纤维发挥作用（▶P105）。平静呼气时，主要是指收缩后的肌肉舒张，胸廓回到原来的位置，呼吸肌不参与。

用力呼吸（强力呼吸）是在运动等需要大量氧气，或处于缺氧状态时发生的。用力吸气（强力吸气）时，除了平静吸气中参与的横膈膜、肋间外肌等以外，还有多个肌肉作为辅助肌发挥作用。用力呼气（强力呼气）时，肋间内肌横部及后部、腹肌群为主动肌，腹横肌和胸横肌则发挥了辅助肌的作用（▶下表）。

肋骨的运动

肋骨的运动被比作水泵或水桶的把手

【泵柄运动】

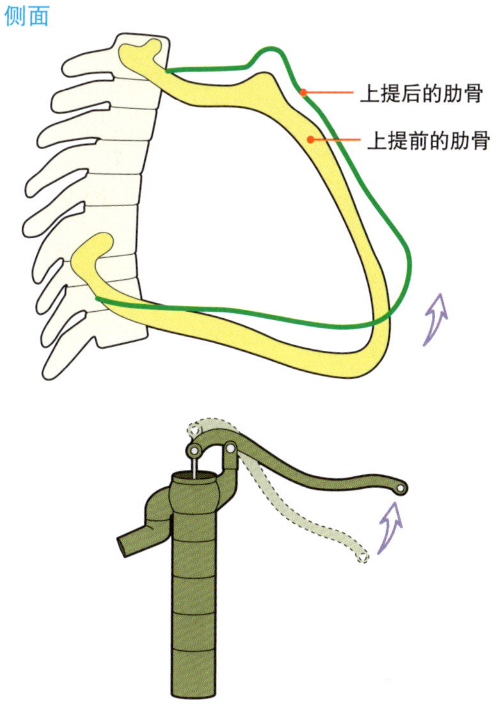

从侧面观察肋骨，在吸气时，肋骨上提引起胸廓前后扩张。该运动与泵柄运动类似，多见于上位肋骨处

【桶柄运动】

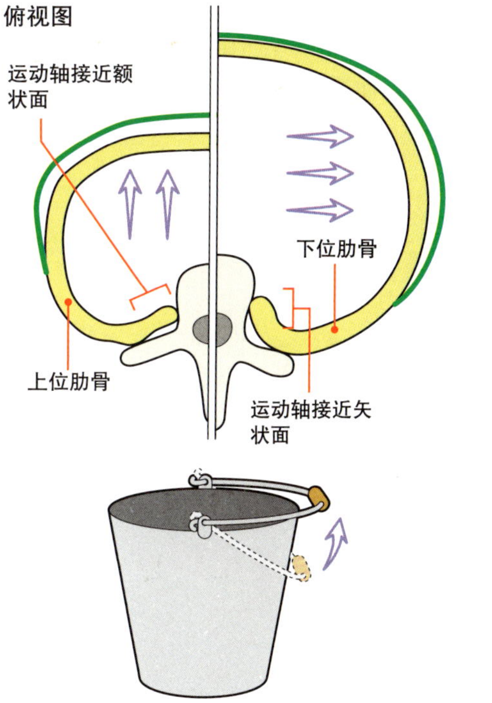

从上面观察肋骨，在吸气时，肋骨上提引起胸廓横向扩张。与之类似，提起水桶把手时，从上往下看，水桶把手也在做横向扩张。该运动多见于下位肋骨

呼吸运动和呼吸肌

呼吸	主动肌、辅助肌
平静吸气	主动肌：横膈膜、肋间外肌、肋间内肌前部纤维
用力吸气	主动肌：横膈膜、肋间外肌、肋间内肌前部纤维 辅助肌：肋提肌、上后锯肌、胸锁乳突肌、斜角肌、胸大肌和胸小肌、斜方肌、肩胛提肌、竖脊肌群
用力呼气	主动肌：肋间内肌横部及后部、腹肌群 辅助肌：腹横肌、胸横肌、肋下肌、下后锯肌

● 腰椎的运动 ▶P98 ● 胸椎和腰椎的疾病 ▶P110

腰椎的结构

腰椎是指脊柱中位于腰部的 5 块椎骨。因其需要承受上半身的体重负荷和腰部活动带来的压力，所以结构坚固。

腰椎的构成

腰椎与颈椎（▶P98）和胸椎（▶P104）相比较大，**结构坚固**，以满足其承受上半身的体重负荷和较大的活动范围的需求。腰椎由 5 块椎骨组成，结构基本相同。少数人还存在从骶骨分离而形成的第六腰椎。

椎骨由**椎体**、**椎弓**、**椎弓根**、**上下关节突**、**棘突**、**肋突**（**横突**）等构成。椎骨前面为近似圆柱形的椎体，背面有椎弓。椎弓由椎弓根和椎弓板组成，发出 4 个关节突、2 个肋突和 1 个棘突。椎骨上有被称为椎孔的孔隙，连续的椎孔（椎管▶P112）内有骨髓通过。

腰椎的韧带

腰椎的**韧带**包括腰椎前方的**前纵韧带**、后方的**后纵韧带**、椎管后方的**黄韧带**、附着在棘突上的**棘上韧带**和**棘间韧带**等。此外，还有连接关节突的关节囊、协助骨盆运动的髂腰韧带（起于第 4、第 5 腰椎肋突，止于髂骨前面上内侧）等。

腰椎的关节

第 1 腰椎至第 5 腰椎之间的**椎间关节**为平面关节（▶P9）。

椎间关节前屈和后伸的活动范围较大，但是侧屈的活动范围很小，旋转则更小。

腰椎的结构

【前面】

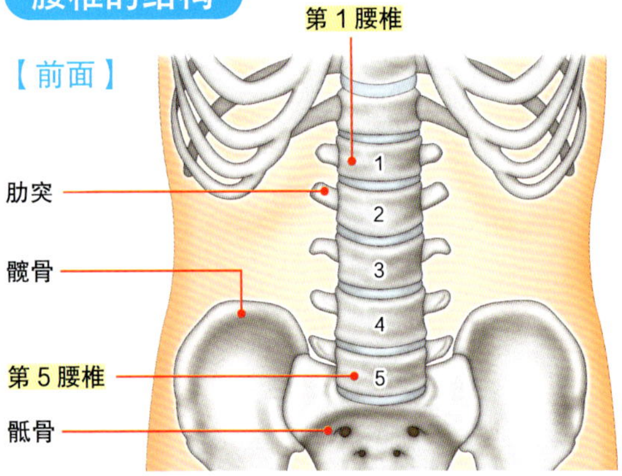

【第 2 腰椎 左侧面】

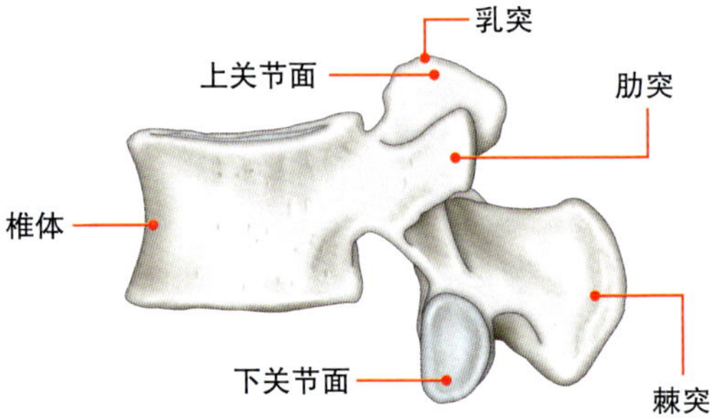

【后面】

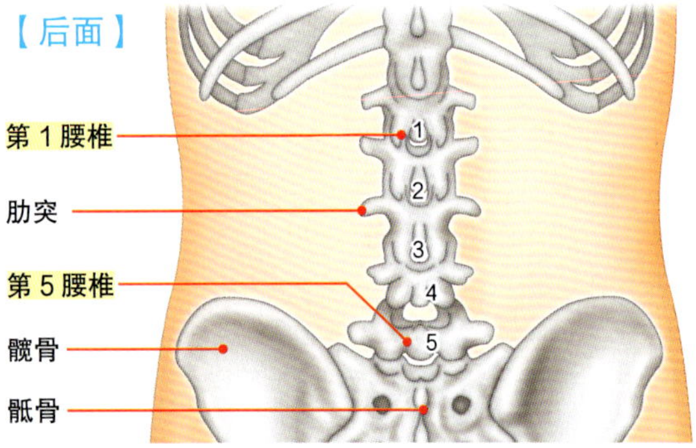

【第 2 腰椎 上面】

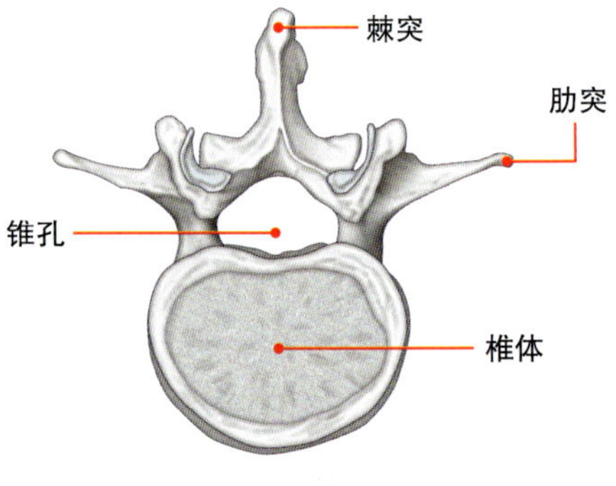

腰椎部的肌肉

腰椎部的肌肉包括**腹直肌**、**腹外斜肌**、**腹内斜肌**、**腹横肌**、**腰方肌**等（▶P110）。

腹直肌就是通常被称为**腹肌**的肌肉。起于第 5 ~ 7 肋软骨前部和剑突，止于耻骨嵴和耻骨联合。

腹外斜肌起于第 5 ~ 12 肋骨的外侧面和下缘，止于腹直肌鞘前层*和腹白线*、髂嵴、腹股沟韧带。

腹内斜肌位于腹外斜肌的深层，起于髂肌、腹股沟韧带外侧半、髂嵴，上部止于第 9 ~ 12 肋软骨下缘，中部止腹白线，下部止于耻骨。

腰方肌起于髂嵴、髂腰韧带，止于第 12 肋骨内侧半的下缘，第 1 ~ 4 肋骨的突起尖端。

关键词

* **腹直肌鞘前层** anterior layer of rectus sheath

腹直肌鞘呈鞘状，包裹着腹直肌，分为前层和后层。另外，后层消失于弓状线下方，前层则由腹外斜肌、腹内斜肌、腹横肌的腱膜转至腹直肌前方。

* **腹白线** linea alba

从前腹壁剑突向耻骨垂直分布的腱性组织。

腰椎部的肌肉

腰椎部的肌肉包括腹直肌、腹外斜肌、腹内斜肌、腰方肌等

【前面（左侧为腹壁前方的肌肉，右侧为后方的肌肉）】

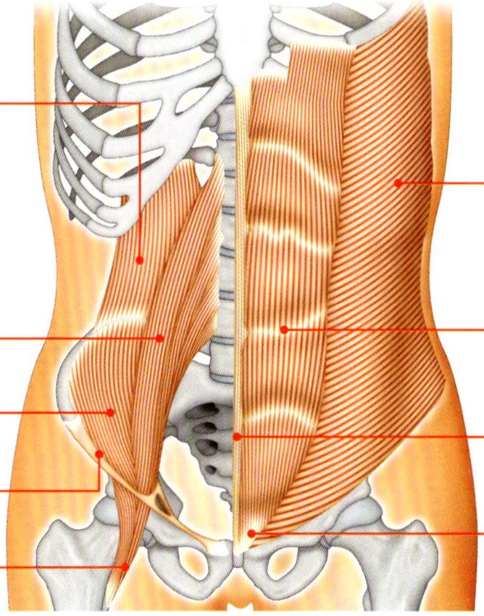

【侧面】

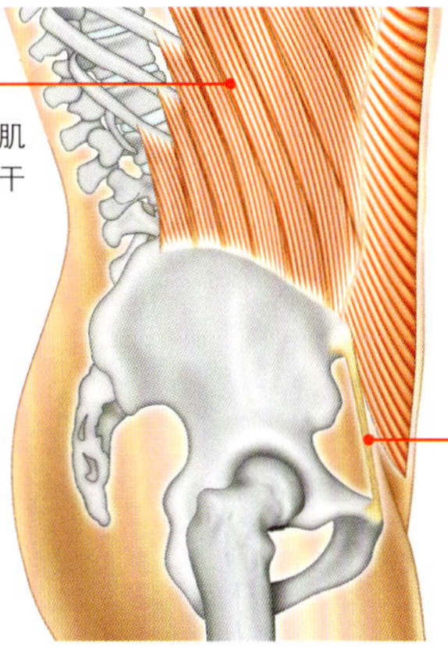

【侧面（去除腹外斜肌）】

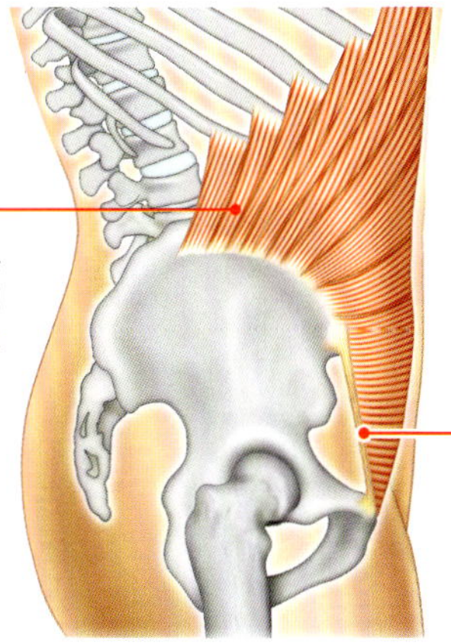

● 腰椎的结构 ▶ P108 ● 立位姿势和坐位姿势 ▶ P126

腰椎的运动

在腰椎部的运动中，屈曲的活动范围最大。旋转则受椎间关节形成的相互交锁的骨性结构影响，活动范围较小。

腰椎部运动的特点

腰椎部的运动包括**屈曲和伸展**、**侧屈**、**旋转**。屈曲的最大活动范围为 50°、伸展为 15°、侧屈 20°、旋转 5°。

腰椎的**椎间关节**（▶P108）从胸椎到腰椎逐渐接近矢状面，因此屈曲和伸展的活动范围最大。其次，侧屈的活动范围较大。椎间关节面之间相互交锁，因此旋转的活动范围较小。

腰椎部的屈曲和伸展

屈曲运动的主动肌为**腹直肌**、**腹外斜肌**、**腹内斜肌**（▶P109，下图）。

左、右两侧的腹直肌同时作用于躯干的屈曲。腹外斜肌、腹内斜肌左右两侧同时收缩，辅助腹直肌的屈曲。

伸展运动的主动肌为**竖脊肌群**（▶P100、126，下图）、**背短肌群**。竖脊肌是沿脊柱分布的伸肌，左、右两侧同时作用于躯干伸展。

腰椎部的侧屈、旋转

腰椎部**侧屈运动**的主动肌为腹外斜肌、腹内斜肌、腰方肌（▶P109）、竖脊肌，**旋转运动**的主动肌为腹内斜肌、竖脊肌（同侧旋转），以及腹外斜肌、背短肌群（对侧旋转）。

腹外斜肌和腹内斜肌的肌纤维走向相反。右侧的腹外斜肌和腹内斜肌作用于腰椎的右侧屈，左侧的腹外斜肌和腹内斜肌作用于腰椎的左侧屈，而左侧的腹外斜肌、右侧的腹内斜肌则作用于躯干左旋。综上所述，**腹外斜肌**和**腹内斜肌**组合发挥作用可以使对侧的**躯干旋转**。

腰椎部屈曲和伸展

【屈曲的主动肌】

屈曲的主动肌包括腹外斜肌、腹内斜肌、腹直肌

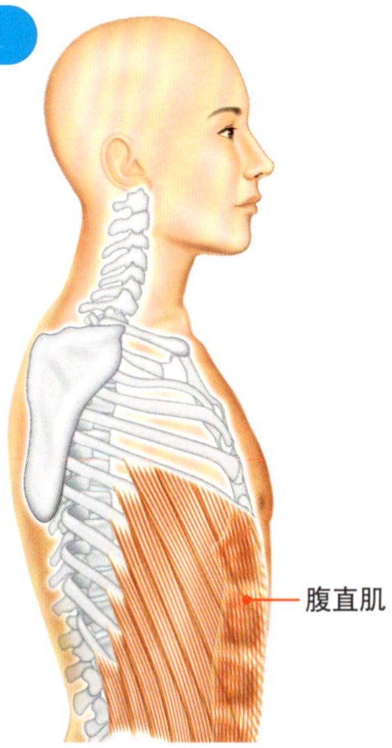

（※ 腹外斜肌、腹内斜肌请参考▶ P117）

【伸展的主动肌】

伸展的主动肌为竖脊肌，由最长肌、髂肋肌、棘肌组成

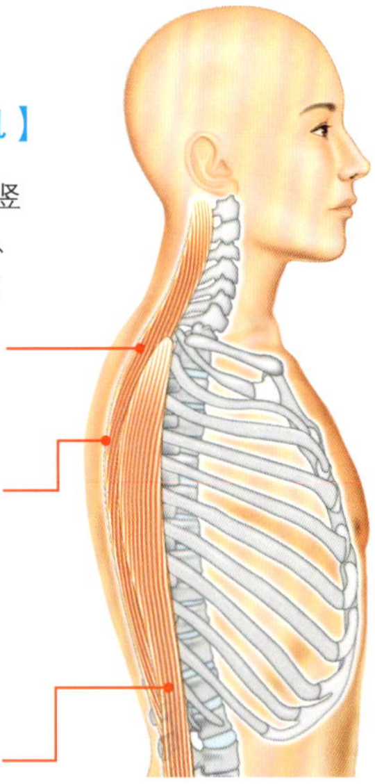

胸椎和腰椎的疾病

当胸椎、腰椎出现病变时，往往会造成躯干或下肢疼痛、麻木等。
此外，脊柱侧弯还会导致腰背疼痛、呼吸困难等症状。

脊柱侧弯

脊柱侧弯是指脊柱（▶P97、132）向侧方**弯曲**，伴随椎体**侧方移位和旋转**的病症，其多发于儿童 。

脊柱侧弯可分为先天性和后天性。脊椎发育过程中受损等会引起先天性脊柱侧弯。后天性侧弯多伴随原因不明的特发性脊柱侧弯、马方（Marfan）综合征、神经纤维瘤等发生。此外，还包括原因不明的突发性脊柱侧弯，其多发于婴幼儿到青春期。

诊断脊柱侧弯时，需要检查左右腰线是否对称、两肩或两侧肩胛骨是否等高、是否存在肋骨隆起或腰部隆起等，再通过立位全脊柱X光片检查是否存在脊柱侧弯的科布角*（▶下图）。

胸廓畸形

胸廓（▶P104）畸形的疾病包括**漏斗胸**、**鸡胸**。

漏斗胸是指前胸部凹陷的先天性胸廓畸形。与之相反，前胸部突出则被称为鸡胸。两者均由**肋软骨过度生长**引起。严重时会引发心悸、胸痛等症状。

关键词

* **科布角** Cobb angle

表示倾斜度最大的椎体之间的角度。如果角度小于 25° ，则作为轻症观察病情即可。如果 25° 以上就需要治疗。

脊柱侧弯的检查

如果在立位检查（❶～❸）、前屈检查（占）中发现异常的话，需通过立位全脊柱 X 光片进行检查

【立位检查】

让患者面向后方站立后对其进行检查

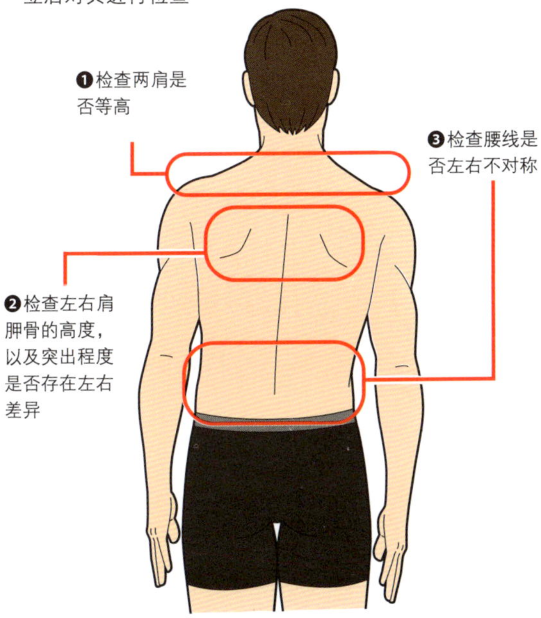

【前屈检查】

让患者在双手合十状态下双臂下垂，并在膝盖伸直状态下前屈，对其进行检查

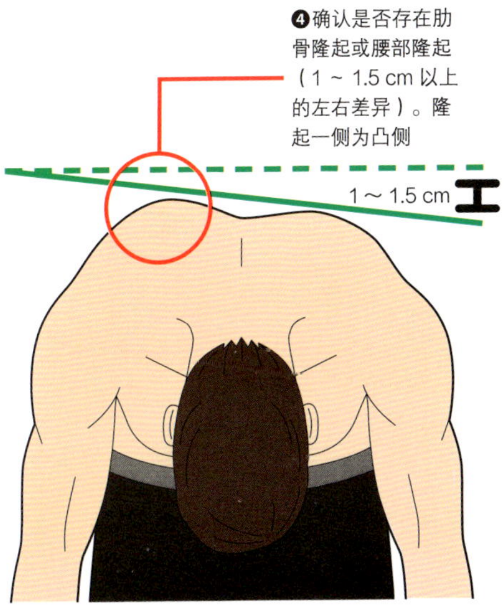

腰椎间盘突出症

腰椎间盘突出症是指椎间盘（▶P97）外侧的纤维环发生破裂，中间的髓核向后方突出或脱出并压迫神经根，造成腰痛的状态（▶下图）。

患者多为 20 ~ 40 岁的男性，数量为女性的 2 ~ 3 倍。多发于**腰椎 4 ~ 5 节椎间盘，腰椎 5 节 ~ 骶椎 1 节椎间盘，腰椎 3 ~ 4 节椎间盘**。会造成腰痛、坐骨神经痛、大腿神经痛等疼痛或麻木症状。

医生在诊断时会通过**直腿抬高（SLR）测试**等激发试验（▶右图），并通过普通 X 光片、MRI 等进行检查。在腰椎间盘突出症的诊断中，直腿抬高测试 70° 以下者为阳性（高龄患者不在此列）。

腰椎管狭窄

腰椎管狭窄是指分布在椎管内的神经组织（马尾*、神经根*）受到压迫，产生神经症状的状态（▶右图）。人类随着年龄的增长而发生的退行性疾病（退行性脊椎炎、退行性脊椎滑脱、退行性脊柱侧弯）会导致的椎间关节变形或椎间盘突出、黄韧带肥厚、骨质增生等症状，而这些症状就是腰椎管狭窄的主要病因。

其特征性症状表现为**间歇性跛行**（▶P76）。间歇性跛行是指持续行走会逐渐引起下肢麻木和疼痛，但停止行走弯腰休息片刻即可继续行走的状态。这是因为脊椎伸展时椎间孔缩小，神经受到压迫引起神经症状，脊椎弯曲时椎间孔扩大，症状随之减轻。

关键词

* **马尾** cauda equina

指的是分布在第 2 腰椎以下，在椎管内走行的脊神经，其末端细分如马尾，因此被命名为“马尾神经”。

* **神经根** nerve root

周围神经与脑或脊髓的连接部。

腰椎间盘突出症

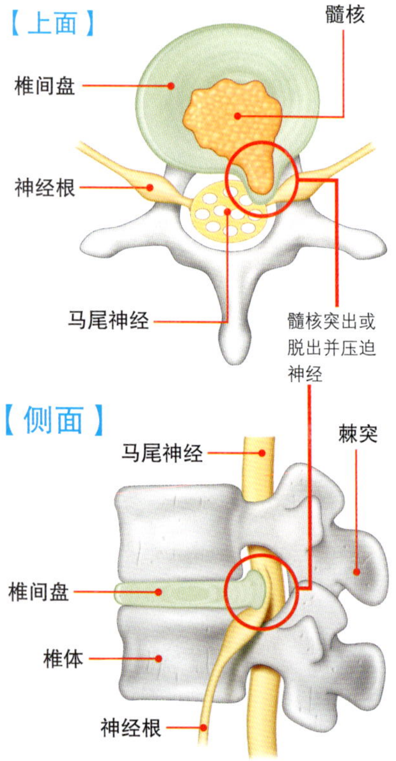

【主要症状】

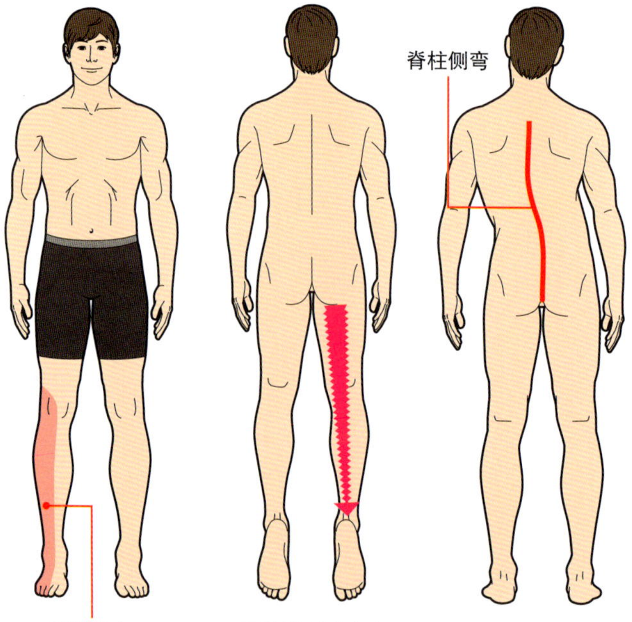

下肢麻木
下肢外侧经常出现麻木感

下肢放射性疼痛
从下肢后方扩散至脚尖的刺痛感

疼痛性侧弯
左旁中央型腰椎间盘突出或偏右侧的外侧型腰椎间盘突出会导致躯干倾斜

直腿抬高（SLR）测试

患者仰卧位，保持膝关节伸展并上举。70° 以下者为阳性（拉塞格征）。
多由腰椎 4 节和 5 节椎间盘，腰椎 5 节和骶椎 1 节椎间盘突出引发

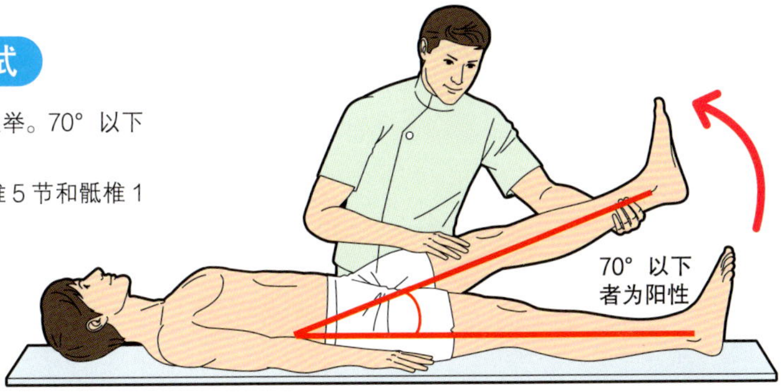

腰椎管狭窄

【上面】

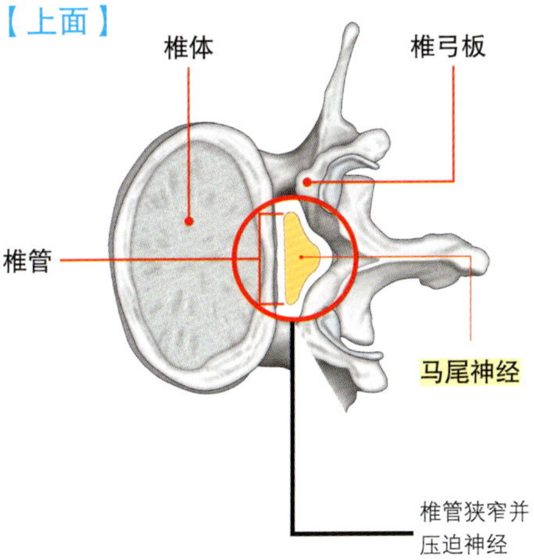

【侧面】

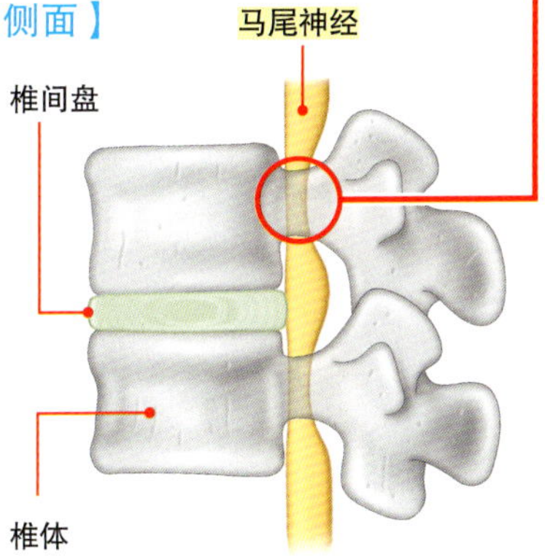

【主要症状】

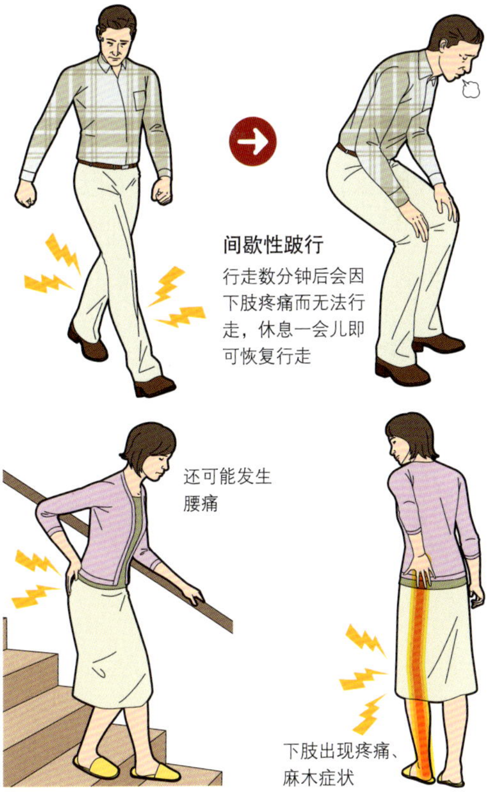
间歇性跛行
行走数分钟后会因
下肢疼痛而无法行
走，休息一会儿即
可恢复行走
还可能发生
腰痛
下肢出现疼痛、
麻木症状

知识链接

所谓的“闪腰”指的是什么?

虽然在日常生活中，“闪腰”一词出现的频率很高，但其并没有标准的定义。

一般，不自然的姿势或动作（托举重物、扭腰等）会导致的骶髂关节后错位，或腰椎的关节囊、韧带、肌肉损伤，从而引起的扭伤、产生的腰痛均可称为“闪腰”。

医学上称之为急性腰扭伤。

闪腰人群可能是腰椎间盘突出等疾病的隐性患者。

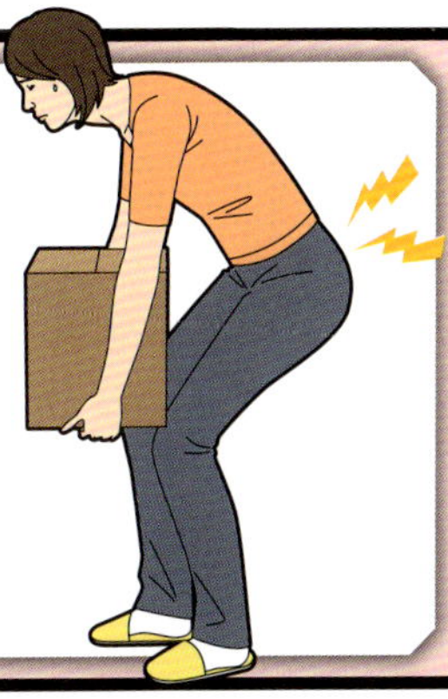

● 头部和面部运动 ▶P116 ● 头部和面部的疾病 ▶P118

头部和面部的骨骼、关节、肌肉

头部和面部由多块骨骼组合而成。头部骨骼为不动关节。
位于面部和颅骨的皮肌，负责展现面部表情。

头骨和面部的骨骼

颅骨由 23 块骨头组成（▶下图）。

颅骨分为容纳大脑的脑颅和构成面部骨骼的面颅两部分。

❶ 脑颅（颅顶）（8 块）：额骨、枕骨、顶骨（左右）、颞骨（左右）、蝶骨（翼突除外）、筛骨（筛板）。

❷ 面颅（17 块）：筛骨（筛板除外）、蝶骨（翼突）、下鼻甲（左右）、泪骨（左右）、鼻骨（左右）、犁骨、上颌骨（左右）、腭骨（左右）、颧骨（左右）、下颌骨、舌骨。

颞下颌关节

颞下颌关节（▶P116、118）是颅内唯一的可动关节，在解剖学上由颞骨的下颌窝和下颌骨的下颌头、关节盘构成。

颞骨的关节部包括位于前方的凸型关节结节、位于中间的凹型关节窝（下颌窝）、位于后方的凸型关节后突。

下颌骨形似马蹄，构成面部下部。也就是所谓的“下巴”部分。下颌骨的关节突位于后端，与颞骨构成关节。

颅骨 颅骨包括脑颅 8 块和面颅 17 块（包括筛板以外的筛骨、蝶形骨的翼突、舌骨）（图中无腭骨、舌骨）

【前面】

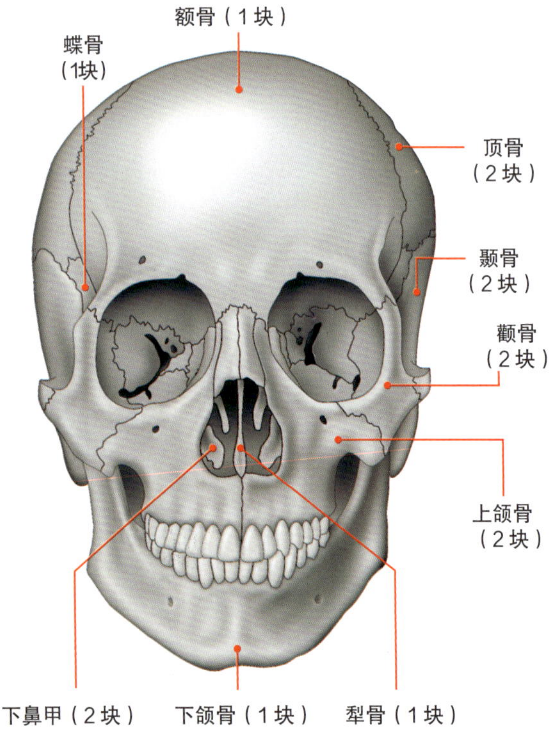

【侧面】

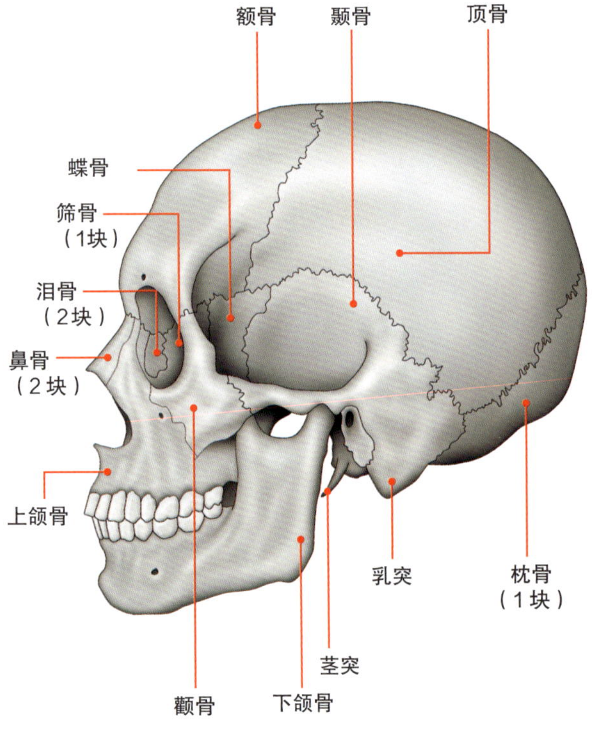

面部的韧带

颞下颌关节被**关节囊**包裹，由**外侧韧带**、**蝶下颌韧带**、**茎突下颌韧带**等加强。

颞下颌关节的关节盘位于下颌头和下颌窝之间，附着在**关节囊**和**翼外肌上头**。其除了可以吸收颞下颌关节受到的冲击外，还能让关节面在运动时更加契合。关节盘与下颌头共同发挥作用，张口时下颌头向前运动，闭口时返回后方（▶P118、119）。

头部肌肉

在解剖学上，头部肌肉可分为**咀嚼肌**和**表情肌**。

咀嚼肌又称**头深肌**，均起于颅骨止于下颌骨。主要作用为上提（咬合动作）下颌骨。咀嚼肌包括颞肌、咬肌、翼外肌和翼内肌。

表情肌又称**头浅肌**，是位于面部皮下，起于骨止于皮肤的**皮肌**，具有**活动眼、口、鼻**等的作用。受面神经支配（▶P117）。

头部肌肉 头部肌肉包括咀嚼肌和表情肌。图中除前面的颞肌、咬肌以外均为表情肌

【前面】

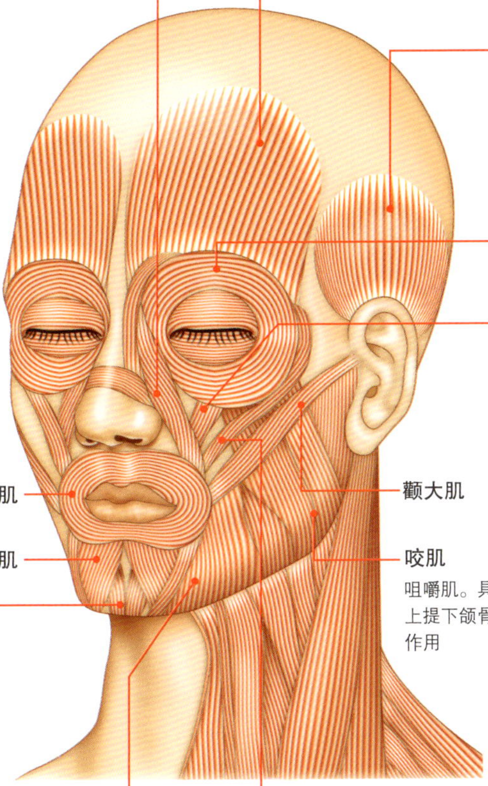

【后面】

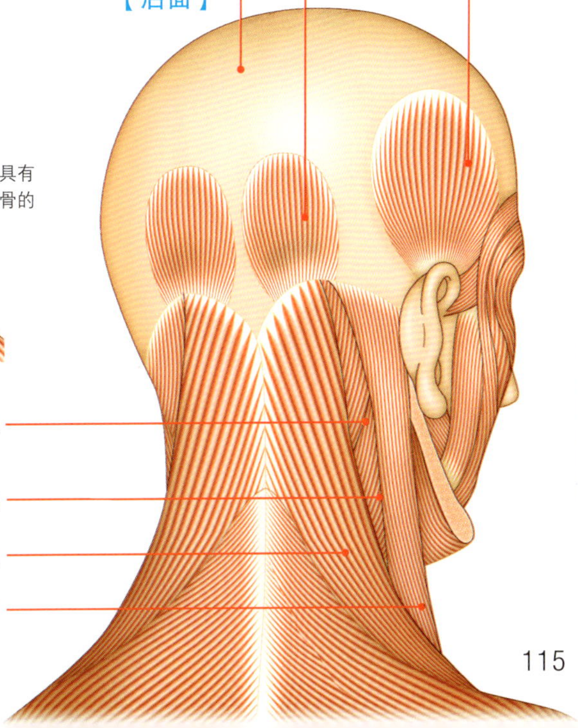

（中村隆一、斋藤宏、长崎浩《基础运动学（第6版补订）》日本医牙药出版，2012，p294 图 4-115）

头部和面部的运动

颞下颌关节和咀嚼肌在咀嚼运动中起到了重要的作用。
“笑”“生气”等各种各样的表情，都是在被称为表情肌的肌肉群的作用下产生的。

咀嚼运动与颞下颌关节、咀嚼肌

咀嚼是指用牙齿咬住摄入的食物并将其磨碎的过程。这时，相对于固定的**颅骨**（▶P114）和**上颌骨**，**下颌骨**可以通过上下、水平运动来咬断和磨碎食物。

颞下颌关节（▶P114、118）作用于**下颌的上提（闭口）和下降（张口）、前进和后退、侧方运动**等动作，上述动作组合起来就形成了复杂的咀嚼运动。

颞下颌关节下部的下降运动与上部的前进运动同时进行，组合起来即为**张口运动**（▶P119）。当张口较小时，下颌头在下颌窝中做旋转运动；当张口变大时，下颌头脱离下颌窝，移动到关节结节前方。二腹肌*和下颌舌骨肌*等肌肉作用于下拉下颌的张口运动，**翼外肌**也作用于下颌下降运动。

与颞下颌关节运动有关的肌肉

颞下颌关节运动与颞肌、咬肌、翼内肌、翼外肌等有关

【咬肌和颞肌一层】

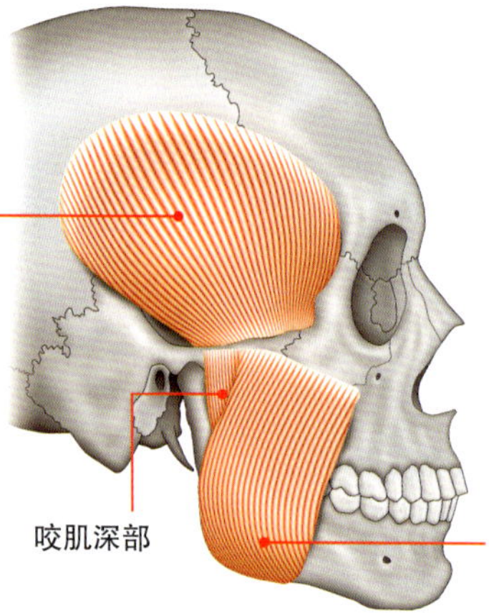

【咬肌和颞肌一层（切除颧突）】

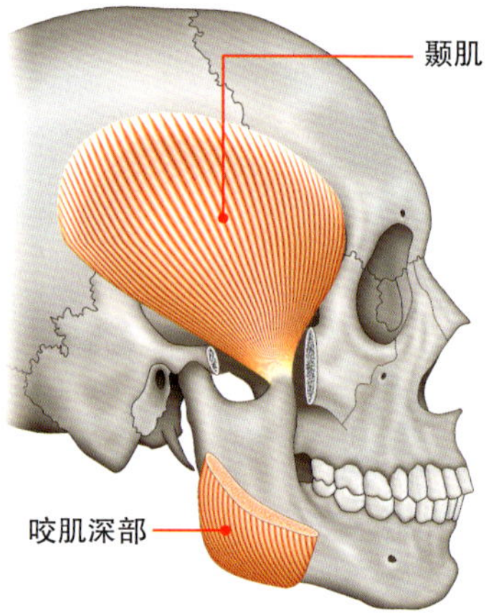

【翼外肌、翼内肌一层】

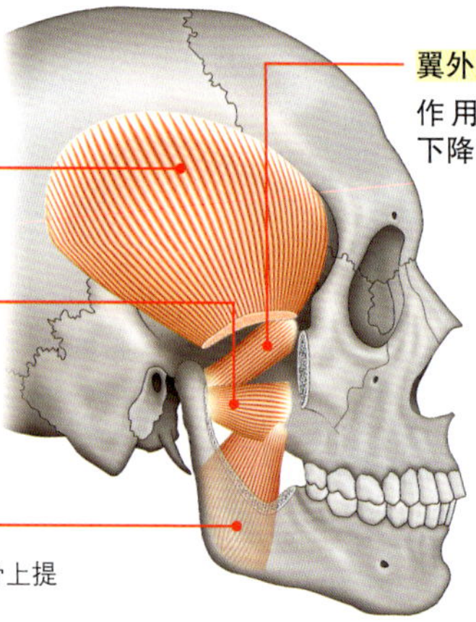

【颈部的肌层】

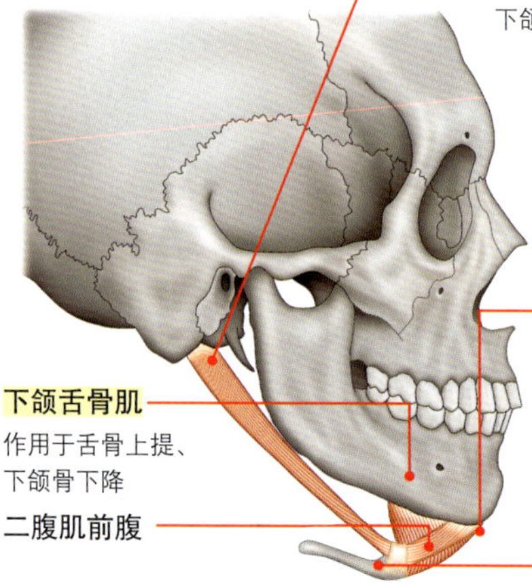

闭口运动指的是，通过咬肌、颞肌、翼内肌等闭口肌使下颌头前进，辅助下颌底上提的运动。

下颌前进（向前突出）运动指的是，双侧关节盘从下颌窝中向前伸出，打开下颌的正常旋转运动，其受到闭口肌协同运动的阻碍。翼外肌同时发挥作用，在闭口肌的协助下，下颌前进。下颌后退是与前进相反的运动，由颞肌后部发挥作用。

下颌侧方运动是由另一侧的翼外肌和翼内肌发挥作用。翼外肌发挥作用时，其关节盘向前滑动，另一侧则停留在原地。

在咀嚼运动中，首先一侧下颌头在前进运动的作用下，使下颌向外侧移动，接下来闭口肌发挥作用，下颌牙齿咬合并向后方移动。下颌头可以交替移动，也可以如用单侧牙齿咀嚼时，同侧下颌头反复移动。

主要表情和表情肌

表情肌的运动受面神经支配，如果面神经麻痹，表情肌就会出现功能障碍。

颅骨表面的肌肉为额肌。睑裂周围的肌肉包括皱眉肌、眼轮肌等。鼻部的肌肉为降眉间肌，口裂周围的肌肉包括提上唇鼻翼肌、上唇提肌、颧小肌、颧大肌、颊肌、提口角肌、口轮匝肌、降口角肌、颏肌等（▶下图）。

颈阔肌的面部

颈阔肌是连接下颌骨与颈部的较大的皮肌。其可以上拉颈部及锁骨下方皮肤，使筋膜紧张。

关键词

* **二腹肌、下颌舌骨肌**

颈部肌肉，作用于下颌骨下降、舌骨上提。

表情肌的位置

据说人类拥有 30 种以上的表情肌。图中显示了具有代表性的表情肌

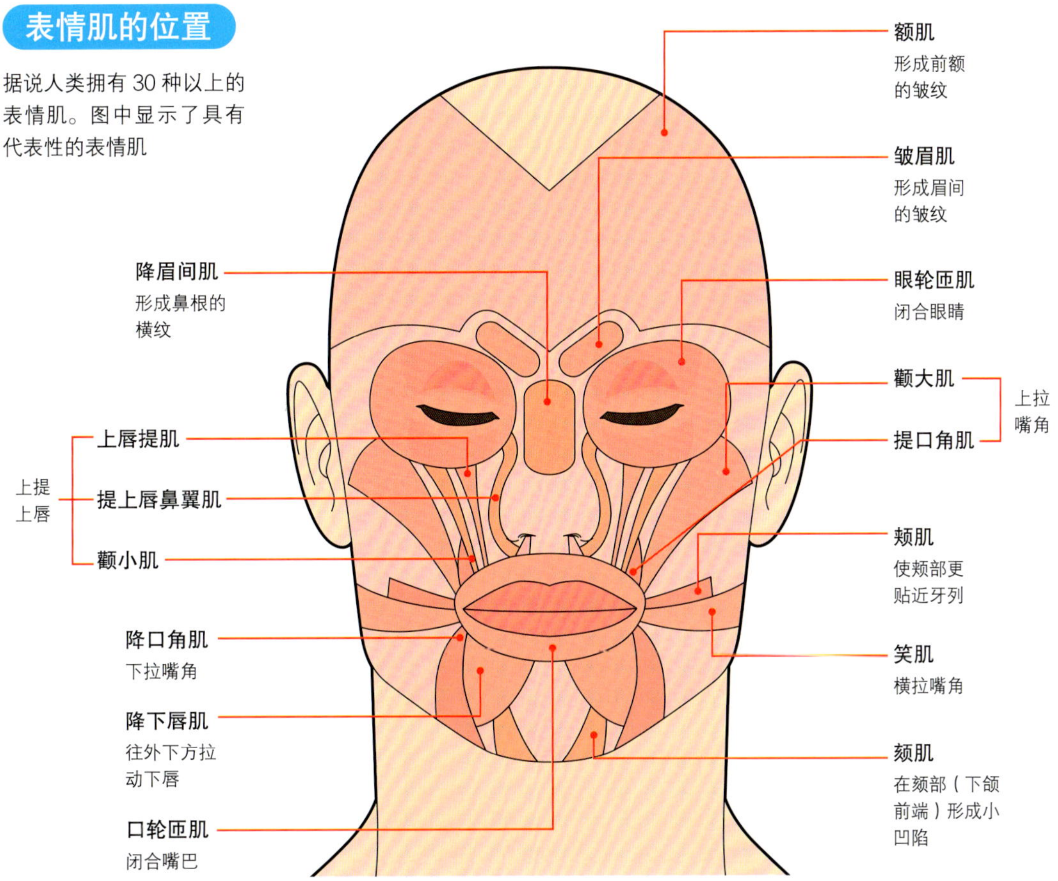

头部和面部的疾病

颞下颌关节紊乱综合征会表现出“张口时有杂音”“下颌运动时疼痛”“咀嚼困难”等症状，可能存在多种病因。

颞下颌关节紊乱综合征

颞下颌关节紊乱综合征是指以颞下颌关节或咀嚼肌（▶P114，116）疼痛、关节弹响、张口受限*或颞下颌运动异常为主要症状的慢性疾病。

颞下颌关节紊乱综合征分为I型（咀嚼肌紊乱病）、Ⅱ型（关节炎性疾病）、Ⅲ型（关节结构紊乱病）、Ⅳ型（骨关节病）。医生通常会首先诊断其是否为IV型，接下来再进行III型、II型、I型或其他方向的诊断。

另外，一般认为，颞下颌关节紊乱综合征的发病与饮食或牙科治疗等外伤性因素；发育异常或头前倾的不良姿势、咬合不良等解剖学因素；炎性疾病引起的关节结构障碍等病理学因素；压力等心理社会性因素存在关联。

颞下颌关节紊乱综合征的三大症状表现为张口受限、张口时疼痛、颞下颌关节弹响。除此之外，还可能伴有头痛或耳痛、颈痛、牙痛等症状。

通常情况下，颞下颌关节可以张口38 ~ 60 mm，向侧方运动8 ~ 10 mm，向前运动6 ~ 8 mm。

颞下颌关节紊乱综合征初期症状多表现为颞下颌关节弹响和咀嚼肌功能不协调（▶下图、右图）。弹响是可复性的关节盘移位造成的，张口时下颌头跨过关节盘后方的肥厚部，恢复正常的位置关系时，会发出“咔哒咔哒”“咔嚓咔嚓”的声音。

另外，出现张口受限症状时，关节盘也会向前移位，如果张口或闭口状态关节盘都无法回归原位（绞锁Closed lock），患者会感到剧烈的疼痛。

颞下颌关节紊乱综合征大多表现为暂时性症状，病情很少恶化，因此通常在咨询医生、自我管理的同时，采取药物治疗或

颞下颌关节的结构

正常情况下，无论闭口咬合牙齿的状态（最大牙尖交错位），还是张口时，关节盘都位于下关节腔的上方

【矢状断面】

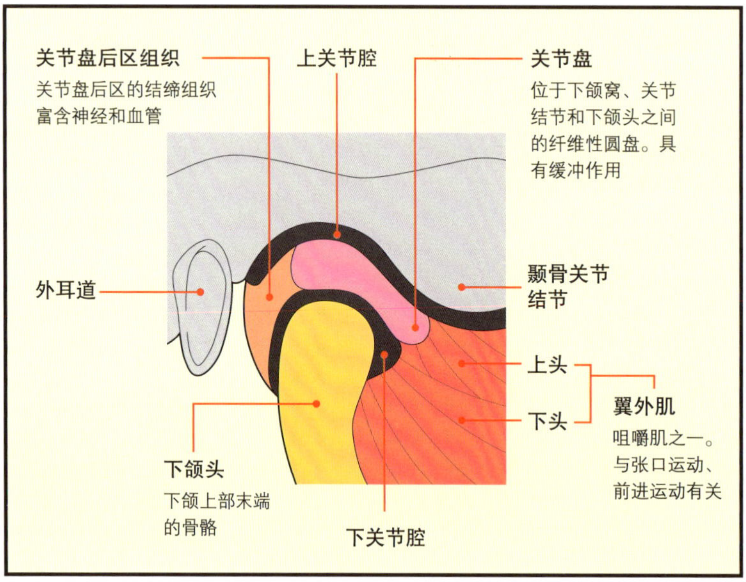

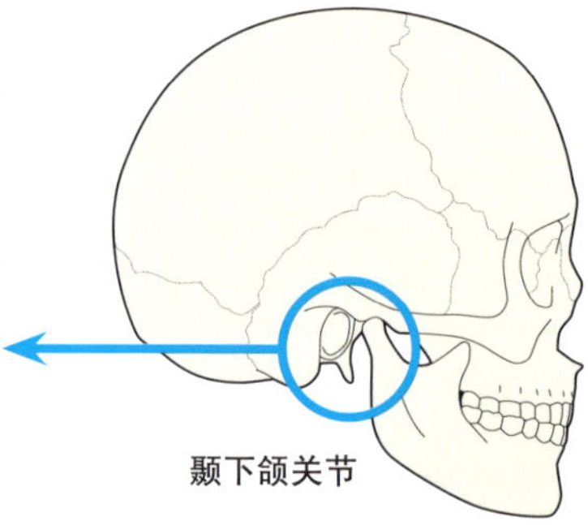

物理疗法。

颞下颌关节紊乱综合征理疗的目的是缓解疼痛，使其恢复正常的活动，恢复颞下颌关节运动相关的肌肉力量和长度，以及与拮抗肌之间的平衡，使患者养成良好的习惯、姿势和放松状态。

关键词

＊ **张开受限** trismus

指的是在无痛状态下，上下切牙切缘间距（即张口度）小于 40 mm 的状态。

张口运动

【正常的张口运动】

在张口运动中，下颌关节下部的下降运动和关节上部的前进运动同时进行

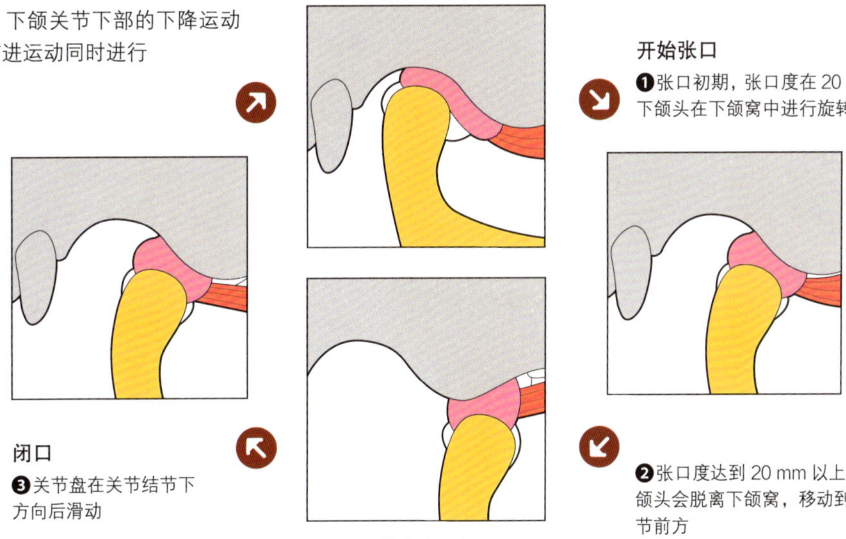

【弹响】

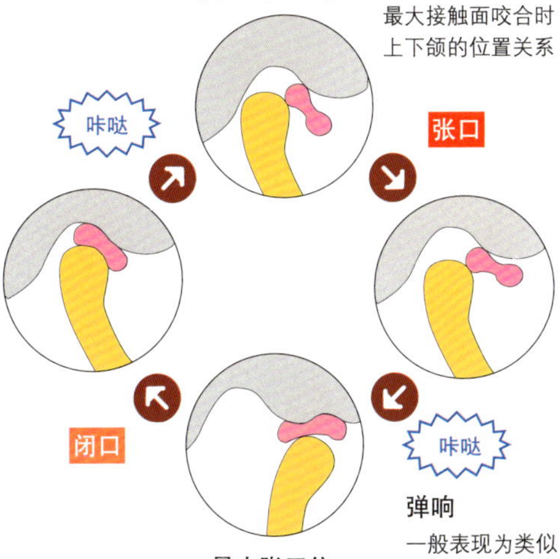

伴随可复性的关节盘前移位发出的弹响。关节盘向前移位，下颌头跨过关节盘的后方肥厚部（复位）时，会发出弹响

【绞锁 Closed lock】

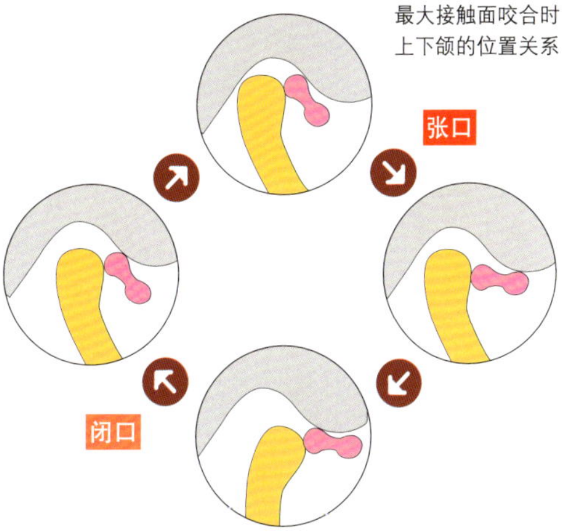

关节盘不能复位的状态称为不可复性关节盘前移位。颞下颌关节平时会发出弹响，可以张开嘴，但有时如图所示，因绞锁而无法打开的状态称为间歇性绞锁

column

什么是运动障碍综合征

●运动障碍综合征

运动障碍综合征（locomotive syndrome）是由日本整形外科学会提出的一个新概念，它描述了“随着年龄的增长，运动器官的功能下降，导致需要护理或卧床不起的高危状态”。在老龄化加剧的日本，因运动器官障碍而需要护理的人数不断增长，专业人士认为有必要采取预防措施，因此才提出了运动障碍综合征的概念，旨在减少卧床不起的老年人数，以达到削减护理经费的目的。

●导致运动障碍综合征的因素

“locomotive”是“运动的”的意思。该词语具有积极意义，考虑到“年龄”不能带入负面印象，因此选择了在人们的普遍认知中作为“人体健康的根本”的“运动器官”。

运动器官（locomotive organs）是骨、关节、韧带、脊椎、脊髓、肌肉、肌腱、周围神经等对身体起支撑（支持）和活动（运动、移动）作用的器官的总称。依靠它们的分工合作，人体才能完成不同的运动。当一个运动器官出现功能障碍时，其他运动器官就会起到弥补的作用，但如果这种状态长期持续下去，不仅是弥补的运动器官，全身的机能也会逐渐下降。也就是说，专家将运动障碍综合征视为整个运动器官的问题，而非单个运动器官的功能障碍。

以下是导致运动障碍综合征的因素。

❶**运动器官疾病**：关节或背部疼痛，关节或脊柱畸形等。

❷**肌肉力量下降**：随着年龄的增长，下肢、躯干的肌力明显下降。

❸**平衡能力下降**：肌肉力量下降后，单腿站立的时间缩短，容易跌倒。

人们可以通过运动能力检查表（locomotion check）针对❷和❸（▶右表）进行检查。

运动能力检查表
❶无法单腿站着穿袜子
❷在家里会绊倒或滑倒
❸上楼梯需要扶着扶手
❹绿灯期间不能完全通过人行横道
❺无法连续行走 15 分钟左右
❻很难将 2 kg 左右的购物袋提回家（相当于 2 包 1 L 装牛奶）
❼很难完成稍有负荷的家务工作（使用吸尘器、拿起或放下被子等）

（来源：日本整形外科学会《运动障碍综合征手册》）

●通过运动障碍康复训练提升肌肉力量和平衡能力

对于运动障碍综合征的治疗，“运动障碍康复训练（Locomotion Training）”是最基本的治疗和训练。运动障碍康复训练旨在提升肌肉力量和平衡能力，因此不会给膝关节造成过多的负担，在锻炼下半身肌肉力量的同时，还可以有效地提高平衡能力。最基本的动作为“深蹲”和“单腿站立”。据悉，很多康复机构等也引进了运动障碍康复训练。

PART 3

姿势和步行的机制

基本的姿势包括卧位、坐位、立位。重心的高度、支撑面的宽度对保持立位姿势的稳定性十分重要。所谓步行，是指人体在抵抗重力保持立位姿势的同时移动的过程。

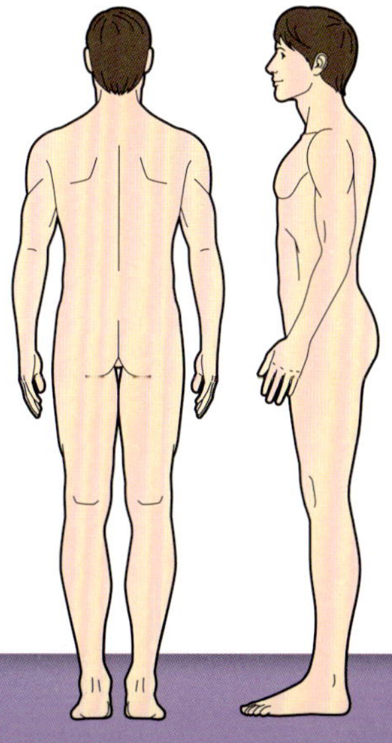

● 运动定律 ▶ P30 ● 姿势的稳定性 ▶ P124

重心与姿态的关系

立位姿势时，人体重心位置在骨盆内的骶骨（第 2 骶椎）稍前方，移动身体的同时重心也会移动。

什么是重心

地球上所有的物体都有**质量**，都受到**重力**的作用（▶P30）。不管有意识和无意识，我们都一边受重力的影响一边完成动作或控制姿势（▶P124）。

作用于物体的重力之合力作用点称为**重心**（质量中心），通过重心的垂直线称为**重心线**。人体具有质量，因此人体也有重心。人体可分为躯干（包括头部）、上肢、下肢等，但质量各不相同。因此，随着各部位的移动，姿势的变化，人体的**重心位置**也会发生变化。

一般认为，人处于立位姿势时，人体重心在骨盆内，位于**第 2 骶椎的稍前方**。另外，人坐在椅子上时，重心在第 9 胸椎的前方。重心位置因人体比例和年龄的不同而存在个体差异。从足底开始测量，**男子重心高度大约是身高的 56%，女性约为身高的 55%**（▶下图）。

另外，幼儿头部所占的比例比成年人更大，因此重心位置更高，站立姿势不稳定（▶下图）。这是幼儿容易摔倒的原因之一。

测量重心的方法

各种各样的方法都可以确定物体的重心位置。在物体上找一个点将其悬挂起来，根据**铅垂线***通过物体重心的原理，从两个不同的点分别测量物体的重心线，其交点即为重心（▶下图）。

人体的重心位置

【立位姿势】

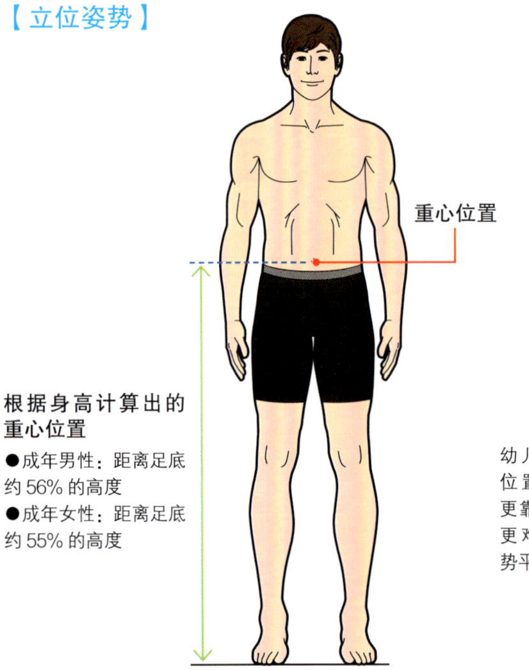

幼儿与成人的重心位置

假设身高相同的情况下，对比重心位置

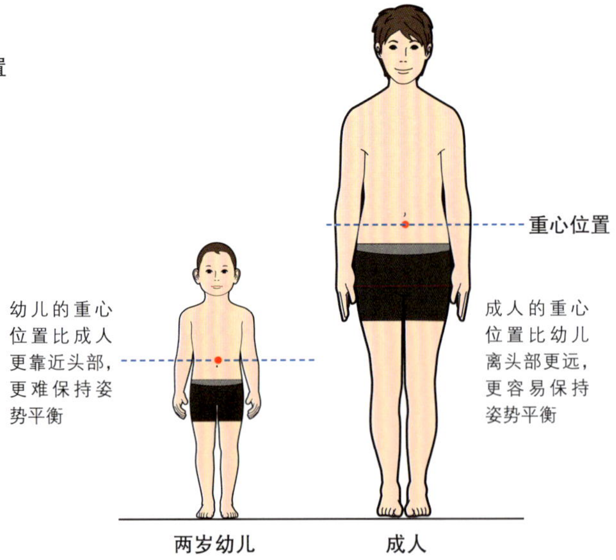

可以利用体重计测量人体重心（**直接法** ▶下图）。首先将木板的一端放在支撑台上，另一端放在体重计上。受检者在该木板上仰卧。用这种方法可以确定人体的重心位置。但是，该方法无法得出运动中的重心位置。

还可以通过间接作图法计算运动中的重心位置（**间接法**）。使用相机或照片，计算多个体节的合成重心，以确定每个运动场景的重心位置。身体的合成重心随姿势而变化。另外，在部分运动场景中，重心位置也可能存在于身体之外。

关键词

* **铅垂线** plumbline

指用一条细绳悬挂重物静止自由下垂时的方向，即重力方向的直线。铅垂线与水平面垂直相交。

测量物体重心的方法

在物体上找一个点将其悬挂起来，其铅垂线通过物体的重心。在不同的任意点上悬挂物体，求出各垂直线的交点，就可以确定物体的重心

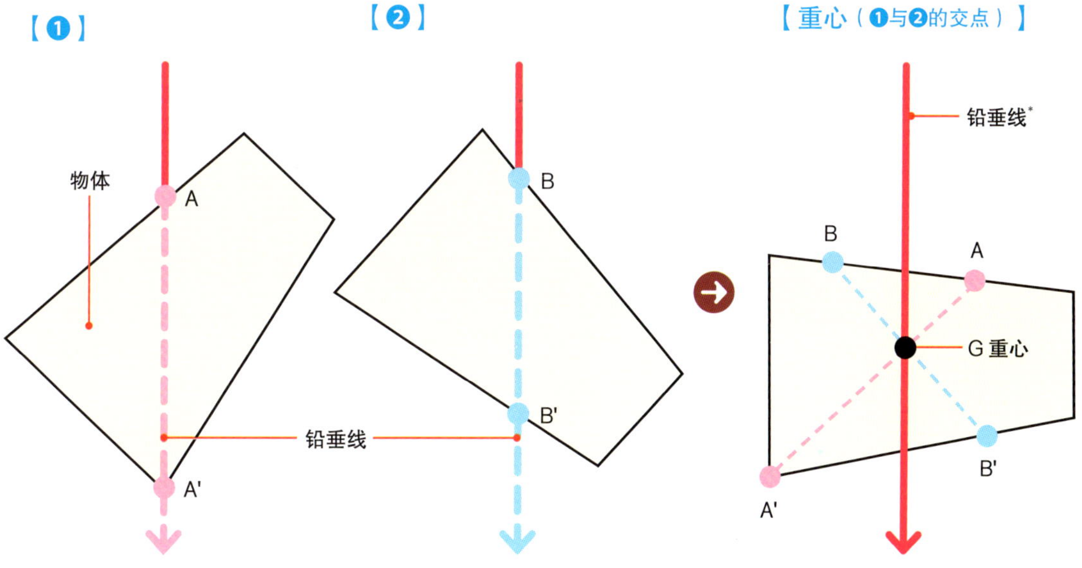

❶物体悬挂在A点时，其铅垂线为AA'

❷物体悬挂在另一点——B点时，其铅垂线为BB'

❶与❷铅垂线的交点G是重心

人体重心位置的测量（直接法）

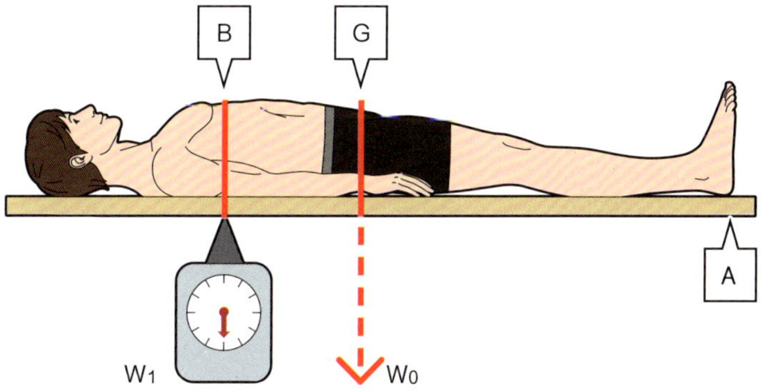

●**重心的位置**

$AB \times W_1 = AG \times W_0$

●**足底到重心的距离**

$$AG = \frac{AB \times W_1}{W_0}$$

●**重心高度（%）** $= \frac{AG}{身高} \times 100\%$

A：支撑台的位置　B：体重计的位置

G：重心的位置　W_1：体重计的刻度

W_0：体重

AB：A与B之间的距离（cm）

AG：A与G之间的距离（cm）

● 重心与姿态的关系 ▶P122

姿势的稳定性

很多因素可以影响姿势的稳定性，其中支撑面越宽，立位姿势的稳定性越好。

影响姿势稳定的因素

以下几个因素会对姿势稳定性产生影响。

❶重心的高度：重心（▶P122）高度越低，受到外力影响时的稳定性越好（▶下图）。

❷支撑面的宽度：支撑面是指立位姿势时，两足底以及两足之间的合计面积。支撑面越宽，稳定性越好，重心线的位置越靠近支撑面内的中心线，稳定性越高（▶右图）。

❸重心线相对于支撑面的位置：重心线的位置越靠近支撑面内的中心，受到来自多个方向的外力影响时，其稳定性就越好，越靠近边缘，受到来自某个方向的外力影响时，其稳定性越差。

❹摩擦阻力：接触面的摩擦阻力越大，受到外力影响时的稳定性越好。

❺物体的质量：物体质量越大，受到外力影响时的稳定性越好。

❻构造物与重心线之间的关系：各节段的重心线越趋近一致，构造物统一排列时，其稳定性越好。

❼其他：与心理因素和生理学因素等有关。

姿势控制

控制身体达到某种姿势并维持该姿势的功能叫作姿势控制。即使静息立位状态下，身体也在不断地进行修正重心的活动。

姿势和重心的高度

重心越低，姿势的稳定性越好

【体位决定重心高低】

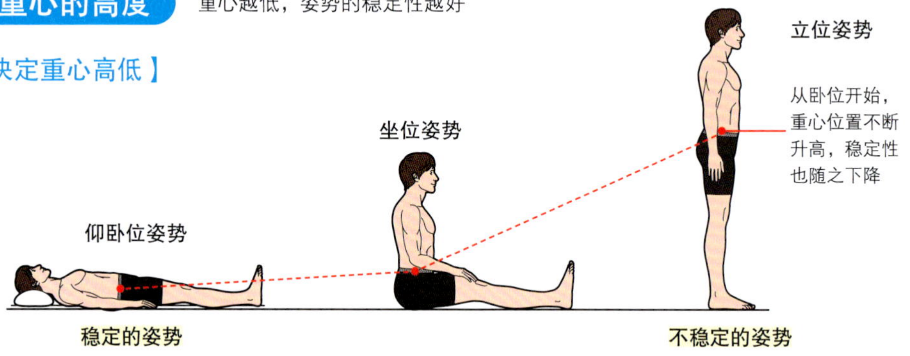

【处于立位姿势时重心的高低】

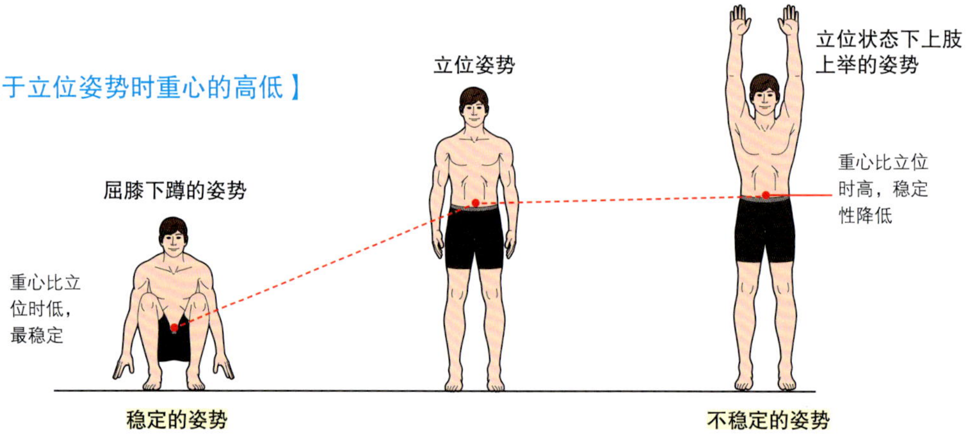

为了保持稳定的姿势，人体通过视觉系统、前庭系统*、躯体感觉系统*的输入（**感觉输入**），让身体各部位的重力方向以及头部在空间中的位置等信息，在大脑和小脑等中枢神经系统中得以整合，再向骨骼肌发送指示引起肌肉的收缩，让人体的重心线在身体最小幅度地调整后，停留在支撑面内（**运动输出**）。综上所述，感觉输入和运动输出组合进行。

对于具有对抗重力，维持姿势作用的抗重力肌，将在P126中进行说明。

关键词

* **前庭系统** estibular system

前庭器官包括椭圆囊、球囊、三个半规管。前两者感知上下及水平方向的直线加速度，三个半规管感知旋转加速度。

* **躯体感觉系统** somesthetic system

指的是内脏感觉以外的，通过躯体神经传达的感觉。包括浅感觉（触觉、痛觉等）和深感觉（位于肌肉、肌腱、关节内的感受器）等。

支撑面的宽度和稳定性

【形状的差异】

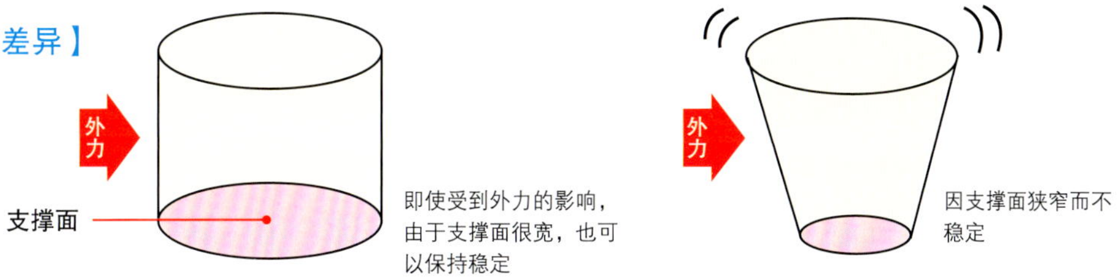

外力
支撑面
即使受到外力的影响，由于支撑面很宽，也可以保持稳定
外力
因支撑面狭窄而不稳定

【两脚位置不同而造成的差异】

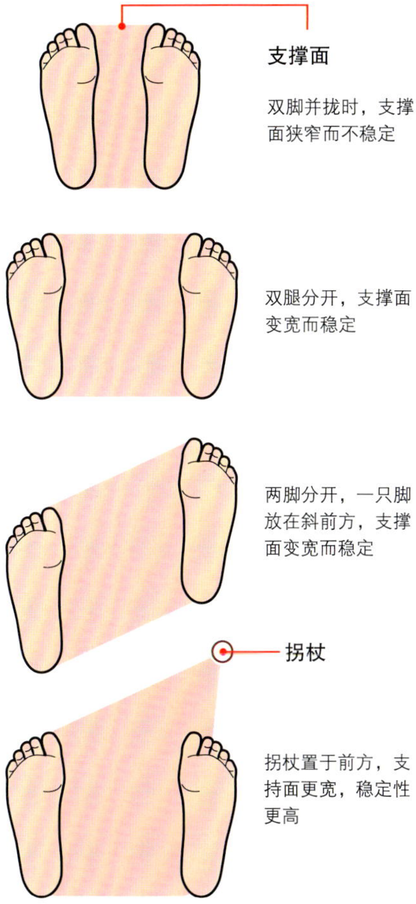

【不同的立位姿势造成的差异】

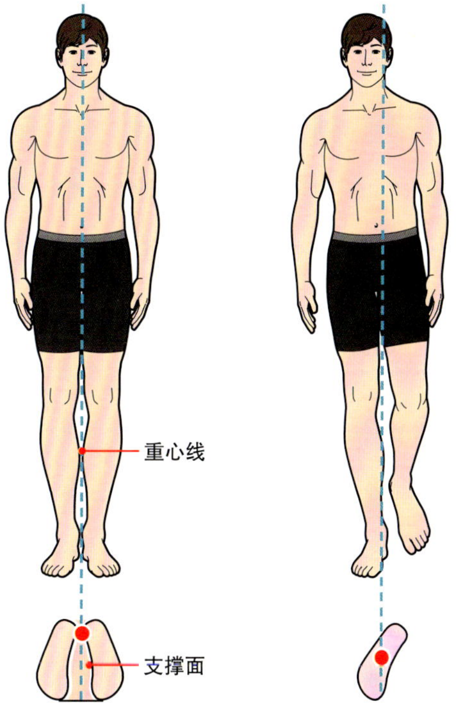

双脚立位

重心线位于支撑面的中心，因此较为稳定

单腿立位

处于不稳定状态，原因如下

❶支撑面变窄

❷重心线相对较偏

● 关节的分类 ▶ P8 ● 重心与姿态的关系 ▶ P122

立位姿势和坐位姿势

稳定的立位姿势是指重心线穿过踝关节前方，背侧的抗重力肌正常发挥作用的姿势。人体处于端坐位时，重心线在支撑面内，稳定性较好。

抗重力姿势与抗重力肌

立位或坐位等抵抗重力的姿势被称为**抗重力姿势**，而作用于此的肌肉则被称为**抗重力肌**（▶下图）。

❶**身体背侧的抗重力肌**：颈部深肌群、竖脊肌群、臀大肌、腘绳肌、小腿三头肌。

❷**身体腹侧的抗重力肌**：颈部屈肌群、腹肌群、髂腰肌、股四头肌、胫骨前肌。

为了保持**立位姿势**，背侧的竖脊肌群比腹肌群更活跃。而当人体处于较为**放松的立位姿势**时，腹肌群更活跃。当人体处于**稍息姿势**时，放松腿一侧的躯干肌群和下肢肌群几乎不活动，支撑腿一侧的腓肠肌和胫前肌发挥作用。

另外，颈部伸肌群、竖脊肌群、股二头肌、比目鱼肌为**主要的姿势肌**。

基本的立位姿势

人体处于静息立位姿势时，理想的人体力学对线*与重心线基本一致（▶右图）。

关于侧面的力学对线，从背面看，❶枕外隆突、❷椎骨棘突、❸臀沟、❹两膝关节内侧的中心、❺两内踝之间的中心，上述 5 个基准点位于**同一矢状面**（▶P9）并垂直即可。

关于前后方向的力学对线，从侧面看，❶耳垂、❷肩峰、❸大转子、❹膝关节前面（髌骨后面）、❺外踝前部 2 ~ 3 cm处，上述 5 个基准点位于**同一冠状面**（▶P9）并垂直即可。也就是说，重心线（▶P122）通过踝关节的前方，因此身体背侧的抗重力肌发挥重要作用。

抗重力肌

抗重力肌位于人体的腹侧和背侧

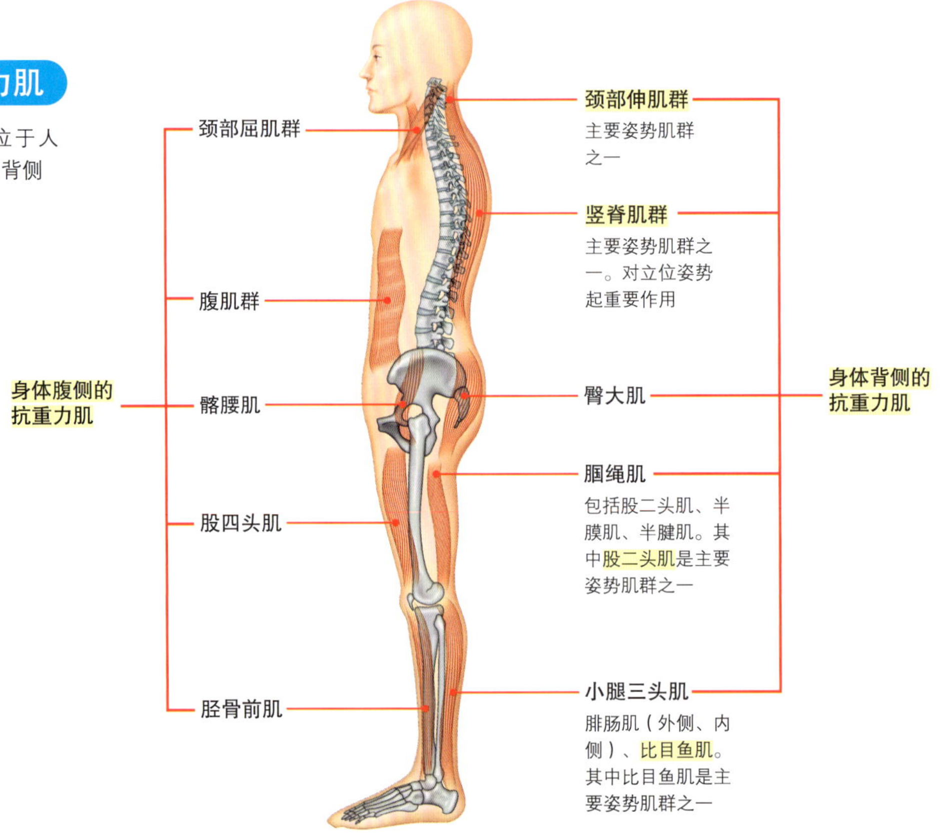

基本的坐位姿势

坐位姿势（▶P128）与立位姿势一样，同为基本姿势之一。基本的坐位姿势为颈部和躯干垂直，髋关节和膝关节几乎呈直角弯曲，足底紧贴地面的状态。该状态被称为**端坐位**（**椅坐位**）。保持该姿势时，重心线收于支撑面内，因此被称为稳定的坐姿（▶下图）。

人体处于坐位姿势时，由于重心线在第9胸椎前方，竖脊肌和腹肌群需要保持紧张状态，才能维持直立的姿势。特别是重心线靠近支撑面的边缘时，尤其需要腹肌群保持紧张状态。另外，想要保持一段时间的坐位姿势，下肢肌群的活动也必不可少。

关键词

* **力学对线** alignment

所谓的对线，有“排列、对齐”之意。用于姿势时，是指躯干及四肢骨骼基准点排列成一列的状态。

基本的立位姿势

【侧向的力学对线】

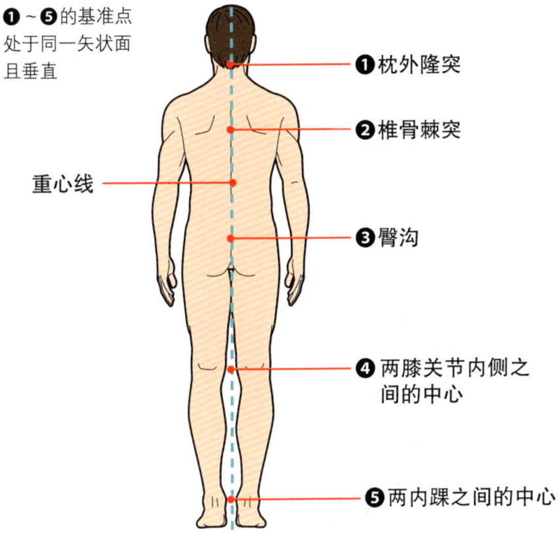

【前后方向的力学对线】

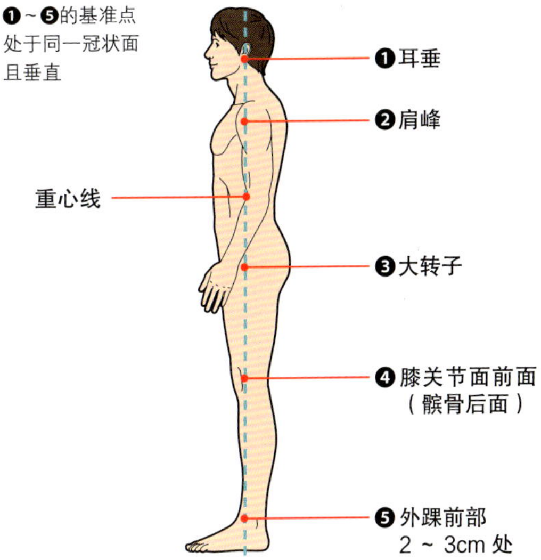

坐位姿势

【基本的坐位姿势（端坐位）】

稳定的坐位姿势

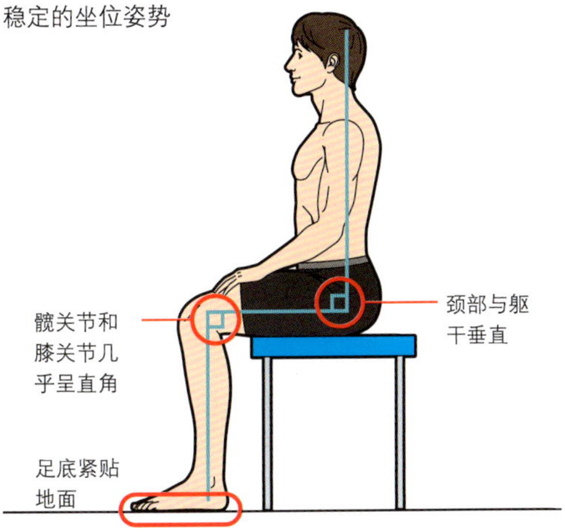

【丧失平衡的坐位姿势】

抗重力肌几乎未发挥作用，弓背使重心线接近支撑面中央，虽然可以轻松地保持坐姿，但属于不良姿势

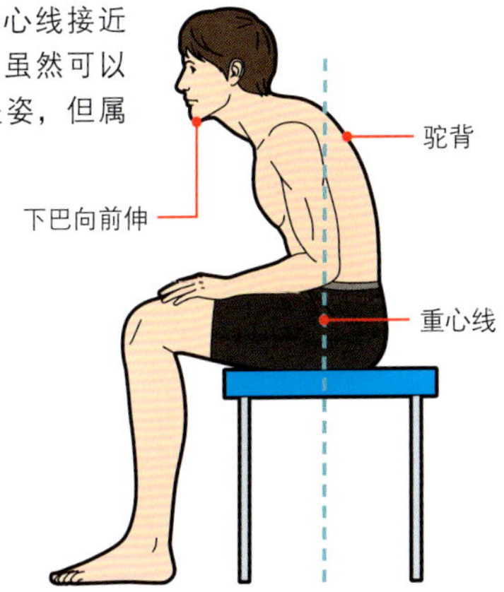

● 立位姿势和坐位姿势 ▶P126

肢位和体位

在运动学中，将姿势分为肢位和体位两部分来表示。
一个姿势可以用肢位和体位两方面用语来形容。

姿势的组成要素

姿势由**肢位**（attitude）和**体位**（position）两个要素构成。

❶**肢位**：身体各部分的相对位置关系。以手足或脊椎关节的角度来表示位置关系。如头部前屈位、肩关节 90° 外展位等。

❷**体位**：整个身体相对于重力方向的位置关系。表示人体以什么样的姿势来应对重力。如立位、坐位（▶P127）、侧卧位等。

从体位的角度看姿势

根据体位对姿势进行分类，可分为立位、坐位、卧位三种（▶下图）。

立位姿势：直立位、半蹲位、踮脚站立姿势等。

坐位姿势：跪坐位、盘腿坐位、椅坐位等。

卧位姿势：仰卧位、俯卧位、侧卧位等。

从体位的角度看姿势的分类

【立位姿势】 包括直立位、半蹲位、踮脚站立姿势等

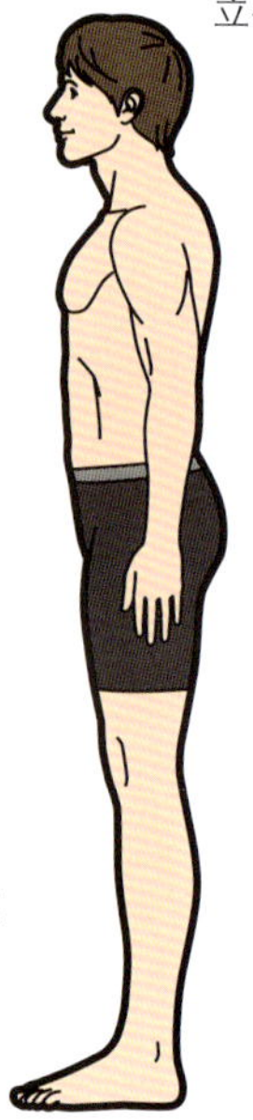
直立位

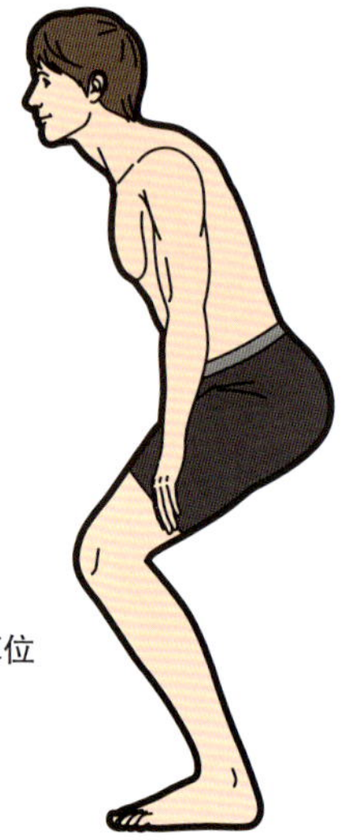
半蹲位

【坐位姿势】 跪坐位、盘腿坐位、椅坐位等

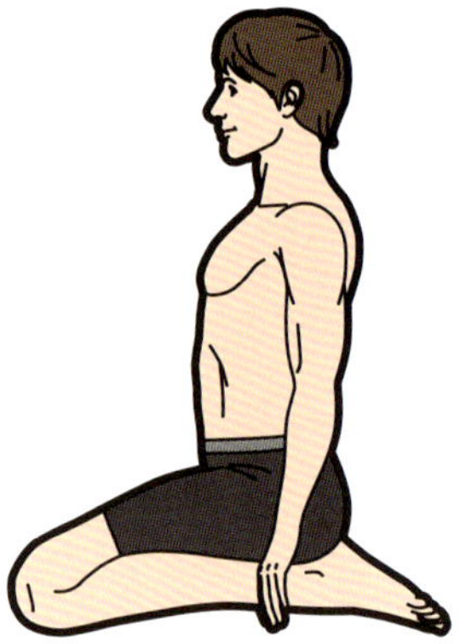
跪坐位

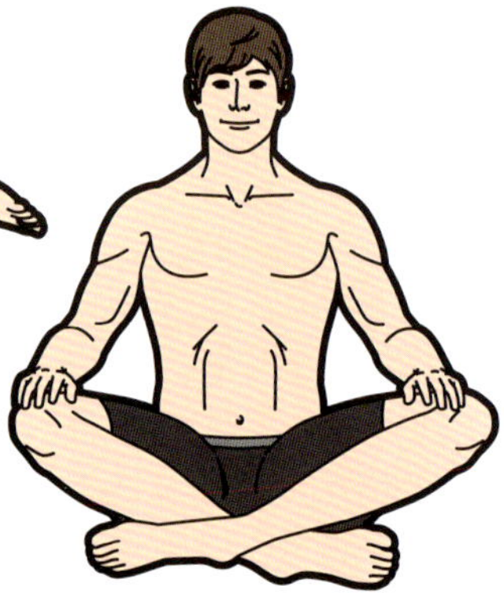
盘腿坐位

【卧位姿势】 包括俯卧位姿势、侧卧位姿势、仰卧位姿势等

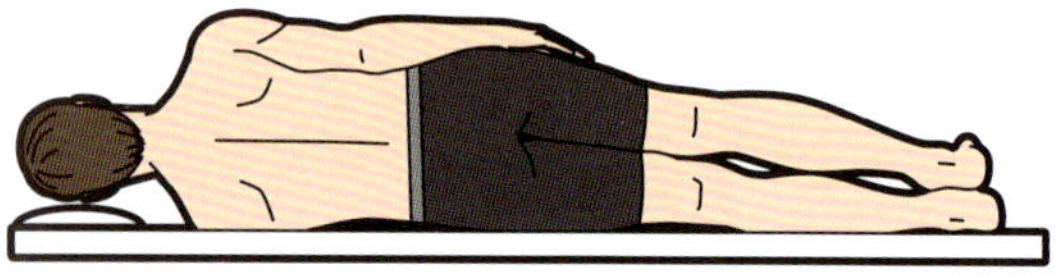
侧卧位姿势

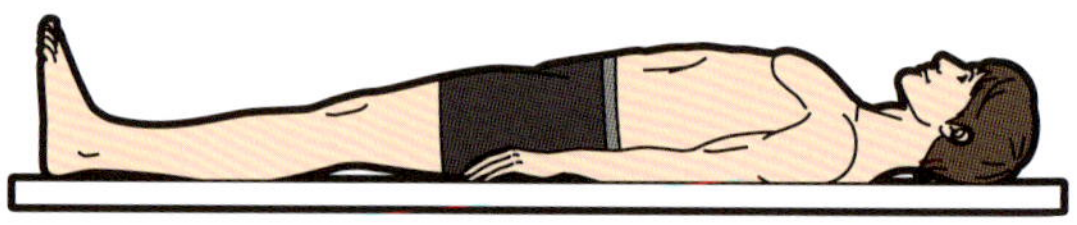
仰卧位姿势

● 姿势的稳定性 ▶ P124

什么是“良好的姿势”

良好的姿势是指在力学、生理学、医学和心理上处于稳定状态的姿势。也受到审美、工作效率等因素的影响。

良好姿势的标准

视角不同，良好的姿势和不良姿势的标准也会发生改变。以下列举不同的视角下良好姿势的标准。

❶ **力学上的稳定性**：人体处于静止姿势时，头部、躯干、四肢重心合成的重心线位于支撑面内（▶P124）。该位置越靠近支撑面的中心，稳定性越高。另外，人体在重力的作用下，各关节会产生旋转力矩，为了达到平衡状态，肌肉、韧带等的活动也不可或缺。可以说，相关的活动越少，人体的姿势在力学上就越稳定。

❷ **生理学上的稳定性**：如果长时间保持同一种姿势，就会因保持静态姿势而产生肌肉疲劳。为了防止肌肉过度收缩，需要经常改变姿势。另外，将消耗的能量控制在最小范围内，也有助于保持良好的姿势。

❸ **医学上的健康**：良好姿势的条件是，不额外增加循环器官、呼吸器官、消化器官等的负担。观察心率时发现仰卧位对循环系统的负担最小，心率较慢。相比之下，立位姿势会使下肢静脉系统或血管内压升高，从而增加循环系统的负担，使心率加快。

❹ **心理上的稳定性**：姿势还能反映出人的心理状态。心理状态稳定，人才可以保持脊柱伸展的良好姿势，焦虑、自卑等心理状态容易导致不良姿势，如屈曲位等。

❺ **美观**：所谓的形式美，是指让人感到美观的图形样式，人体的形式美诸如协调（平衡）、律动、匀称、比例均衡、动感等。

❻ **工作效率**：有关工作姿势，不仅要考虑静态姿势，还要考虑工作这一动态因素。也就是说，良好的姿势是指工作效率高且舒适的姿势（▶下图）。

良好姿势示例

例如，为了在厨房高效工作，最好调节水槽的高度，以保证人体处于良好的姿势

理想的水槽高度（cm）=身高 ÷ 2+（5 ~ 10）

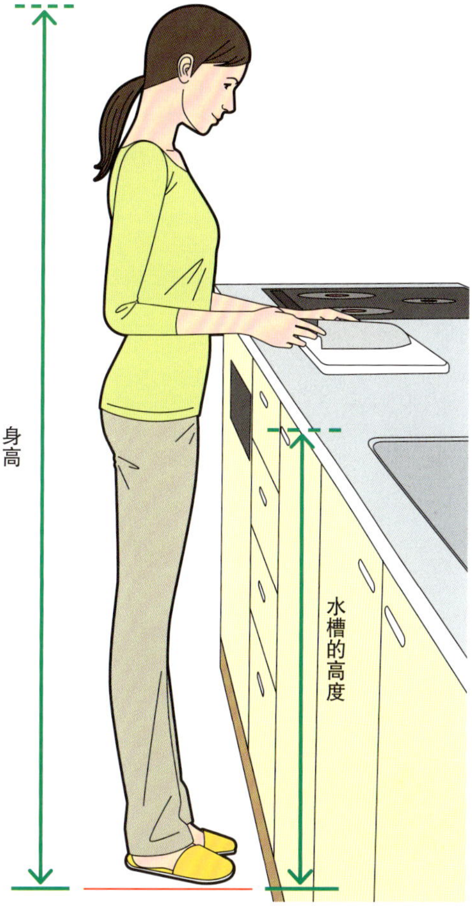

● 颈椎的运动 ▶P100 ● 立位姿势和坐位姿势 ▶P126

保持姿势引起的肌肉疲劳

长时间保持同样的姿势，会导致肌肉力量和工作效率下降。
下面笔者将针对立位姿势、坐位姿势进行解说。

什么是肌肉疲劳

肌肉疲劳是持续反复进行过度运动或长时间保持相同姿势造成的结果。血液循环停滞，肌肉供氧不足会导致肌肉疲劳。

保持姿势引起的肌肉疲劳性疼痛

在各种工作场景中，长时间保持同样的姿势都会引起肌肉疲劳性疼痛。

以立位姿势工作时，长时间的工作容易引起下肢和腰部的疼痛。单侧腿伸向斜前方的姿势（即“稍息姿势”）比直立不动更容易保持身体平衡，更适于保持舒适长久的立位姿势。另外，斜伸出的腿随时左右交替，有助于减轻肌肉疲劳（▶下图）。

除此之外，设置适当的休息时间，不仅可以减轻肌肉疲劳，还可以克服不断放大的工作单调感，提高工作效率。

以坐位姿势工作，与立位姿势相比可以避免下肢的体重负荷，具有减少能量消耗的优点。但是，轻度前屈位的坐姿对腰部的负担与立位前倾姿势程度相同（▶右图），因此推荐选择负担较小的坐姿。例如，使用有靠背的椅子对腰部的负担较小。不过部分坐姿反而会加重腰部的负担，如半躺半靠在椅背上。

近年来，越来越多的电脑工作者，因为长时间保持同一种姿势导致脖子酸痛或肩膀酸痛。这会导致背深肌的枕下肌群以及背浅肌的斜方肌和肩胛提肌僵硬，从而引发颈肩酸痛。推荐重新调整坐姿，如使用带扶手的椅子等，以减轻颈背部的负担（▶右图）。

舒适的立位姿势

【长时间保持同一种姿势】

长时间的保持同一种姿势会导致血液循环停滞，肌肉的氧气供应减少，引起肌肉疲劳

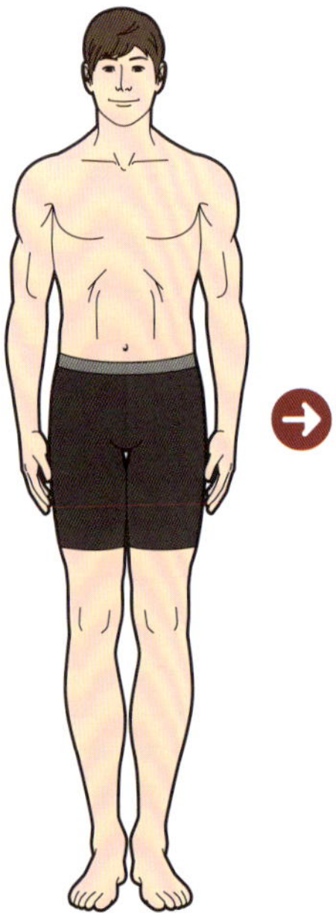

【如何减轻肌肉疲劳】

单侧腿伸向斜前方，支撑面更宽更稳定。进一步倾斜可以促进血液循环

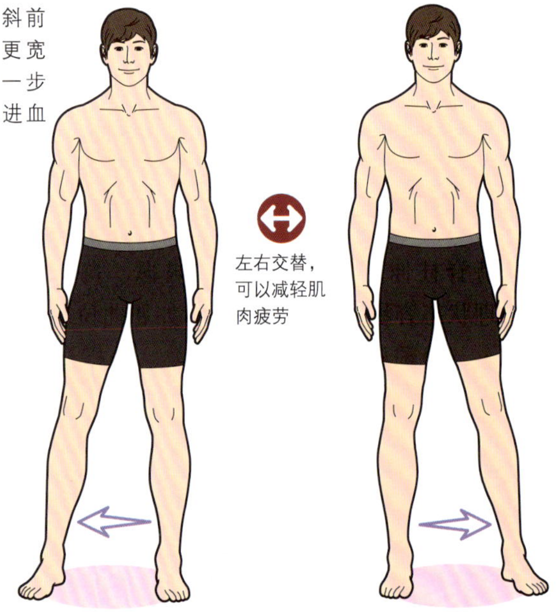

举起重物的姿势，会给腰部、竖脊肌群（▶P100、126）带来较大的负担。弯曲髋关节和膝关节，或将物体贴近身体后再抬起等，都可以减轻肌肉的负担。

坐位姿势对腰部的负担

假设立位姿势时负荷为 100，通过以下图表观察不同的立位姿势下第 3 腰椎间盘的内压变化

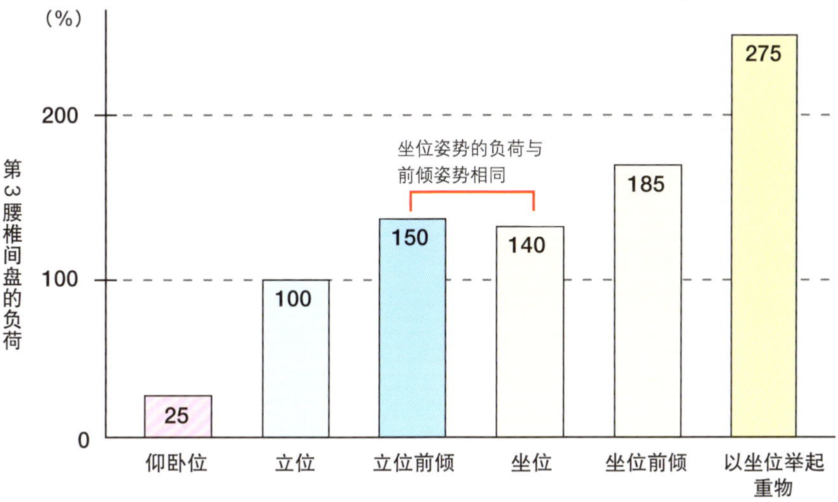

使用电脑工作时的坐姿

【不良姿势】

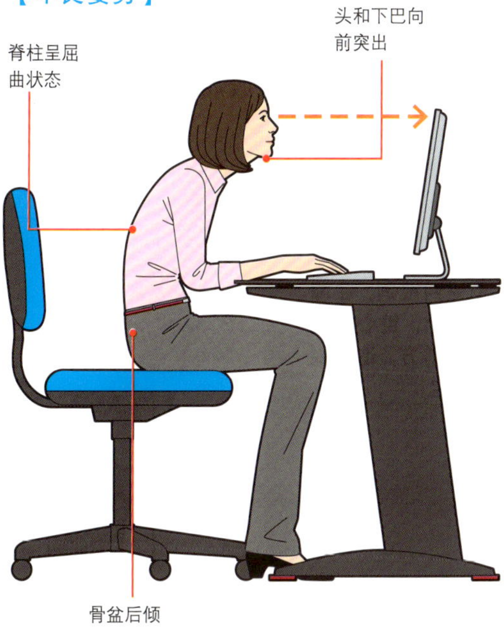

长时间以不良姿势工作，头部的重量会使枕下肌群或颈部的竖脊肌群、斜方肌上部纤维、肩胛提肌等硬化，从而产生颈部酸痛。长时间观看屏幕也是原因之一

【良好的姿势】

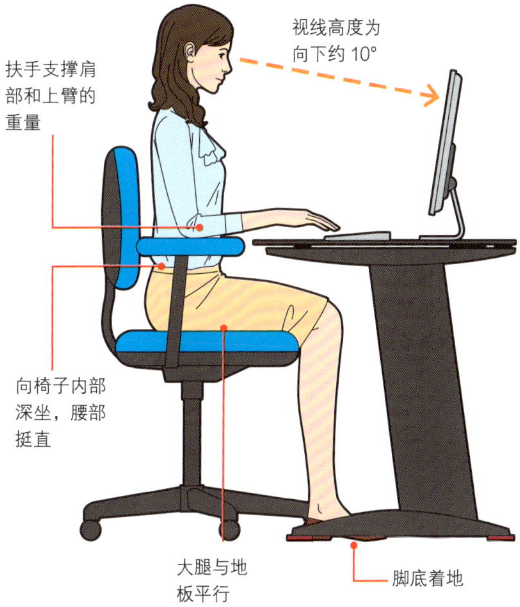

如图所示，以良好的姿势工作可减轻肌肉疲劳

最佳椅子高度 = 身高 ×0.25-1（±1）
最佳书桌高度 = 身高 ×0.25-1（±1）+ 身高 ×0.183-1（±1）

● 髋关节和骨盆的疾病 ▶P76

疾病引起的姿势异常

除了年龄增长的影响外，帕金森病或脑中风的后遗症、脑瘫、肌营养不良症等中枢神经系统和神经肌肉疾病也常伴随姿势异常的症状。

年龄增长引起的姿势异常

姿势异常是指处于不自然姿势状态。

矢状面（▶P9）的姿势可分为**正常姿势**、**平背姿势**、（**腰椎**）**前凸型**、（**胸椎**）**后凸**（腰椎）**前凸型**、（胸椎）**后凸**（腰椎）**平坦型**（**摇摆背**，sway-back）。

随着年龄的增长，脊柱会逐渐后凸。后凸进一步发展还会导致骨盆后倾，重心后移。人们会为了避免重心后移而弯曲膝关节，也就是所谓的**安乐立位姿势**（▶下图）。与此同时，其会伴随着下肢肌群的肌力下降等症状，进而引发姿势异常。

老年人如果有明显脊柱后凸症状，可以通过使用拐杖来平衡脊柱。这时最好选用高一些的拐杖，将其置于前方。

帕金森病伴随的姿势异常

罹患**帕金森病***后，有较高的概率伴随姿势异常。尤其是严重的姿势异常，会导致患者的日常生活活动能力（ADL）大幅降低。

帕金森病的主要症状表现为静止性震颤、肌肉强直、运动迟缓、姿势平衡障碍。帕金森病的特征性姿势：肘关节及膝关节轻微屈曲，脊柱屈曲的**前倾前屈姿势**（▶右图）。除此以外，还可能表现为躯干大幅度**前屈姿势**（**弯腰**）、**侧屈姿势**（**脊柱侧弯**）、**颈部大幅度前屈**（**头颅下垂**）等。

脑卒中后姿势异常

脑卒中*后遗症包括**痉挛性偏瘫**。痉挛性偏瘫的患侧，容易产生肩外展和内旋位、肘屈曲位、前臂为中立位或旋前位、腕关节和手指为屈曲位、股屈曲和外展和外旋

老年人的姿势

【老年人安乐立位姿势】

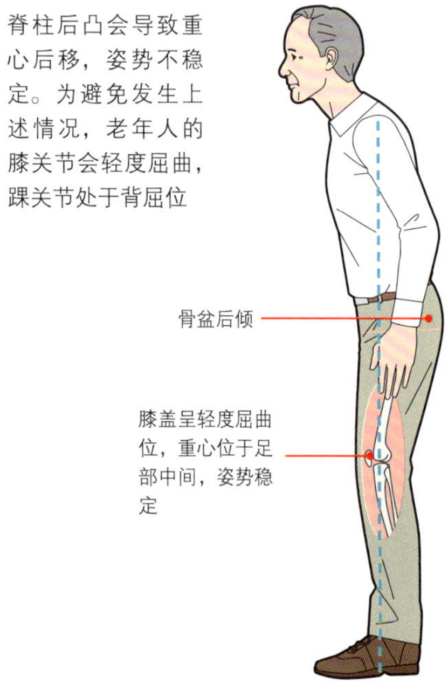

【脊柱后凸引起的异常姿势】

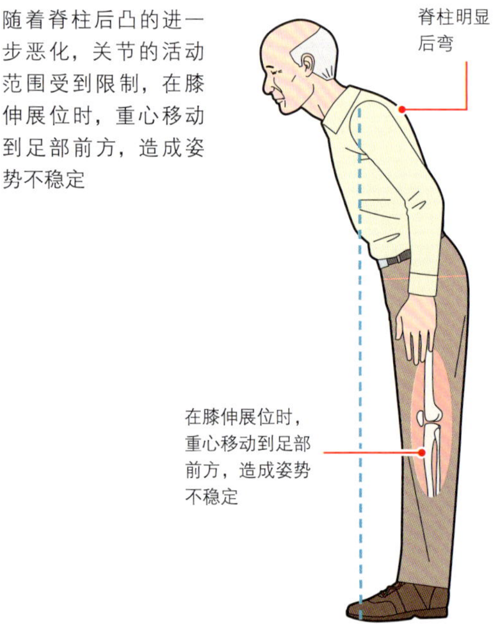

位、足跖屈位，这种肢位称为韦尼克－曼恩姿势（Wernicke - Mann's posture）（▶下图）。

脑瘫伴随的姿势异常

脑瘫*是在新生儿时期之前发生的非进行性脑病变引起的运动功能障碍。从运动障碍的特性可以分为痉挛型和手足徐动型。痉挛型脑瘫会导致四肢瘫痪等姿势异常。

肌营养不良症伴随的姿势异常

肌营养不良症*是一种遗传性疾病，表现为进行性骨骼肌萎缩和肌肉无力。代表性的重症类型为假性肥大型（Duchenne型）肌营养不良症（▶P77）。会导致全身的骨骼肌进行性肌力下降。典型姿势为**腰椎前弯**（▶下图）。

前倾前屈姿势（帕金森病）

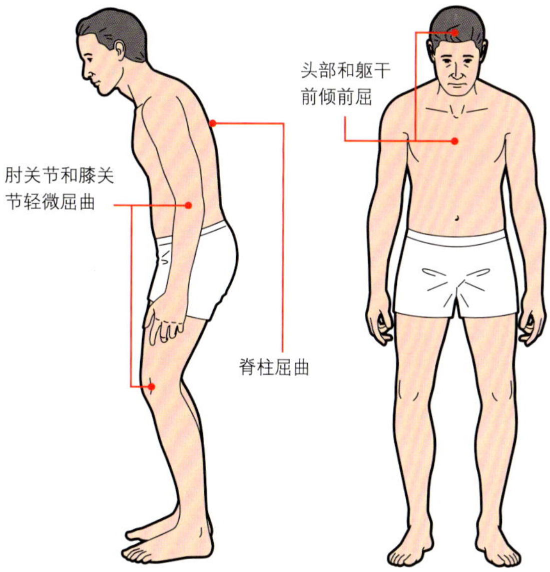

痉挛性偏瘫（脑卒中后）

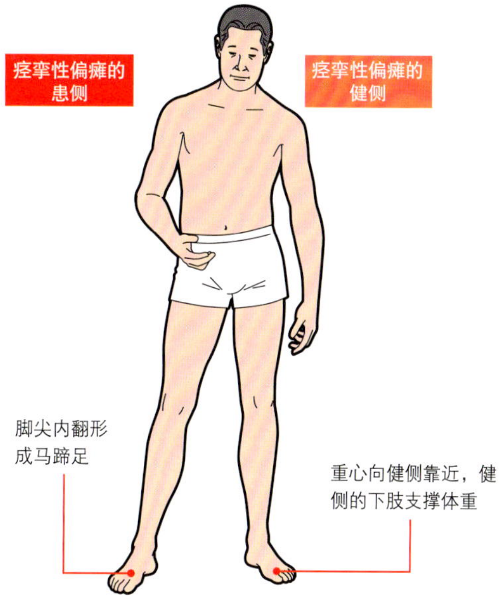

腰椎前弯（肌营养不良症）

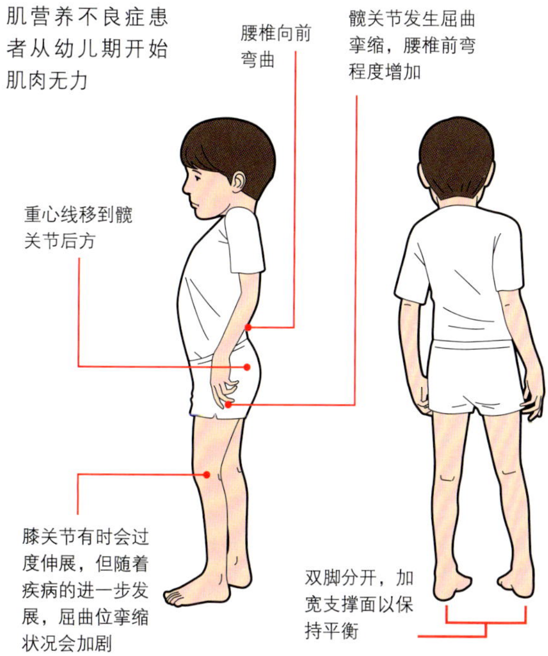

关键词

* **脑卒中** stroke

指的是由于脑部血管突然破裂或因血管阻塞导致血液不能流入大脑而引起脑组织损伤的一组疾病，包括缺血性（脑梗死）和出血性（脑出血）。

* **帕金森病** Parkinson's disease

原因不明的神经退行性疾病。一般认为多因脑内黑质产生的神经递质——多巴胺减少而发病。

* **脑瘫** cerebral palsy

指的是发生于胎儿受孕到出生后4周，由于某种原因造成脑部损伤而表现出运动或姿势障碍的综合征。2岁前出现症状。

* **肌营养不良症** muscular dystrophy

主要病变为骨骼肌纤维的变性和坏死，会导致进行性肌力下降的遗传性疾病。不仅会造成日常生活活动能力（ADL）降低，还可能伴随心力衰竭等严重并发症。

● 重心与姿态的关系 ▶ P122 ● 步行时的关节和肌肉 ▶ P136

什么是正常步态

步行是人类基本的活动方式。自古以来，在运动科学等相关领域，对于人类步行时动作的研究未曾停止。

步行周期

从一侧足跟着地到同侧足跟再次着地的过程称为1个步行周期。步行周期分为支撑相和摆动相（▶右图）。支撑相是指足部和地面接触的时期，约占一个步行周期的60%。摆动相是指足部离开地面的时期（▶右图）。

支撑相又分为足跟着地（脚跟接触地面）、全足底着地（脚底接触地面）、支撑中期（整个支撑腿的重量都在足底正上方）、足跟离地（足跟离开地面）、足趾离地（脚趾离开地面，又称足尖离地）5个阶段。

而摆动相分为加速期（腿位于躯干后方）、摆动中期（腿位于躯干正下方）、减速期（腿摆动到躯干前方)3个阶段。

上述一系列的步行周期中，有一段时间内双脚同时着地支撑身体。这段时期叫作两脚支撑期。另外，只有单脚着地的时期被称为单脚支撑期。

步行的指标

步行的指标有如下几项（▶右图）：

❶ 步行速度（walking rate）：指的是单位时间内行走的步数，也被称为步频（cadence）。以步/分、步/秒表示。步行速度因身高、年龄、性别等因素而异。

❷ 步幅（step length）：指一足着地至对侧足着地之间的一步（step）的足跟之间的距离。

❸ 跨步长（stride）：指一足着地至同一足再次着地的足跟之间的距离（复步长）。

重心转移

成人的重心在人体正中线上，位于足底到身高55% ~ 56%的高度，骶骨前方（▶P122）。因此，步行时人体的重心沿上下、左右方向的2条正弦曲线*组合移动。

重心上下移动时，最高点在支撑中期，最低点在足跟着地时。重心左右移动时，重心向侧方移动，最高点也在支撑中期。

正常步态是指效率较高，也就是重心位置振幅较小的步行方式。

步行时躯干上部和下部进行反方向的旋转运动。骨盆的旋转从摆动相开始，持续到支撑相初期承担体重负荷为止，股骨与骨盆的相对旋转为8°。而胸廓的旋转方向与骨盆相反。综上所述，通过躯干上部和下部的相互抵消，调整步行速度。

除了骨盆旋转以外，还包括以下几个要素，可以保证重心位置的振幅保持在小范围内，以实现高效率的步行。

❶ 骨盆倾斜度：摆动腿一侧的骨盆向下倾斜5°，使上下方向移动的振幅减小。

❷ 膝关节弯曲：支撑腿的膝关节在完全伸展位时足跟着地，此后一直保持屈曲状态，直到全足底着地。支撑中期后，膝关节在支撑腿完全承担体重负荷时伸展，足跟离开地面的同时屈曲（双重膝作用：1个步行周期内膝关节屈伸两次）。其可以减缓着地时的冲击，也可以减小上下方向移动

关键词

* 正弦曲线

正弦函数（$y=\sin x$）的图形中重复的波形曲线。又称正弦波（sine curve）。

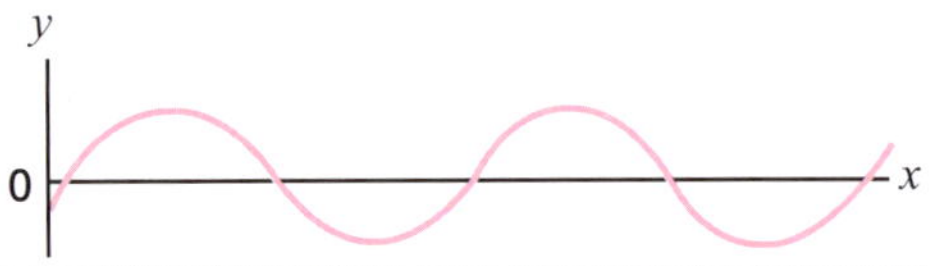

的振幅。

❸**踝关节和膝关节**：▶P136。

❹**骨盆侧移**：通过向一侧移动 3cm，使左右方向移动的振幅减小。

步行周期的定义

步行周期由支撑相和摆动相构成。另外，在 1 个步行周期中，两脚支撑期和单脚支撑期交替出现

【支撑相】从首次着地到足趾离地

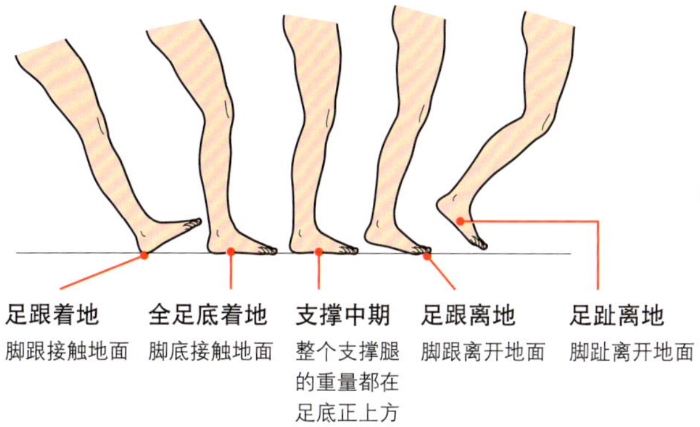

【摆动相】迈出的下肢再次着地之前

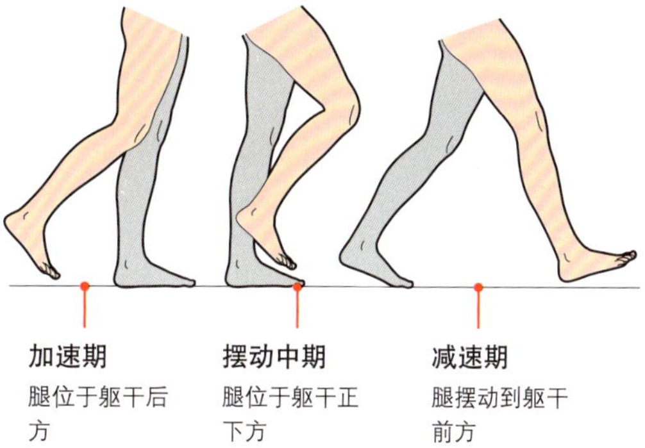

【1 个步行周期】

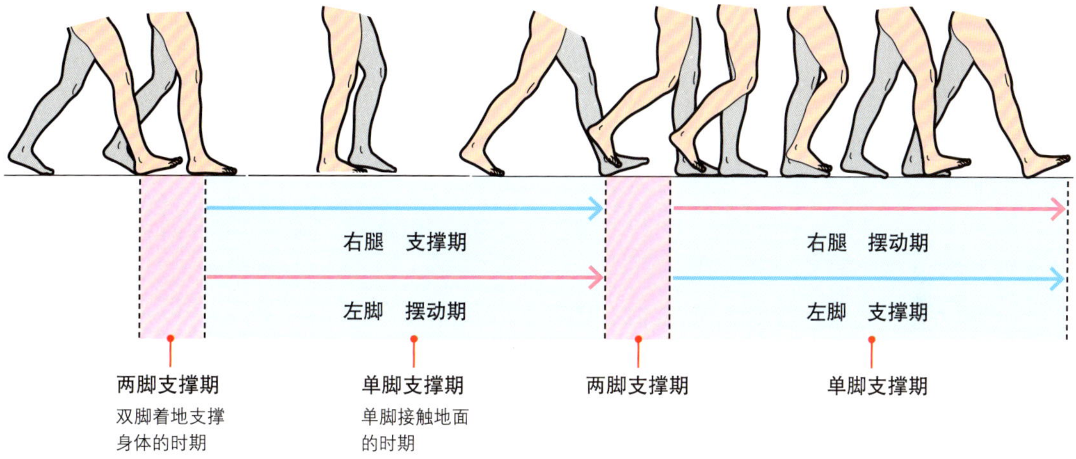

步行的指标

一个步行周期中前进的距离称为跨步长，从一侧足跟着地到另一侧足跟着地之间的距离称为步幅

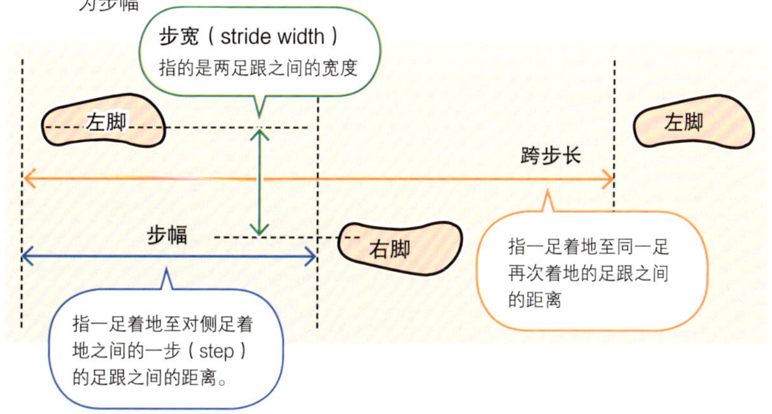

●肌肉收缩的方式▶P22 ●什么是正常步态▶P134

步行时的关节和肌肉

步行时，髋关节、膝关节和踝关节主要参与运动。下肢肌群在支撑相和摆动相期间活动。另外，上肢同时也在前后摆动。

下肢关节的运动

步行时的下肢关节在步行周期的各相中进行屈曲和伸展运动。在1个步行周期内，**髋关节**出现**1次屈曲和伸展**。髋关节在足跟着地早期为屈曲和内旋位，随着躯干向前移动而伸展，在支撑相末期达到最大伸展位。进入摆动相后，开始急速屈曲，下肢向前摆动。

膝关节在1个步行周期内，出现**2次屈曲和伸展**（双重膝作用，▶P135）。支撑腿的膝关节在足跟着地后开始轻度屈曲，支撑中期后躯干向前移动，膝关节伸展。接下来对侧脚着地，膝关节再次屈曲，在摆动相早期达到最大屈曲位，并作用于脚离开地面，摆动相末期的膝关节伸展作用是使离开地面的脚向前摆动。

踝关节在1个步行周期中，出现**2次背屈和跖屈**。在足跟着地时，踝关节呈轻度背屈位，接下来跖屈并进入全足底着地状态。其后，转为背屈，通过躯干向前移动而达到最大背屈位。其后，再次跖屈进入足跟离地状态，在足趾离地时达到最大跖屈位。足趾离地后，踝关节再次背屈。

上肢关节运动

步行时，摆臂动作必不可少。通过手臂的摆动，可以产生对抗躯干旋转的旋转力矩（▶P31）。

手臂自前向后运动时，肩关节向后伸展9°。这时，肩关节伸肌（背阔肌上部、大圆肌、三角肌肩胛冈部）和外展肌（三角肌肩峰部）发挥作用。另一方面，从自后向前运动时，关节向前屈曲20°。这时，屈肌不参与肌肉活动。肘关节也与肩关节同时伸展和屈曲。

步行时的肌肉活动

活动的下肢肌群分为**支撑相期间活动的肌群**和**摆动相期间活动的肌群**（▶右表）。

❶**支撑相期间活动的肌群**：竖脊肌、臀大肌、臀中肌、股四头肌（股直肌、股中间肌、股内侧肌、股外侧肌）、胫骨前肌、踝关节的跖屈肌群（小腿三头肌：腓肠肌、比目鱼肌）。

❷**摆动相期间活动的肌群**：竖脊肌、髂腰肌、腘绳肌（股二头肌、半腱肌、半膜肌）、胫骨前肌群。

在支撑相期间活动的肌群中，**臀大肌**（▶P74）从足跟着地到支撑中期活动（向心收缩，▶P22），作用于髋关节的伸展。**股四头肌**（**股直肌**、**股中间肌**、**股内侧肌**、**股外侧肌**，▶P25）主要在足跟着地到支撑中期活动（离心收缩，▶P22），具有稳定膝关节、防止其受伤的作用。

踝关节的跖屈肌群（**小腿三头肌**：**腓肠肌**、**比目鱼肌**，▶P89）在整个支撑相期间活动，在支撑相末期尤其活跃。其可以防止踝关节的背屈，作为踢出和加速的主动肌发挥作用。

在摆动相期间活动的肌群中，**腘绳肌**（**股二头肌**、**半腱肌**、**半膜肌**，▶P25）在摆动相的减速期也会活动（离心收缩），作用于下肢钟摆运动的减速。

踝关节的背屈肌群（**胫骨前肌群**，▶P89）在支撑相（离心收缩）和摆动相（向心收缩、等长收缩，▶P22）期间活动，特别是在摆动相期间，其将踝关节固定在背屈位，以使足跟着地。

步行周期和下肢关节的运动

	步行周期	下肢关节的运动
支撑相	❶足跟着地 脚跟接触地面 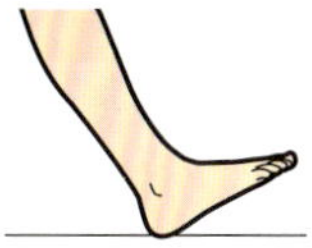	膝关节：轻度弯曲 髋关节：屈曲 踝关节：轻度背屈位
	❷全足底着地 脚底接触地面 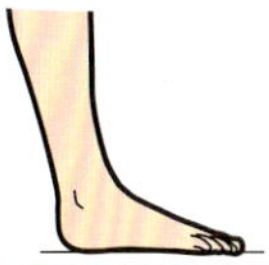	膝关节：屈曲 髋关节：趋向伸展 踝关节：跖屈位
	❸支撑中期 整个支撑腿的重量 都在足底正上方 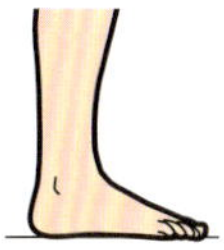	膝关节：弯曲→伸展 髋关节：伸展 踝关节：背屈
	❹足跟离地 脚跟离开地面 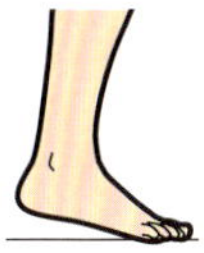	膝关节：伸展→屈曲 髋关节：最大伸展位→屈曲 踝关节：最大背屈位→跖屈
	❺足趾离地 脚趾离开地面 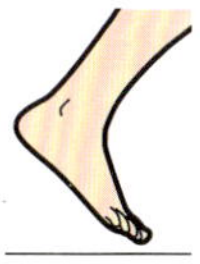	膝关节：屈曲 髋关节：屈曲 踝关节：跖屈→最大跖屈
摆动相	❶加速期 腿位于躯干后方 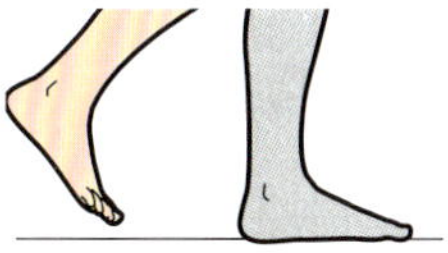	膝关节：持续屈曲 髋关节：持续屈曲 踝关节：背屈
	❷摆动中期 腿位于躯干正下方 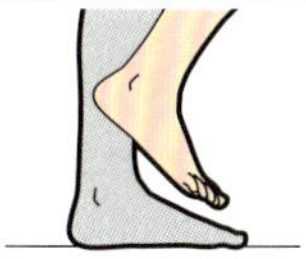	膝关节：最大屈曲位→伸展 髋关节：最大屈曲位 踝关节：背屈
	❸减速期 腿摆动到躯干前方 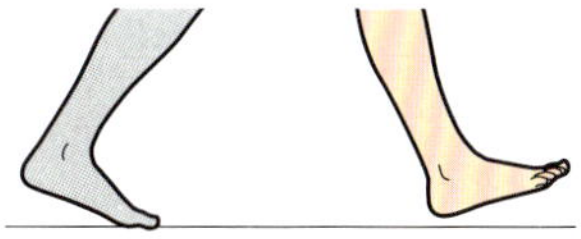	膝关节：伸展 髋关节：屈曲 踝关节：背屈

知识链接

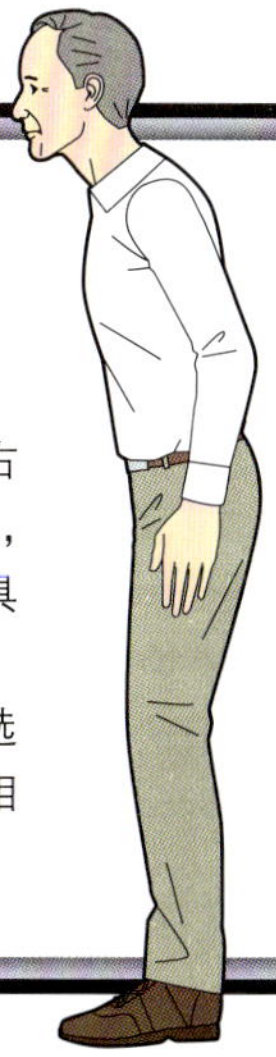

儿童和老年人的步行

儿童和老年人步行状态与成人有所不同。

儿童步行与伴随中枢神经系统成熟的运动学习有很深的关系。幼儿在出生后 12 个月左右可以独自站立，经历初次迈步、独自行走，到 6 岁逐渐过渡到成人的步行模式。儿童的步幅较宽，冠状面稳定，但矢状面不稳定，容易前后跌倒。此外，不同于成人的足跟着地，儿童步行具有全足底着地的特点。

而老年人会出现下肢肌力不足、平衡功能下降、视力和听力下降等情况，因此他们会选择前倾姿势，以保持步行的稳定性。老年人的步伐比成人慢，踝关节活动减少，具有支撑相增长的趋势。

正常步态的变形（不良步态）

步态分为正常步态和异常步态，除此之外，部分人群的行走方式虽然称不上异常，但也属于非正常的不良步态。

非正常步态

非正常步态（▶P134）不一定都是由疾病引起的。部分人群即使没有罹患疾病或存在功能障碍，也会因年龄、身体特征、精神状态等而改变步行方式。这与后述的异常步态（▶P139、142）有所区别。

不良步态的种类

❶水手步态

行走时左右脚间隔的幅度较大。骨盆或肩膀左右、上下大幅度摆动的走路方式，见于严重的腰椎前弯。类似于在摇晃的船上行走。

另外，肘关节也与肩关节同时伸展和屈曲。

❷摇摆步态

走路时有意识地协助臀中肌收缩，因此导致骨盆左右大幅度下降，臀部大幅度摆动，也就是所谓的梦露步态（monroe walk）。该步态需消耗大量能量。

❸虎步

如同缓慢行驶的列车一样，步频（▶P134）较低，步行周期较长。单脚支撑体重的时间变长，摆动腿一侧的脚贴近地面。该步态需要保持完全的平衡。

❹文雅步态

该步态步幅短，步伐快，行走中非足跟着地，而是全足底着地。多见于身材矮小的人。

❺前倾步态

耸肩、腰部过度伸展，膝关节屈曲，以较短的步幅缓慢行走。常见于穿高跟鞋走路不顺畅的女性等（▶下图）。

❻疲劳步态

类似于前倾步态，但走路时髋关节和膝关节屈曲，重心位置较低。脚步迟缓，双脚支撑时间延长。

摆动步态

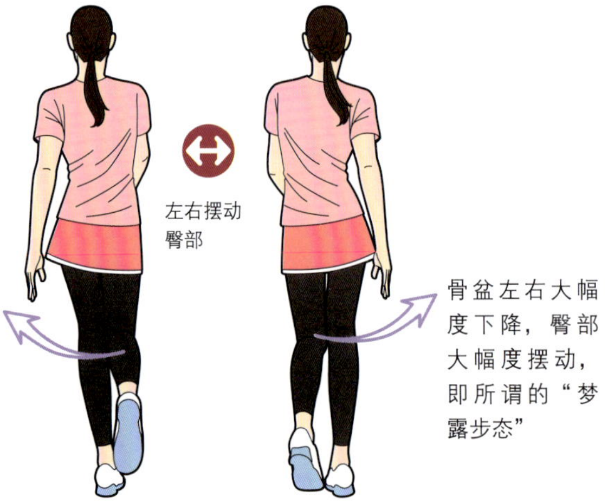

前倾步态

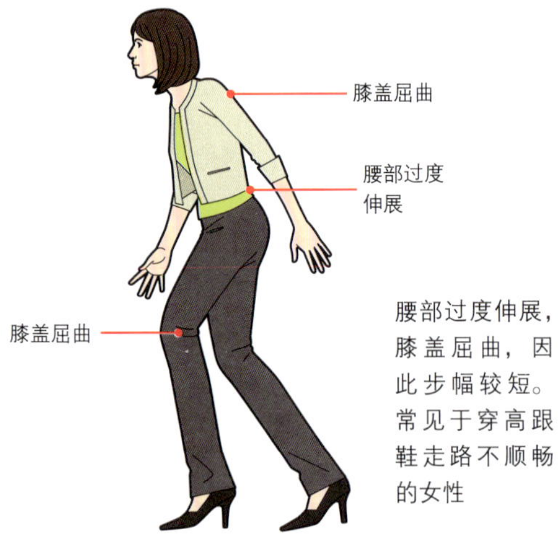

神经肌肉疾病引起的异常步态

神经肌肉疾病引起的异常步态分为两种，其病因分别为周围神经肌肉疾病和中枢神经疾病。异常步态有助于对部分中枢神经疾病的诊断。

异常步态的病因

异常步态的病因包括神经肌肉疾病（周围神经肌肉疾病、中枢神经疾病）、运动器官疾病、年龄增长等。下文中笔者将以神经肌肉疾病引起的异常步态为例进行说明。

周围神经肌肉疾病

❶臀大肌步态

由于臀大肌的肌力下降、麻痹，导致患侧在足跟着地后，躯干和骨盆后倾。其在髋关节处于踝关节正上方时后倾程度最严重。重心线（▶P122）通过髋关节的后方，其为防止髋关节屈曲而形成的步态（▶下图）。如果两侧均为患侧，患者在整个步行周期中都会采取躯干向后方倾斜的肢位。

❷臀中肌步态

由于臀中肌麻痹，步行时身体代偿性地向肌力较弱的一侧倾斜，以将重心置于负重腿上。步伐较快时异常表现不明显。外展肌群发育不良则称为髋外展肌跛行（hip abductor lurch）（跛行，▶P76）。它与洛伦兹（Lorenz）提到的软性坠下式跛行（elastisches sturzhinken）是同义词。

患侧作为负重腿时，摆动腿一侧的健侧骨盆下降（特伦德伦伯格氏征，▶P74、77），随之使头部和躯干代偿性地向患侧倾斜。健侧作为负重腿时，躯干（即两肩的倾斜度）会向支撑腿一侧的患侧倾斜（Duchenne征，▶P77），行走时重心置于患侧股骨头上。

❸髂腰肌步态

因为韧带紧张，髋关节过度伸展，导致患侧的脚尖离开地面时，躯干向后倾斜。通过让躯干和骨盆迅速地向后倾斜，使患肢向前摆动。通过腰方肌、腹内斜肌、腹外斜肌以及背阔肌的作用，使下肢在摆动期内伸出。患侧离地时，骨盆上提，踝关节背屈。即使髂腰肌麻痹，如果股直肌不存在问题，则让其代替参与髋关节屈曲动作（股直肌步态）。这种情况下，当髋关节屈曲时，膝关节处于伸展位。

❹髋内收肌步态

左右脚保持较宽的间距。但其在临床上并非较为严重的功能障碍。

❺股四头肌步态

患者走路时会用手按住大腿前面，躯干微微前屈，以防膝盖弯曲。这是肌营养不良症（▶P133）、脊髓灰质炎*患者常见的走路方式。

经常用手按压大腿，使膝关节过度伸展，多会因十字韧带拉伸而造成膝反屈（▶P140图）。另外，迈步时整个下肢呈外旋位，以避免膝盖屈曲。此时，膝关节内侧副韧带移向前方，其保持紧张状态以固定

臀大肌步态

其原因为臀大肌肌力下降、麻痹

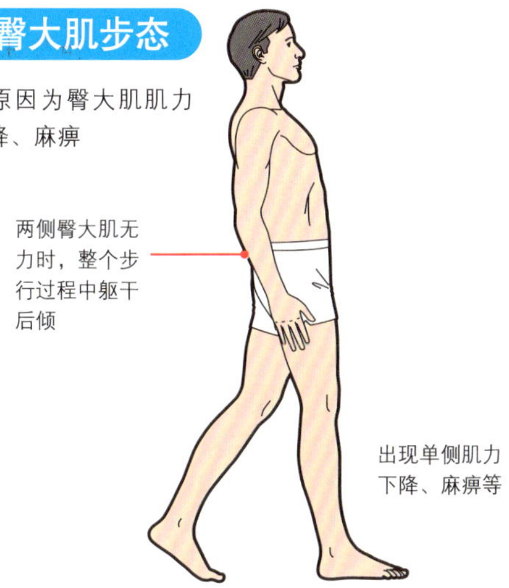

膝反屈

可见于股四头肌步态、腘绳肌步态、胫骨前肌步态等

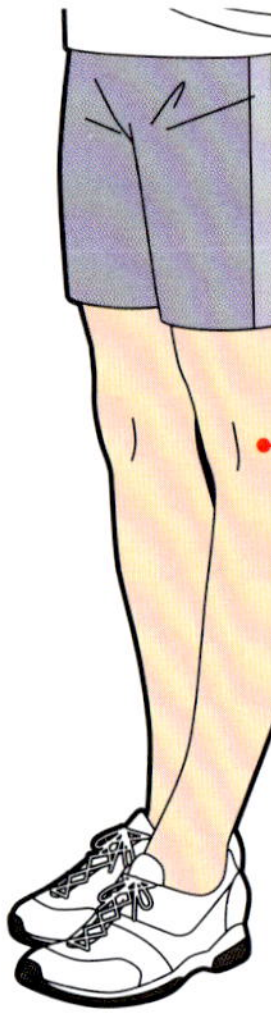

膝关节，但膝关节内侧副韧带过度拉伸，会导致膝外翻（▶P79）。

❻腘绳肌步态

腘绳肌（▶P25）所有肌肉的肌力下降时，整个步行周期内膝关节都会伸展，即所谓的膝关节强直步态，伴随膝反屈。仅股二头肌肌力下降时，会造成内侧腘绳肌异常活跃，常伴有膝反屈。

在只有半腱肌、半膜肌的肌力下降时，外侧的股二头肌异常活跃，形成所谓的**鸽样步态**，造成足外翻畸形（▶P94）。

❼胫骨前肌步态

摆动相期间会出现**足下垂***或**马蹄足步态**（▶P94），踝关节无法背屈。

为了抬起脚尖，膝关节和髋关节被强行过度屈曲，形成**鸡步**。足跟着地期间，下垂侧的足底会用力撞击地面。踝关节挛缩导致马蹄足畸形时，足跟不能着地而用脚尖着地，形成膝反屈（▶P139）。

❽小腿三头肌步态

脚尖离开地面时，脚跟无法抬起，即所谓的**跟行足**（仰趾足）步态（▶P94）。

摆动相期间，髋关节外展和外旋，使下肢做环转运动。为了弥补小腿三头肌（▶P89）肌力下降的状态，腓骨长、短肌肥大，且更加活跃。因此，足外翻倾向加剧，足弓（▶P92）弧度减小，有时会形成扁平足（▶P94）。趾长屈肌、拇长屈肌参与足部的跖屈运动，但当脚尖离开地面时，会使足部连同足尖跖屈。

❾腓骨肌步态

从脚尖离开地面至摆动相期间，足部因拮抗肌（▶P24）的作用而内翻。踝关节稳定性极差。

中枢神经疾病

❶环形步态和划圈步态

痉挛性偏瘫（▶P133）患者的步态又称**偏瘫步态**（hemiplegic gait），步行过程中上肢几乎没有摆动，患侧下肢因马蹄足畸形，在迈出时在髋关节处外展，脚的轨迹呈圆弧状，形成所谓的**割草步态**、**划圈式步态**。

步行时，膝关节、踝关节不弯曲，形成下肢强直步态，在支撑中期容易导致膝反屈。为了减轻患肢的体重负荷，患肢支撑相缩短，健肢支撑相延长。另外，还会引发膝关节伸展挛缩。

❷剪刀步态

伸展型痉挛性截瘫的双下肢呈内收位，足部为马蹄内翻足。

由于整个下肢伸展、内收，两膝如活动的剪刀一般，相互摩擦交叉，形成不稳定的步态。步幅较短，躯干前后大幅度摇摆（▶P141）。

❸鸡（状）步态、跨阈步态、垂足步态和鸡步

罹患**下肢弛缓性轻瘫**后，如胫骨前肌等远端肌出现严重障碍时，会导致**足下垂**，由于踝关节无法背屈，所以将脚向前伸出时，为了避免脚与地面产生磕绊，需要抬高脚行走。

❹马蹄足步态和鸭步

常见于**痉挛性截瘫**和**痉挛型脑瘫***、**癔病性截瘫**，走路时双下肢僵直，脚尖摩擦地面，像鸭子一样从腰开始摆动。

剪刀步态

由伸展型痉挛性截瘫引起

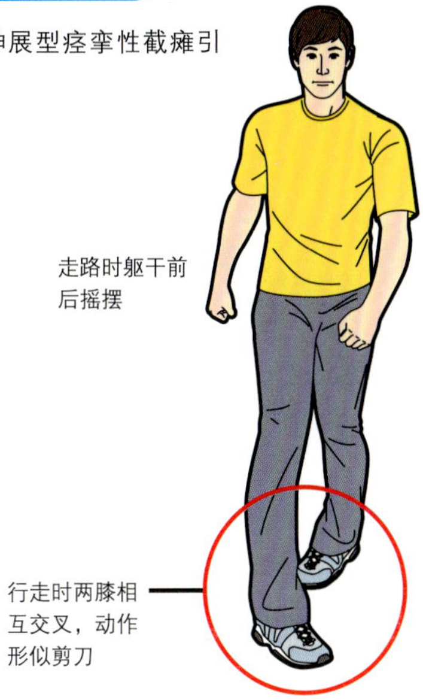

另外，南山堂《医学大事典》中提到，“鸭步是双侧先天性髋关节脱位导致的特有步态，如果股骨头明显向后上方移位，则起立时骨盆会向前方大幅度倾斜，导致腰椎代偿性前凸进一步加剧，因此臀部向后突出，形成身体左右摆动的摇摆步态（waddling gait）”，认为其由运动器官疾病引起。

❺短小步态

步行时呈前屈姿势，步幅较短，足底摩擦地面。常见于老年人**血管病性截瘫**，多发性**脑卒中***或**帕金森综合征***。

❻慌张步态

其病因为运动模式切换障碍，患者以前倾姿势开始行走后，步频逐渐增快，无法控制速度，**步行越来越快**。可见于帕金森综合征。

❼冻结步态

下肢的屈肌和伸肌同时收缩，双脚就像贴在地板上一样，无法动弹。躯干向前倾斜，呈接近跌倒状态。

❽矛盾运动

与**冻结步态**有关的异常步态。冻结步态与认知功能障碍（节律形成障碍）有关，患者接收到节律性听觉、视觉信号时，行走接近正常水平。在冻结步态患者面前准备障碍物或横线，患者行走会更顺畅，甚至可以爬楼梯。

❾小脑共济失调步态、醉酒步态和蹒跚步态

常见于**两侧小脑半球病变**和**前庭迷路病变**，因协调运动障碍，患者如醉酒般躯干大幅摇摆，双腿间隔变大，步伐不稳定。**单侧小脑半球病变患者**，走路习惯性踢出一侧的小腿和脚（踢腿步态）。

❿感觉性共济失调步态

罹患**脊髓性共济失调**后，患者依靠视觉关注脚下，摆动相期间高抬腿，**脚跟和脚趾依次着地**，进入支撑相。如果患者存在肌张力降低，支撑相期间时还会发生膝反屈。

关键词

* **脊髓灰质炎** poliomyelitis

它是由脊髓灰质炎病毒感染中枢神经引起的急性病毒感染症，一般被称为小儿麻痹症。四肢急性弛缓性麻痹为其主要症状。日本随着脊髓灰质炎活疫苗的引进，目前几乎没有脊髓灰质炎病例。

* **痉挛型脑瘫** spastic cerebral palsy

如果按照运动障碍的特性对脑瘫进行分类，大致可分为痉挛型和手足徐动型。痉挛型表现为四肢僵硬、紧张的状态。

* **足下垂** foot drop

踝关节和脚趾无法背屈，呈下垂状态。

* **脑卒中** stroke

脑卒中也被称为脑血管意外。指的是各种原因导致的脑血管破裂或梗阻，引起脑部神经细胞受损。大致可分为脑出血和脑梗死。

* **帕金森综合征** Parkinson's syndrome

帕金森综合征是指表现出特征性症状（静止性震颤、运动迟缓、肌肉强直等）的疾病的总称。

• 踝关节内翻扭伤 ▶ P152

各种各样的异常步态

运动器官病变、逃避疼痛或心因性因素都可能导致异常步态。

其他导致异常步态的原因

运动器官病变，如扭伤等外伤（▶ P152）或双下肢不等长等，肌肉疾病，如肌营养不良症等，以及疼痛或心因性因素都可能导致异常步态。

各种异常步态

❶ 短肢跛行

由于**双下肢不等长**，步行时较短的下肢侧负重时，肩部和骨盆下降，**支撑相期间踮脚站立**。摆动相期间，较长的下肢一侧的髋关节、膝关节和踝关节过度屈曲。下肢长度差异在3cm以上时表现尤为明显。

❷ 摇摆步态

进行性肌营养不良的立位姿势是腰椎明显前凸，腹部向前突出。以该姿势行走时，身体会剧烈地左右摇晃，还会伴有下肢内旋和马蹄足。**向摆动相的过渡期间摇摆尤为明显**，躯干向摆动相倾斜。两侧臀中肌肌力下降也会导致摇摆步态。

❸ 疼痛步态（逃避性步态）· 避痛性跛行（谨慎性跛行）

髋关节疼痛以外的**下肢或躯干疼痛**引起的**跛行**。一般情况下，患侧下肢会轻轻着地，缩短患侧下肢的支撑相，形成（避痛性）跛行，但部分患者为了避免剧烈的关节运动引起疼痛，反而会延长患肢的着地时间，形成滞留跛行。

另外，双下肢疼痛时，患者很难保持步行的对称性。

❹ 间歇性跛行

动脉闭塞或狭窄会导致下肢血液循环障碍，从而引起的**间歇性行走障碍**。步行中会因患肢缺血而产生疼痛。因此会导致跛行，但休息一段时间后，疼痛消失，即可恢复行走。

❺ 足跟步态 · 顿足步态

指的是为了减轻疼痛，**仅足跟着地**，避免全足底着地的步态。可见于**周围神经炎***等。

❻ 癔病步态

没有固定的形式，有时类似**偏瘫步态**，有时则类似**共济失调步态**。大多步态怪异、形式夸张，惹人注目。虽然有时会突然跌倒，但罕有类似背部或双手着地导致头部磕碰的状况。

关键词

* **周围神经炎** peripheral neuropathy

手足产生运动障碍以及麻木、疼痛等感觉障碍等。包括单神经炎、多发性神经炎、多发性单神经炎等。

知识链接

左右腿长度不同的“双下肢不等长”

双下肢不等长是指左右腿的长度存在差异。任何人的左右腿的长度都略有差别。但是，如果其导致短肢步态或者已经对日常生活造成影响，则有必要将左右腿长度差异最小化。临床上，可以通过矫形鞋垫等方式弥补。

另外，下肢的先天性疾病，或下肢骨折治愈后的畸形、膝关节炎等会造成双下肢不等长。

PART 4

运动造成的急性损伤和慢性损伤

频繁地进行体育锻炼，肌肉或关节会出现各种问题。如急性运动损伤或过度运动引起的慢性运动损伤。

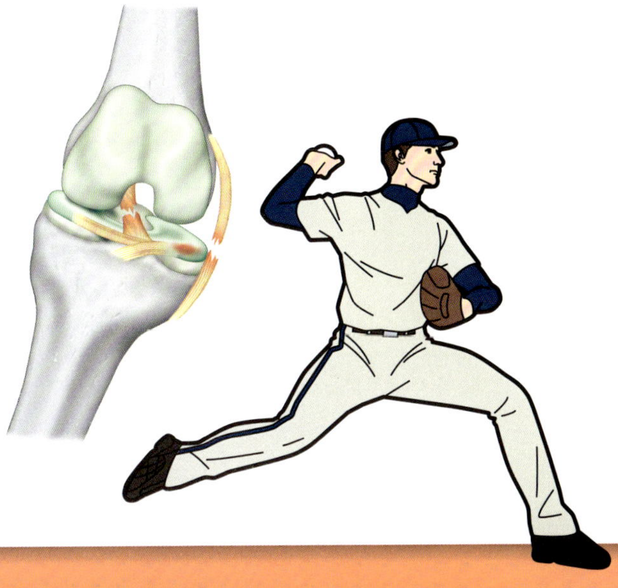

急性运动损伤和慢性运动损伤的区别

如今，各项老少咸宜、具有娱乐性的体育运动正走向大众化。
与此同时，了解运动损伤就显得尤为重要。

急性运动损伤和慢性运动损伤

急性运动损伤是指一瞬间的突发暴力造成的损伤，慢性运动损伤是指反复过度使用、长时间的负荷造成的损伤（▶右图）。其统称为运动损伤。

典型的急性运动损伤

扭伤和骨折是最为常见的急性运动损伤。踝关节扭伤是最常见的扭伤，而包括手指夹伤在内的手指外伤则为最常见的骨折。

发生急性运动损伤时，需要适当的诊断和治疗，需要进行外科治疗或以医学根据为基础的休息。

具有代表性的急性运动损伤如下。

❶上肢：舟骨骨折、锁骨骨折、肩关节脱位（▶P146）、肩锁关节脱位、肩袖不完全撕裂、槌状指等。

❷下肢：膝关节韧带断裂、半月板损伤、膝关节三联征（unhappy triad，包括膝关节内侧副韧带损伤、内侧半月板损伤、前十字韧带损伤，▶P148）、肌肉拉伤、跟腱断裂、踝关节内翻扭伤（▶P152）等。

典型的慢性运动损伤

慢性运动损伤分为发育期发病和成年后发病两种类型。这是因为仅存在于发育期的骨骺线，以及脆弱的骨和软骨是发育期损伤的多发部位。

医生在进行诊断时，重点在于询问其运动史。了解患者的体育项目、竞技水平、名次、训练时间、训练内容等。治疗以保守疗法为基础，加之重新评估环境因素和训练方法，矫正训练姿势等。其中还包括需要外科治疗的情况。

典型的慢性运动损伤如下。

❶上肢：肩关节不稳定、棒球肘（内侧副韧带损伤，▶P154）、网球肘（肱骨外上髁炎，▶P158）、腱鞘炎等。

❷下肢：趾骨应力性骨折、骨软骨炎、髌腱炎（跳跃膝）、髂胫束综合征（▶P160）、鹅足滑囊炎（▶P161）、胫骨内侧应力综合征（shin splints）、跟腱炎、拇外翻（▶P95）等。

知识链接

外伤的紧急处理（RICES 处理）

若在体育活动中四肢受到外伤，应按以下❶～❺的顺序进行紧急处理，最大限度地减少外伤部位的损害。

❶ Rest（休息）：让患处得到休息，防止出血、疼痛。
❷ Ice（冷却）：冰敷患部。
❸ Compression（压迫）：用弹性绷带或胶带压迫患处，防止患处内出血或肿胀。
❹ Elevation（抬高）：使患处高于心脏。
❺ Stabilization（稳定和固定）：使其保持稳定并进行固定。

不同运动项目造成的急性和慢性运动损伤

不同的体育项目造成的急性和慢性运动损伤特征也有所差异。了解每个项目运动损伤的特征，有助于预防运动损伤和康复训练

【棒球】

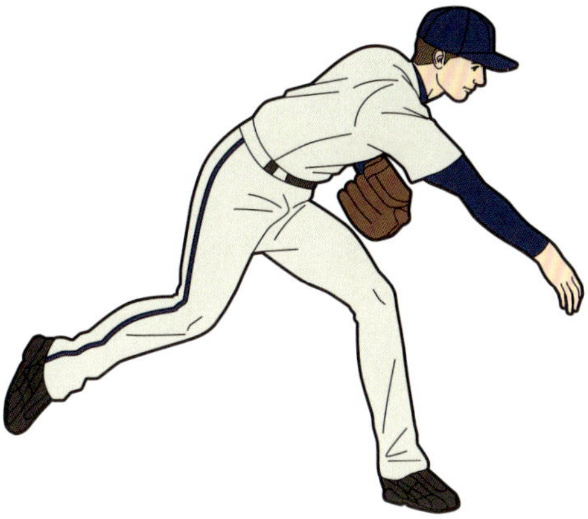

由于棒球运动存在较多的接球、滑跑等动作，因此手指和踝关节常发生扭伤或骨折。棒球特有的运动损伤包括棒球肘（内侧副韧带损伤）、棒球肩（肱骨近端骨骺分离、撞击综合征、SLAP 损伤等）

【田径运动】

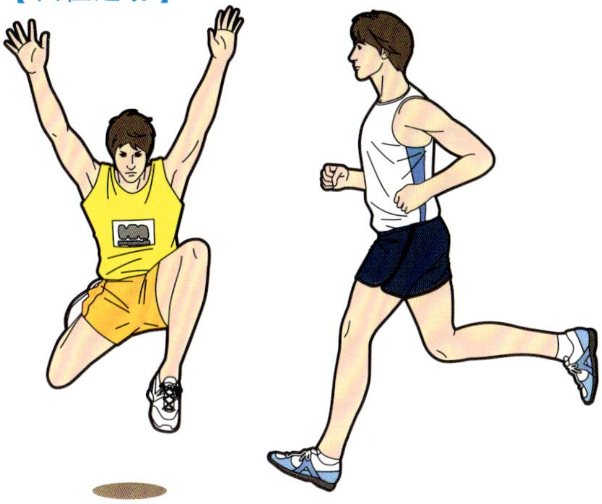

田径包括跑、跳等多个运动项目。中、长跑选手会出现应力性骨折、胫骨内侧应力综合征、跟腱炎、足底筋膜炎等慢性损伤。跳跃运动则容易造成髌腱炎等损伤

【网球】

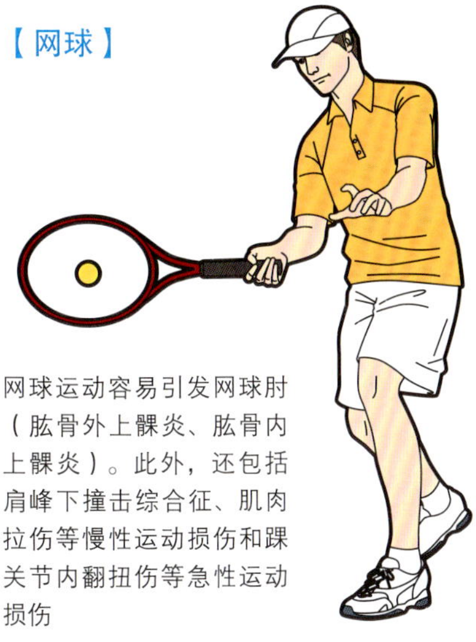

网球运动容易引发网球肘（肱骨外上髁炎、肱骨内上髁炎）。此外，还包括肩峰下撞击综合征、肌肉拉伤等慢性运动损伤和踝关节内翻扭伤等急性运动损伤

【足球】

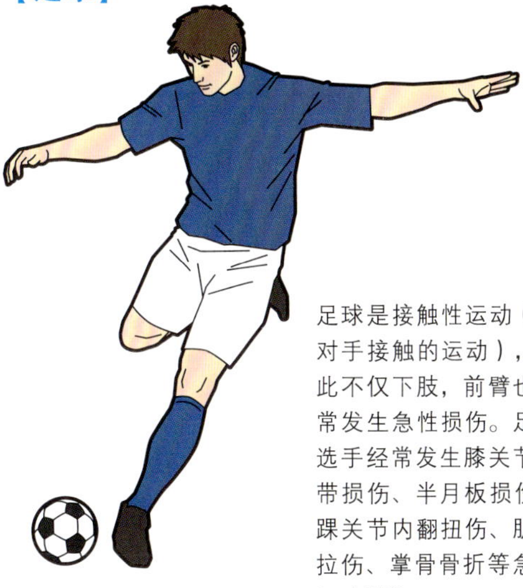

足球是接触性运动（与对手接触的运动），因此不仅下肢，前臂也经常发生急性损伤。足球选手经常发生膝关节韧带损伤、半月板损伤、踝关节内翻扭伤、肌肉拉伤、掌骨骨折等急性运动损伤

【滑雪】

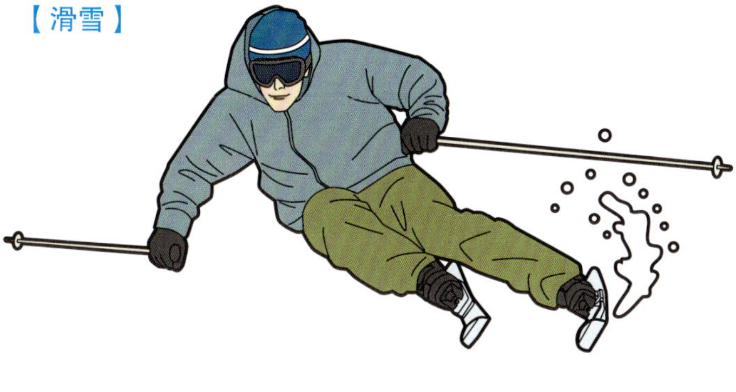

因其比赛特性，滑雪运动大多造成摔倒时的膝关节前十字韧带损伤、内侧副韧带损伤、内侧半月板损伤等急性运动损伤。上述三种的复合损伤也容易造成膝关节损伤三联征（unhappy triad）。另外，跌倒时手握滑雪杖并与雪面撞击，造成拇指内侧的尺侧副韧带损伤，还会导致滑雪者拇指（skier's thumb），其为滑雪运动特有损伤

• 肩关节的运动 ▶P40 • 肩关节的疾病 ▶P44

肩关节脱位

肩关节的结构不稳定，且活动范围大，因此容易脱位。
肩关节脱位是接触性运动（与对手接触较多的运动）中常见的损伤。

什么是肩关节脱位

肩关节脱位（▶P144）指的是“肩部骨骼脱离正常位置关系”的状态。肩关节脱位包括前方、后方、下方脱位，不过绝大多数为因外力迫使肩关节**外展和外旋**、**水平外展**而产生的**前方脱位**（▶下图）。

肩关节的肩胛骨关节盂很浅，其上与较大的肱骨头相接（▶P40）。该结构可以增大肩关节的活动范围，但也容易导致肩关节脱位。

主要症状包括肩关节疼痛、活动范围受限等。

肩关节前方脱位的症状

年轻人和中老年人肩关节前方脱位的症状有所不同。

年轻的人的肱骨头向前脱位时，肱骨头依旧受到肩袖的牵拉，脱位时擦过关节盂前缘，导致上方的关节唇脱落或断裂（▶右图）。

而中老年人的肩袖发生退行性改变，脱位时先造成肩袖撕裂，脱位时肱骨头未触及关节盂前缘，因此关节唇不会脱落。

综上所述，因为症状的差异，年轻人容易发展为肩关节**习惯性脱位**（反复多次的脱位），而中老年人则不会。另外，年轻人即使有肩关节脱位的经历，一般也会继续运动，因此再次受伤而导致肩关节习惯性脱位的风险更高。

肩关节脱位大多会损伤盂肱下韧带和关节唇的复合体。该状态被称为**班卡特损伤**（Bankart lesion）。

此外，还可能导致骨软骨损伤或骨头凹陷性骨折。该状态被称为**希尔－萨克斯损伤**（Hill-Sachs lesion）。

容易导致肩关节脱位的运动

橄榄球、柔道等接触性运动存在激烈对抗，因此肩关节脱位患者很容易发展为肩关节习惯性脱位。患者初次因外伤引起肩关节前方脱位后，即使轻微的外力也会造成再次前方脱位，病情恶化后单纯的翻身也可能引发脱位。

肩关节前方脱位

肱骨头向前偏移的状态。在结构上，肩关节的肱骨头容易前移

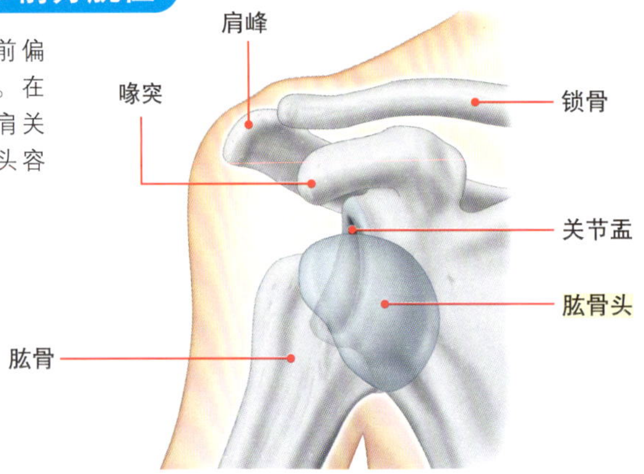

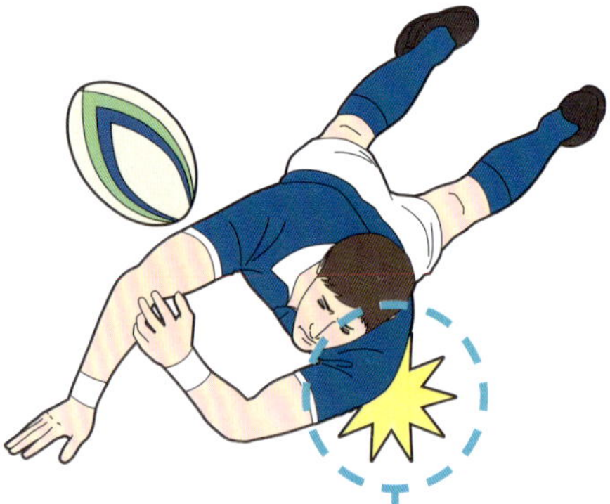

在橄榄球比赛中，选手之间的激烈对抗、跌倒等都会引起肩关节脱位

诊断和治疗

肩关节前方脱位的外观特征表现：**三角肌的膨隆消失**，外侧圆润的肩关节轮廓出现塌陷，**肩峰突出**。另外，前下方**可触及肱骨头**。此外，试图移动上臂时会感到阻力（**弹性固定**）。

因其可能合并骨折，所以在普通X线检查时，医生在确认脱位的同时，还需要确认是否存在骨折。

治疗时，首先需要**手法复位**脱位的肱骨头。复位方法有很多种，比较常见的包括**希波克拉底**（Hippocrates）**法**、**科氏**（Kocher）**法**等（▶下图）。之后，利用三角巾将其与躯干固定3周。其后开始恢复主动运动，但应限制过多的外旋运动。受伤年龄对预后也有影响，年轻人与中老年人相比，再脱位的发生率极高。另外，非专业人士尝试复位可能会进一步损伤关节唇等，因此应避免轻易尝试。

治疗后，如果发展为肩关节习惯性脱位，且体育运动等受到限制，则适合手术。

肩关节前方脱位的机制（年轻人）

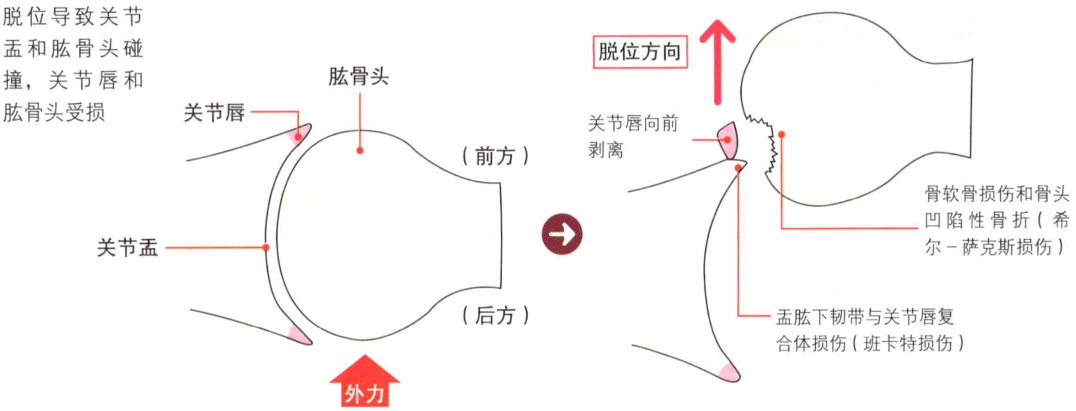

肩关节脱位的复位

【希波克拉底法】

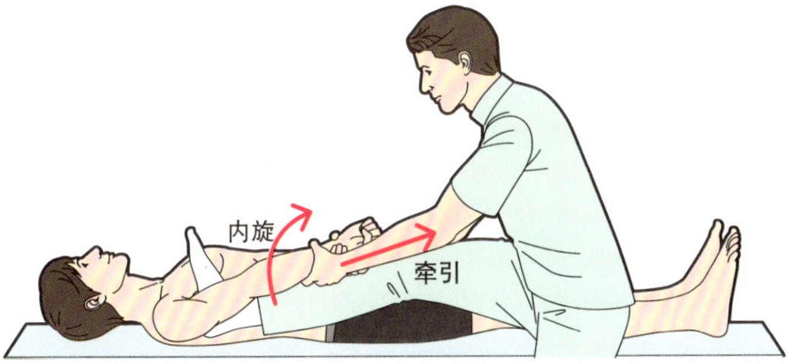

使患者呈仰卧位。抓住患侧的腕关节，将足部置于患侧的腋下，慢慢地牵引手臂至外展和外旋位。同时以足底为支点，内收和内旋上臂使其复位

【科氏法】

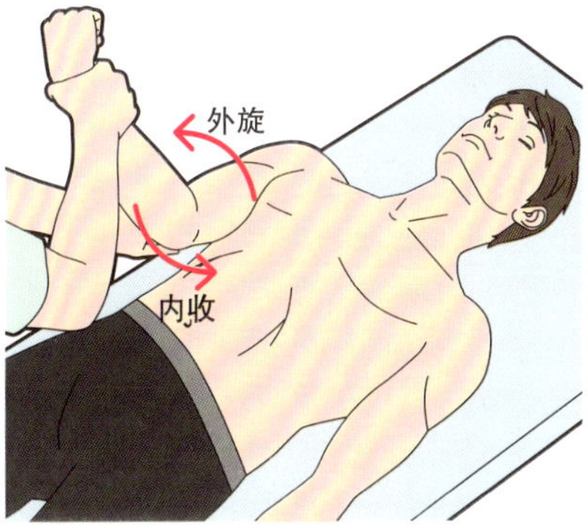

使患者呈仰卧位。牵引处于轻度外展位的上臂肘部，使其接近侧胸壁（内收）。在持续牵引的同时，外旋肩关节。保持外旋位并持续牵引，使肘部向正中面靠拢，同时内收、屈曲。然后，手掌经过面部前方，让手臂向健侧内旋

● 膝关节的结构和运动 ▶ P78

膝关节三联征（unhappy triad）

膝关节损伤在急性运动损伤中占比较高，甚至可能威胁运动员的生命。其中膝关节三联征（unhappy triad）为重症，需要尽早治疗。

什么是膝关节三联征

膝关节内侧副韧带、前十字韧带、内侧半月板合并损伤，被称为膝关节三联征（unhappy triad）（▶下图）。而且还可能伴随关节软骨损伤。

膝关节三联征是预后极差的重症外伤，因此重要的是尽早接受适当的诊断和治疗。

膝关节内侧副韧带损伤

膝关节内侧副韧带（MCL或TCL，▶P80）是分布在膝关节内侧的韧带，具有维持膝关节内侧稳定性的作用，并配合外侧副韧带（LCL或FCL，▶P80）限制胫骨外旋。

膝关节内侧副韧带损伤是最常见的膝盖的韧带损伤（▶P157）。橄榄球等接触性运动最易引发损伤。选手被阻截（tackle）时，从膝关节外侧向膝关节内侧施加了剧烈的外力，膝盖处于过度外翻或外旋位，内侧副韧带会因过度紧张而断裂。

在足球比赛中，阻截也会造成内侧副韧带损伤，但实际上由于人造草坪等设施问题，有时在跨步时会被草坪绊住而导致韧带损伤。

另外，滑雪也会因跌倒时的外翻应力，而造成内侧副韧带损伤。该状态下，内侧半月板和膝关节前十字韧带也多有损伤。

膝关节内侧副韧带损伤严重程度（Ⅰ度～Ⅲ度共3个级别）的判断，与选手重返赛场的时间密切相关。医生大多通过外翻应力试验（▶P157）等徒手检查的方式，判断其严重程度。

损伤的严重程度为Ⅲ度时，有并发膝关节前十字韧带损伤或发生膝关节三联征的危险，需要尽早进行适当的治疗。

膝关节内侧副韧带出现损伤时往往会伴随炎症，导致选手因疼痛而无法继续比赛。但疼痛的强度和严重程度没有关系，有时第二天疼痛就会消退，但其严重程度为Ⅲ度。

膝关节内侧副韧带的自我修复能力很强，因此除重症外一般采用保守疗法。

膝关节三联征

膝关节内侧副韧带、前十字韧带、内侧半月板合并损伤。也就是所谓的“恐怖三联征”（unhappy triad）

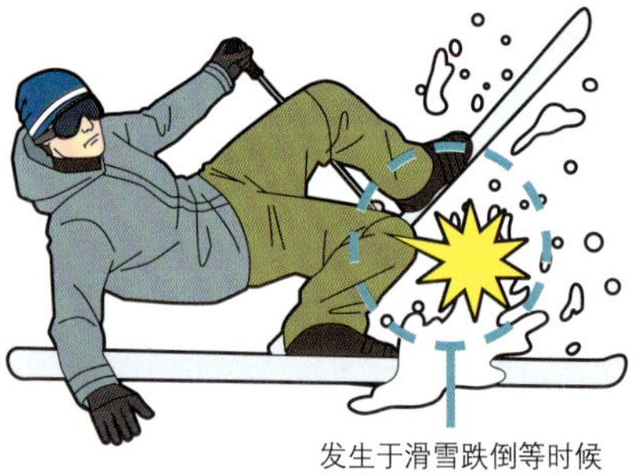

发生于滑雪跌倒等时候

【膝关节截面】

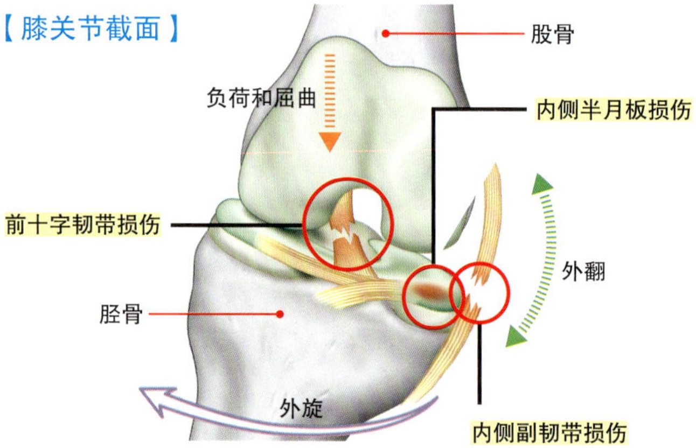

膝关节前十字韧带损伤

膝关节前十字韧带（ACL，▶P80）是维持膝关节旋转稳定性的重要韧带。同时配合后十字韧带（PCL，▶P80）限制胫骨内旋。与其他韧带相比，**膝关节前十字韧带损伤是危及运动员生命的致命性损伤**。

除了橄榄球和柔道等接触性运动中的损伤外，在滑雪、排球等运动中，跳跃着地时**脚尖朝外膝关节朝内的动作**（knee-in，toe-out），**轴向旋转**（pivot）或**扭转**（Twist）**动作**也会损伤前十字韧带（▶P150）。

膝关节前十字韧带损伤时，可能会听到“啪”的**断裂声**。受伤后，选手会感到压痛、关节运动障碍、肿胀或血肿等。受伤一段时间后，疼痛或肿胀会减轻，但如果选手在运动中突然想要转换方向时，会出现膝盖因无法用力而失去控制的**脱膝感**（giving way）。

对于前十字韧带发育不良的膝关节，因其前方反复发生的半脱位，内侧半月板的后角边缘受压，可能发生纵向撕裂。

医生通过**徒手检查**，如**前抽屉试验**（anterior drawer test，ADT）、拉赫曼试验（Lachman test，▶P150）来评估韧带的不稳定性。医学影像也有助于判断病情。一般采取保守疗法治疗，但如果影响体育活动，还需要进行手术。

膝关节内侧副韧带损伤

过大的外翻力造成内侧副韧带损伤

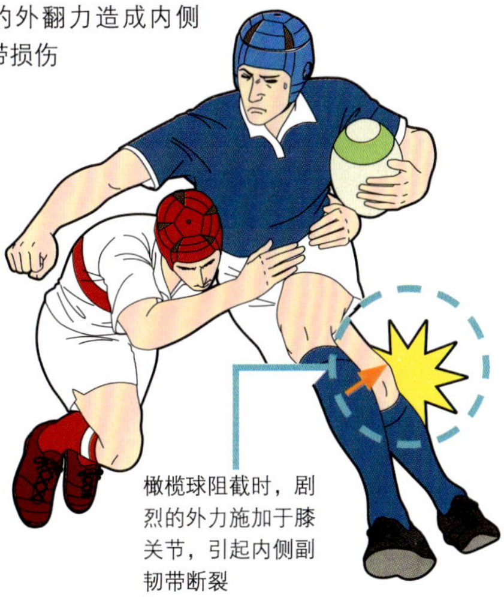
橄榄球阻截时，剧烈的外力施加于膝关节，引起内侧副韧带断裂

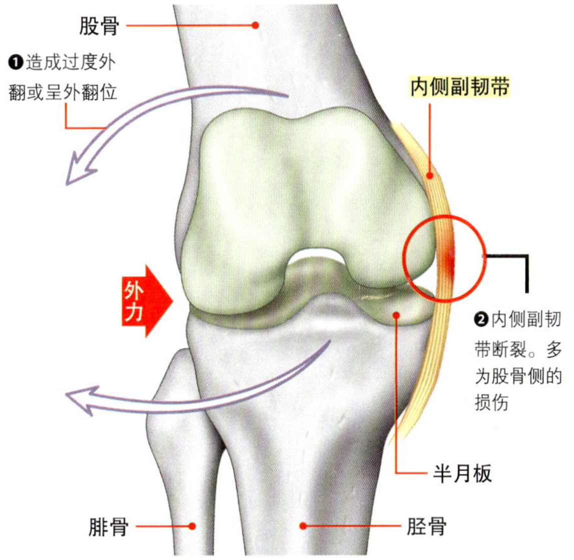

外翻应力试验

检查膝关节内侧副韧带损伤的严重程度。让患侧的膝关节处于伸展位和轻度屈曲位后实施。在冠状面上施加外翻应力

【伸展位】

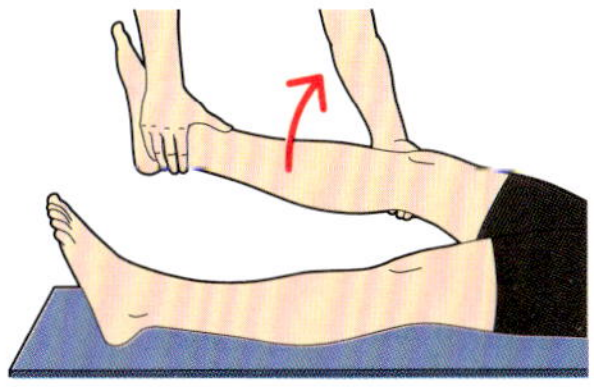

❶在膝关节伸展位时施加外翻应力

【30° 屈曲位】

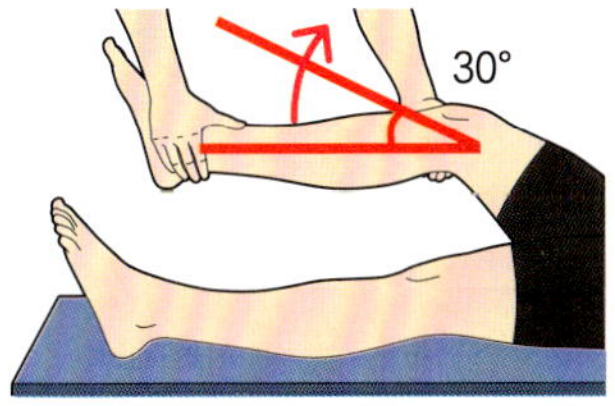

❷在其 30° 屈曲位时施加外翻应力。这是因为两层（浅层和深层）膝关节内侧副韧带在伸展位时重叠，而在屈曲位时分离，强度变弱

膝关节前十字韧带损伤

膝关节是股骨和胫骨的连接处，因此容易受到外翻、内翻、屈曲、伸展等外力的影响

【外翻损伤】

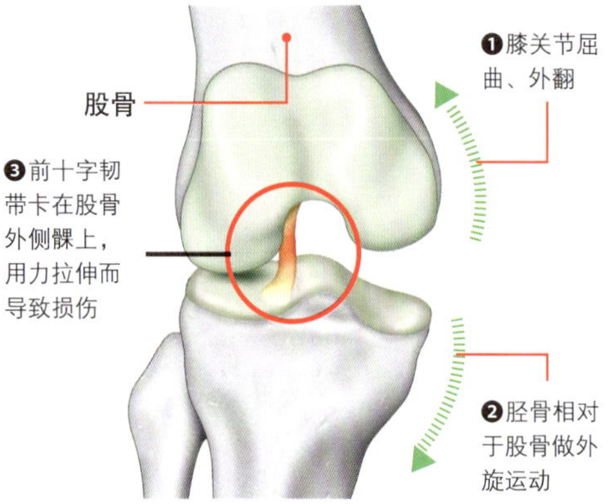

在膝关节处于负重位，向内侧扭转时发生。前十字韧带损伤大多为外翻损伤。从外侧受到阻截等时受伤

【内翻损伤】

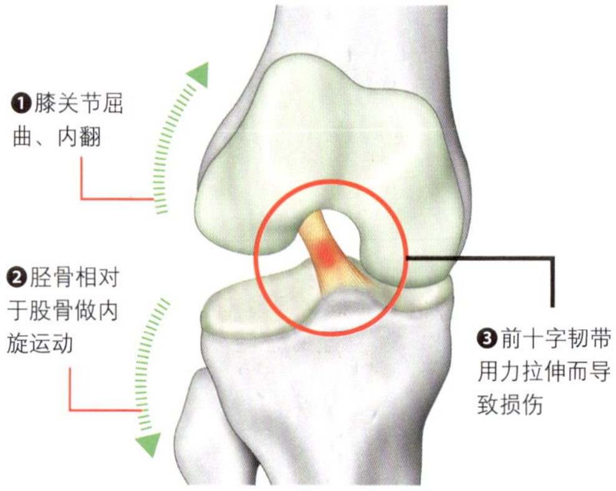

膝关节处于负重位，向外侧扭转时发生。跳跃落地时膝关节因内翻而受伤

【中立位屈曲损伤】

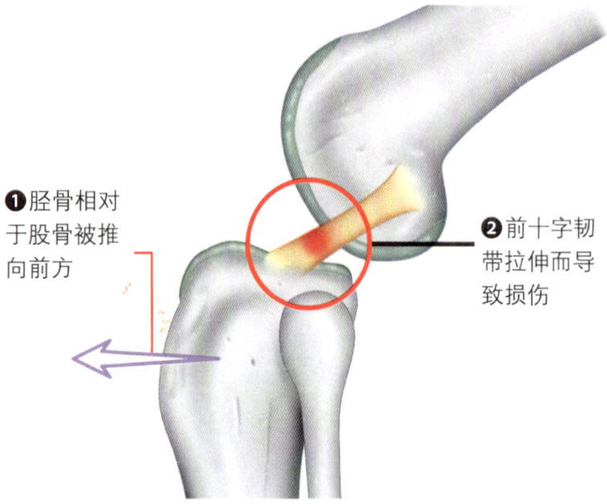

发生于膝关节处于中立位，但瞬间重心后移时。由滑雪跳跃后着地时的躯干后移引起

【过度伸展损伤】

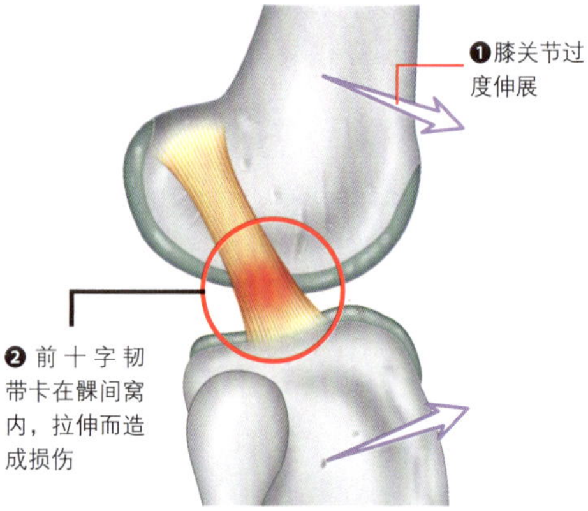

发生于过度伸展超过膝关节的活动范围时。膝关节因正面受到阻截而受伤

膝关节前十字韧带损伤时的诊断（徒手检查）

【前抽屉试验】

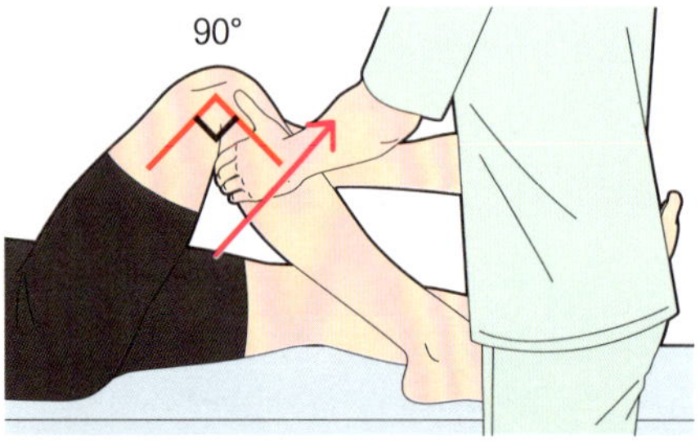

膝盖呈 90° 屈曲位，做将胫骨向前拉出的动作。最好将足部固定

【拉赫曼试验】

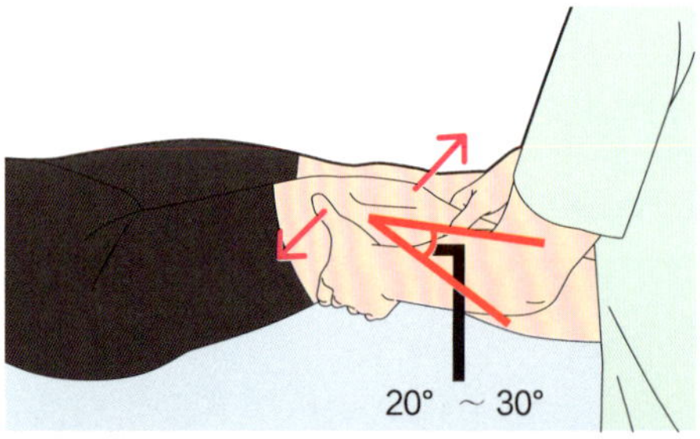

膝关节呈 20° ～ 30° 屈曲位，做将胫骨向前拉出的动作

膝关节内侧半月板损伤

半月板具有减震作用，可吸收跳跃等运动带来的冲击。膝盖内部的内侧和外侧各有一块半月板，在膝关节屈曲和伸展、内旋和外旋时维持膝关节的稳定性。内侧半月板比外侧半月板前后移动距离短，因此**内侧半月板更容易受损**，其在**膝盖韧带损伤中发生频率较高**。

选手在排球、滑雪、体操等运动中跳跃落地时，膝关节外翻屈曲，再加上扭转，就会造成半月板损伤（▶下图）。此外，足球、橄榄球等接触性运动中，选手在阻截时也常常导致半月板损伤。

半月板受伤时会出现疼痛或肿胀症状。损伤的范围较广时，由于膝关节内撕裂的半月板发生嵌顿，膝盖会有滞涩感，导致膝关节无法伸展或屈曲（**绞锁**）。医生会通过麦克马瑞试验（McMurray test）和提拉研磨试验(apley test)等方式徒手检查，使膝关节内翻外旋，检查半月板的损伤状况。

通常采取保守疗法治疗，如果损伤影响体育活动，还须进行手术。

半月板很少单独受损，大多伴有膝关节前十字韧带或内侧副韧带损伤。

膝关节内侧半月板损伤

除了外伤，反复的应力等也会导致膝关节内侧半月板损伤

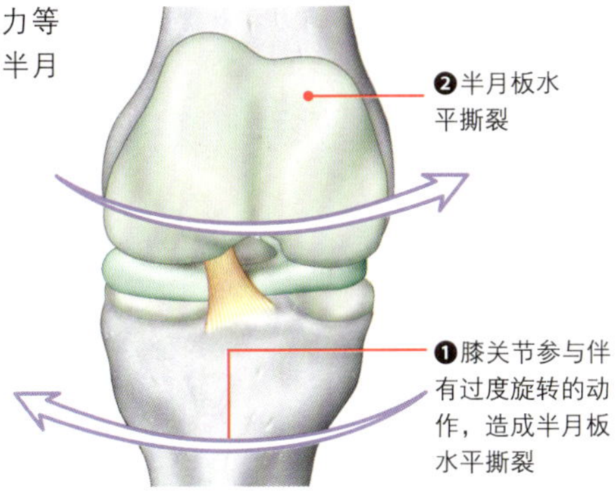

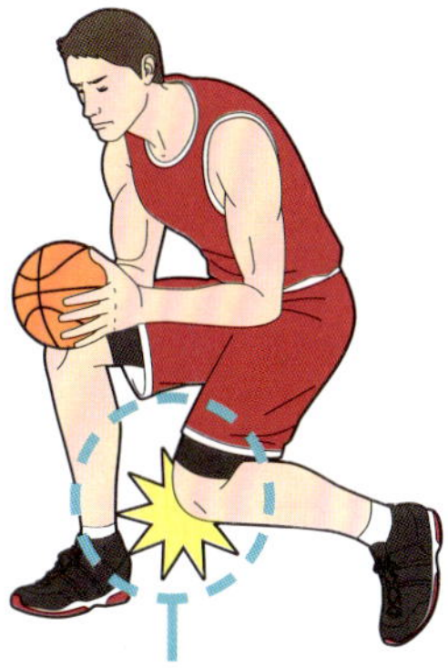

在篮球等运动中感到膝盖有滞涩感、膝关节无法完全地伸展或屈曲（绞锁），其为半月板损伤的典型症状

【半月板损伤】

半月板损伤包括纵向撕裂、横向撕裂、水平撕裂等多种形态

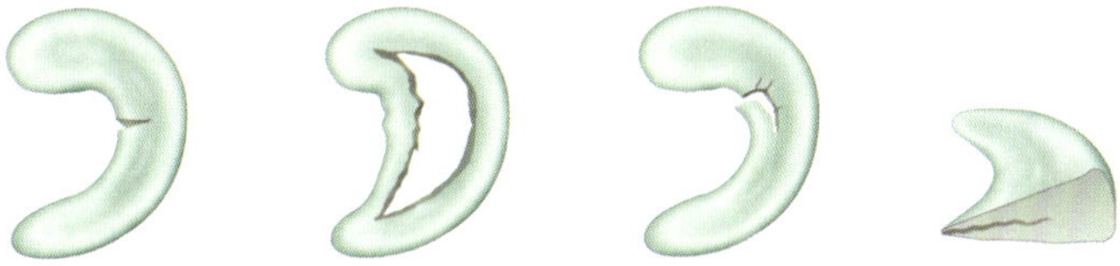

横向撕裂 半月板部分横向撕裂的状态

桶柄状撕裂 纵向撕裂。裂隙扩大后形成

瓣状撕裂 裂隙状撕裂

水平撕裂 如半月板部分分成上下两片等处于水平撕裂的状态

【内侧半月板的纵向撕裂】

（视角：自上而下）

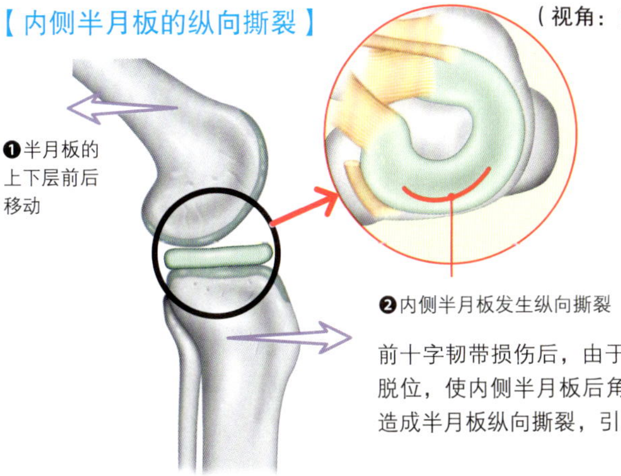

前十字韧带损伤后，由于前方反复发生亚脱位，使内侧半月板后角边缘受压。从而造成半月板纵向撕裂，引发二次伤害

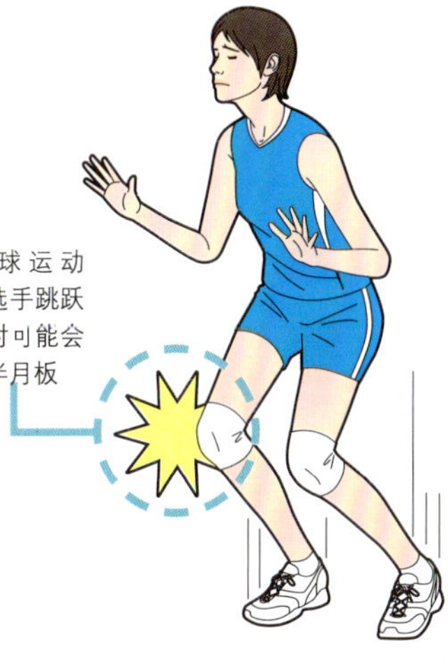

在排球运动中，选手跳跃落地时可能会损伤半月板

踝关节内翻扭伤

在日常生活中踝关节扭伤也时有发生，不过大部分为向内侧扭转的内翻扭伤。其为发生频率最高的急性运动损伤。

什么是踝关节内翻扭伤

踝关节扭伤是发生频率较高的急性运动损伤之一，分为**外翻扭伤***和**内翻扭伤**，但大部分都是内翻扭伤（▶下图）。

距小腿关节为屈戌关节（▶P8），所以骨骼稳定性高，不过内踝比外踝短，因此内翻的稳定性较低，外侧韧带具有很强的伸展能力。与之相反，外翻时，由于跟骨撞击腓骨外踝，降低了三角韧带的伸展性。距骨的关节面为前宽后窄结构，背屈位时稳定性高，但在跖屈位时距骨关节面变窄，稳定性变低。另外，在跖屈位时，腓骨肌群的功能下降。此外，骨骼不具有限制内翻的作用，而是由韧带本身负责。

距腓前韧带、**跟腓韧带**、**距腓后韧带**共3条韧带（▶P86）可以维持踝关节的稳定性，从强度上来看，距腓前韧带强度最低，距腓后韧带强度最高。

根据上述结构，踝关节在跖屈位受到内翻暴力时，距腓前韧带首先因过度紧张而损伤（断裂）。如果受到更强的内翻作用力，跟腓韧带就会受损。在背屈位受到内翻暴力时，会造成距腓后韧带受损。

主要症状是，受伤足部内翻后外侧会马上感到疼痛。患部逐渐肿胀。

容易导致踝关节内翻扭伤的运动

选手在排球、篮球等项目中做跳跃落地动作时，踩到其他运动员的脚上，容易造成踝关节受到**内翻暴力**（被强制内翻）而扭伤。此外，足球、橄榄球等接触性运动，以及棒球、网球等运动中也时有发生。运动场

踝关节内翻扭伤

跖屈位内翻扭伤首先会造成距腓前韧带受损，接下来会损伤跟腓韧带

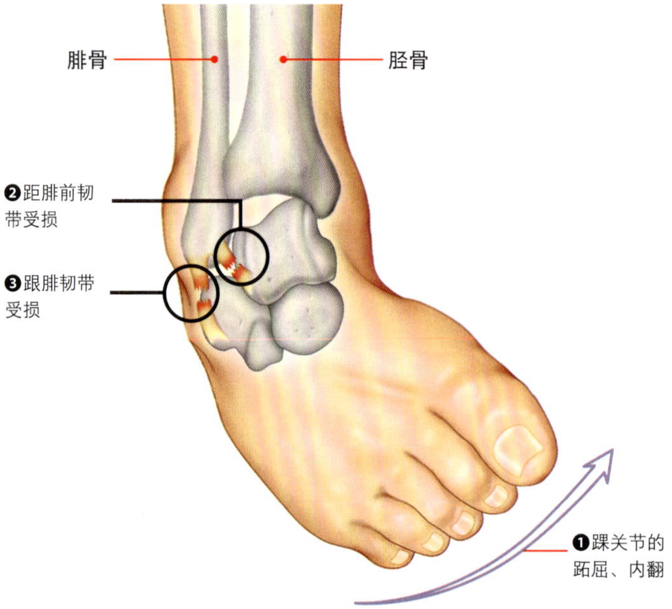

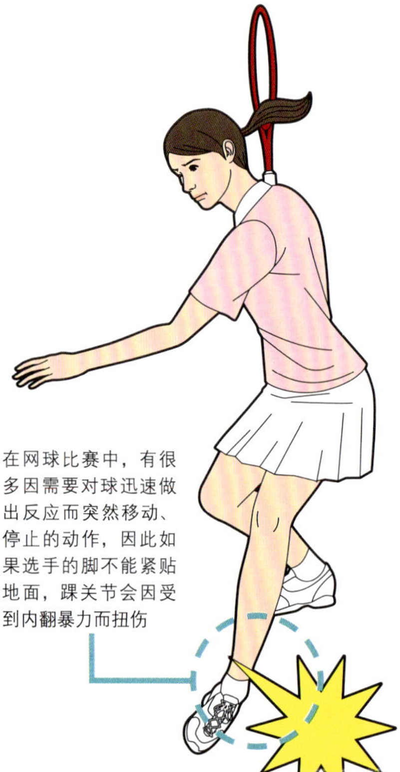

在网球比赛中，有很多因需要对球迅速做出反应而突然移动、停止的动作，因此如果选手的脚不能紧贴地面，踝关节会因受到内翻暴力而扭伤

和网球场等设施不稳定和不完善等，也是体育活动中造成选手内翻扭伤的重要原因。

诊断和治疗

踝关节内翻扭伤的严重程度分为Ⅰ度～Ⅲ度3个等级。受伤后应立即进行RICES处理（▶P144），将其患处抬高，让其休息，以防止肿胀。

医生可以对踝关节进行**前方应力试验**、**内翻应力试验**（▶右图）等徒手检查，确认具体受损的韧带。另外，通过**应力位X射线**，进行前方牵拉和**内翻稳定性检查**，以了解韧带、骨骼、软骨、肌肉等的稳定性。内翻稳定性的评价标准为距骨倾斜角（TTA）*。

另外，患者发生内翻扭伤时，即使没有明显韧带的损伤，也可能伴随腓骨短肌附着处——第5跖骨基底的撕脱性骨折、腓骨外踝骨折等，因此，医生有必要通过影像检查进行诊断。此外，胫骨内踝下方的跗管中的胫骨后肌、趾长屈肌、拇长屈肌，也可能因为撞击而感到疼痛。

根据严重程度，可使用胶布、弹性绷带、踝关节支具等保守疗法（▶下图）进行治疗。运动员发生严重程度为Ⅲ度的韧带完全断裂时，也可考虑进行韧带缝合手术。这种情况需要2～3个月才能痊愈。

踝关节的内翻应力试验

握住跟骨和距骨，反复进行内翻动作

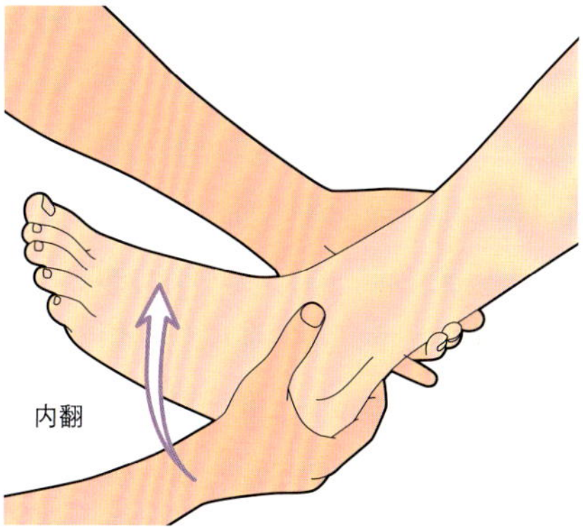

踝关节内翻扭伤的保守疗法

【胶带固定】

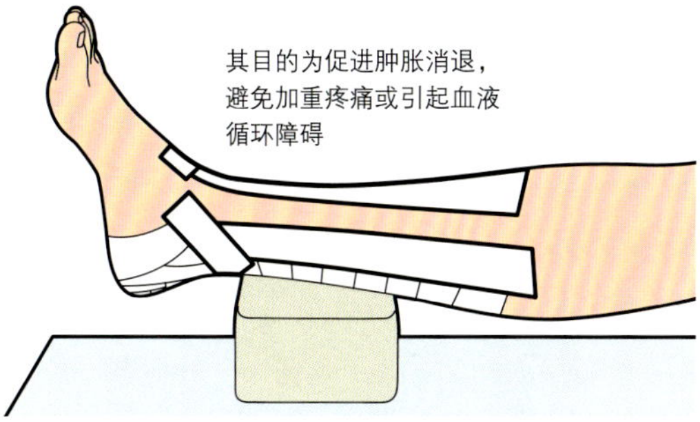

扭伤后立刻使用胶带进行应急处理

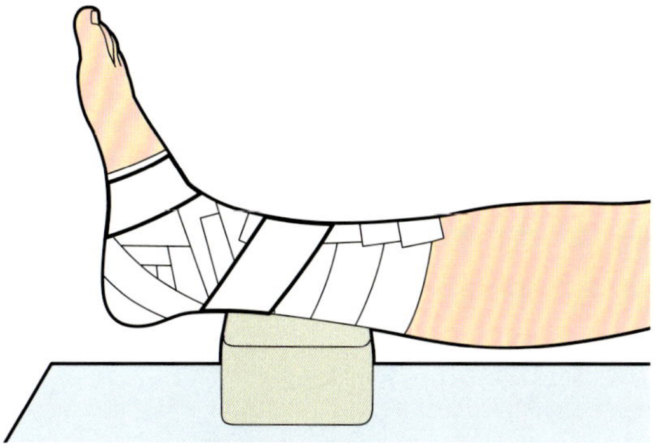

预防复发的胶带

【踝关节支具】

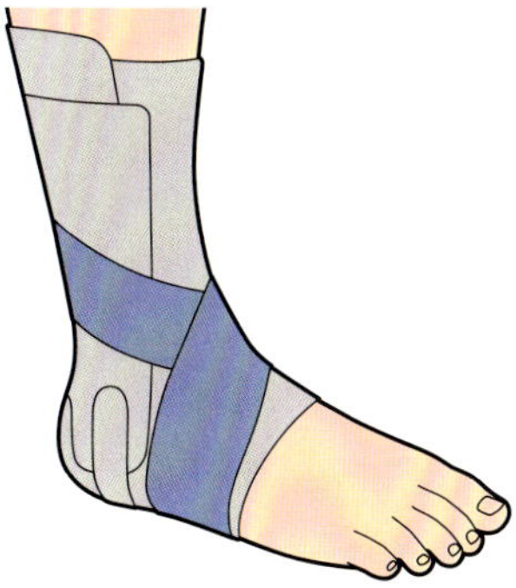

踝关节韧带受损时，为预防扭伤，应佩戴支具

关键词

* **外翻扭伤**

踝关节内侧附有强韧的三角韧带，并且腓骨外踝限制其外翻，因此踝关节不易受外翻损伤，但如果施加较大的外力，就会引起骨折或韧带断裂。

* **距骨倾斜角（TTA）** talar tilt angle

指的是距骨与地面之间的倾斜角度。正常在15°左右。

●骨骼生长与代谢▶P4 ●膝关节三联征（unhappy triad）▶P148

棒球肘（肘关节内侧副韧带损伤）

棒球是深受成人和儿童喜爱的运动，但需要特别注意发育期期间，过度投掷对肘部的损伤。

什么是棒球肘

棒球肘是指常见于棒球运动员，尤其是因投掷动作而产生的肘关节疾病或损伤的总称。通常在投球时或投球后因肘关节疼痛而被发现。

投球动作和棒球肘

想要了解棒球肘，首先需要了解棒球的投球动作。

投球动作可分为❶准备期（wind-up）、❷跨步（cocking）期、❸加速（acceleration）期、❹投掷后（followthrough）期四个阶段（▶下图）。

尤其是❷跨步期、❸加速期、❹投掷后期的动作反复进行，大多会导致棒球肘。

在投球动作中，加速期手臂向前挥出时，肘部会受到较强的外翻应力（向内的拉

投球动作

❶准备期

高举手臂，抬起一只脚

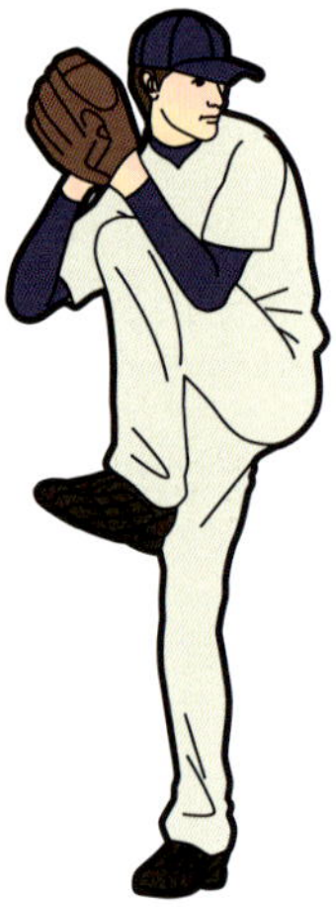

❷跨步期

初期：球离开手套，到肩关节外展、足部着地。后期：从足部着地到肩关节达到最大外旋位

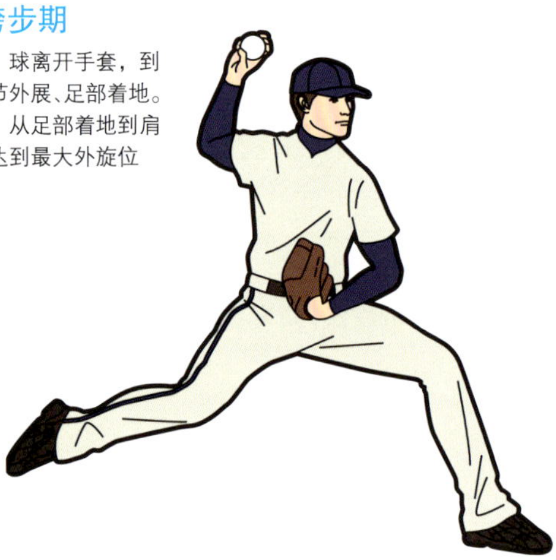

❸加速期

从肩关节的最大外旋位到球离开手的瞬间

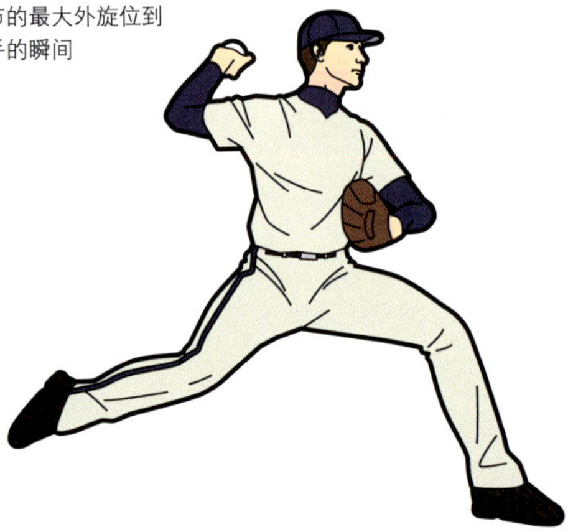

❹投掷后期

球出手后，从肩关节的最大内旋位开始减速，直到手臂挥下为止

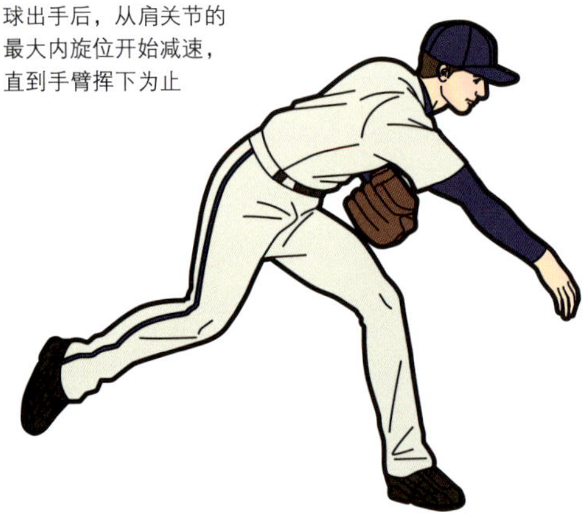

伸应力、向外的挤压应力），其为导致棒球肘的最大原因（▶下图）。

此外，在❹期间产生的内翻应力或肘部过度伸展，会引发后侧型棒球肘。

棒球肘的分类

发病部位和发生原因不同，棒球肘的病状也各有差异，根据发病时期的不同，可以分为发育期棒球肘和成人期棒球肘。

❶**发育期棒球肘**：指的是发育过程中发生于骨骺、骨软骨的疾病。骨软骨疾病多为肱骨内上髁炎，病情恶化后会导致撕脱性骨折。此外，脆弱部位还可能发生骨骺（▶P4）分离。

❷**成人期棒球肘**：骨骺闭合后的骨骼、软骨、韧带、肌腱附着点等受到损伤。多为肘关节内侧副韧带损伤等内侧支撑结构的功能障碍。此外，还包括肘关节骨关节炎、应力性骨折。

按照受损部位可分为**内侧型棒球肘**、**外侧型棒球肘**和**后侧型棒球肘**。内侧型受损部位为肱骨内上髁、滑车，外侧型为肱骨小头、桡骨头，后侧型为鹰嘴、鹰嘴窝。

接下来笔者将对一般较多见的内侧型棒球肘、外侧型棒球肘进行论述。

内侧形棒球肘

内侧型棒球肘的受损部位在肘部内侧。从投球动作的跨步期到加速初期，受旋前、屈肌的拉伸力和较强的外翻应力影响，接下来的旋后动作之后，会再次向球出手的方向做一次旋前动作。选手反复做该动作，施加在肘关节上的外翻应力变大，肘关节内侧产生过伸应力，导致内侧副韧带损伤、内上髁撕裂等。

反复的投球动作，会导致试图限制肘关节外翻的**内侧副韧带受损**，引起内侧副韧带损伤。但是，如果患者处于小学、初中之前的成长期，韧带不会直接受损，大多会引发**肱骨内上髁撕脱性骨折**。此后多为内侧副韧带损伤，**韧带近端起点断裂**（▶P156 图）。

棒球肘造成内侧副韧带损伤后，由于反复的拉伸，韧带的状态类似劣化的橡胶，选手投球时疼痛会逐渐加重。

医生主要采取保守疗法，包括禁止投球、肌力训练等。但是，如果内侧副韧带断裂，则需要手术。

棒球肘

受到外翻应力后，拉伸力作用于内上髁，造成内上髁或内侧副韧带损伤。此外，肱骨小头也会受损

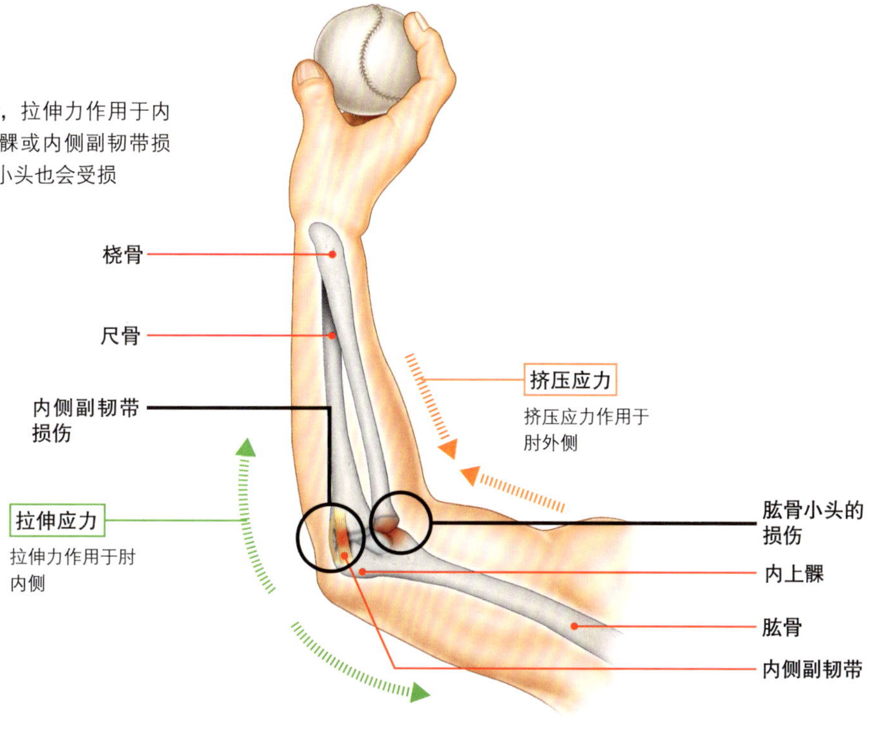

外侧型棒球肘

由于投球动作的外翻应力，导致肘关节外侧的肱桡关节受到压迫，进而在投掷后期使桡骨头旋转。上述动作反复进行，会造成**肱骨小头剥脱性骨软骨炎**（▶右图）、**桡骨头损伤**等。

肱骨小头剥脱性骨软骨炎指的是，反复的投掷动作产生的外翻应力，加之桡骨头对肱骨小头的压迫，导致肱骨小头的骨软骨坏死、退化。病情进一步发展后，退化后的骨软骨碎片从肱骨小头剥落、分离，最终成为关节内游离体。如果由于**关节内游离体**的存在而反复出现**绞锁症状**（▶P157），不久就会并发骨关节炎，会对棒球运动，甚至是日常生活造成影响。

治疗初期以禁止投球、局部休息等保守疗法为主。如果病情恶化，最好进行手术治疗。

调整投球姿势

很大程度上，棒球肘是过度投球造成的，但不良的投球姿势也是原因之一。

“**手肘过低**”（▶右图）或“**仅靠手腕发力投球**”会增加肘关节的负担。手肘过低是指从跨步期到加速期，投球一侧的手肘一直处于较低的位置。该姿势会限制肩关节的外旋，肘关节也会受到过度的外翻应力，因此容易导致棒球肘。另外，在跨步期早期，过早地向投球方向伸展身体，也会增加肘部的外翻压力。

教练经常提出“避免手肘过低”的建议，就是因为这样不仅可以更好地控制球，还能预防棒球肘、棒球肩等疾病。

此外，**肘部突出**（肘部保持弯折状态向前突出）、投变化球时**不自然地扭动肘部**等姿势也会造成棒球肘。此外，在运动开始前后仔细完成拉伸运动，也是预防棒球肘复发的必要措施。

内侧型棒球肘（韧带近端起点断裂）

由于反复投球动作，拉伸力作用于内上髁，造成内上髁和内侧副韧带损伤

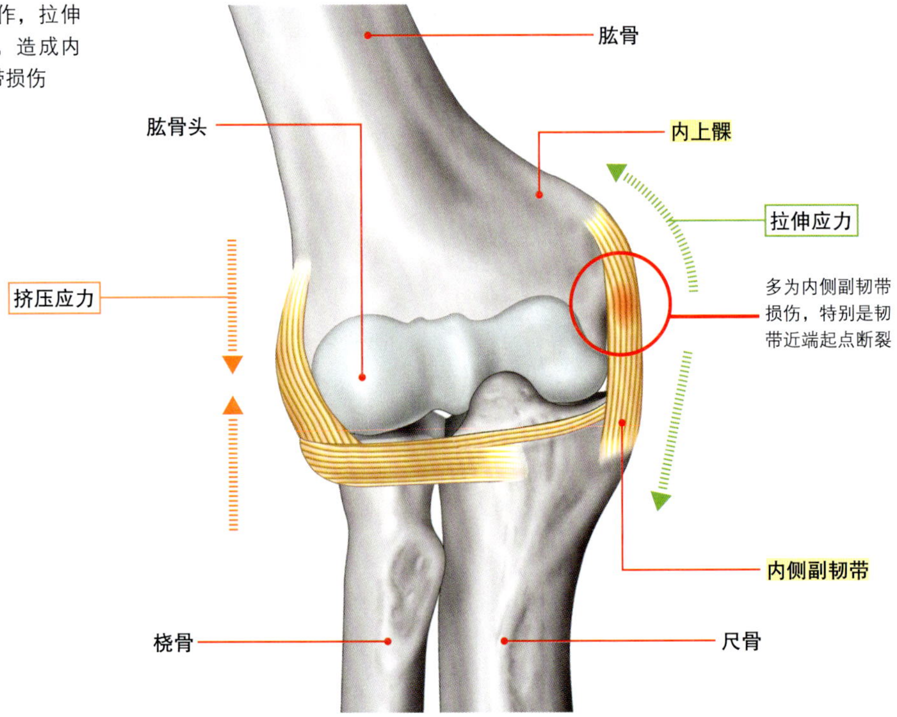

外侧型棒球肘（肱骨小头剥脱性骨软骨炎）

由于外翻应力，肱小骨头受到肱桡关节的压迫，导致肱骨小头剥脱性骨软骨炎

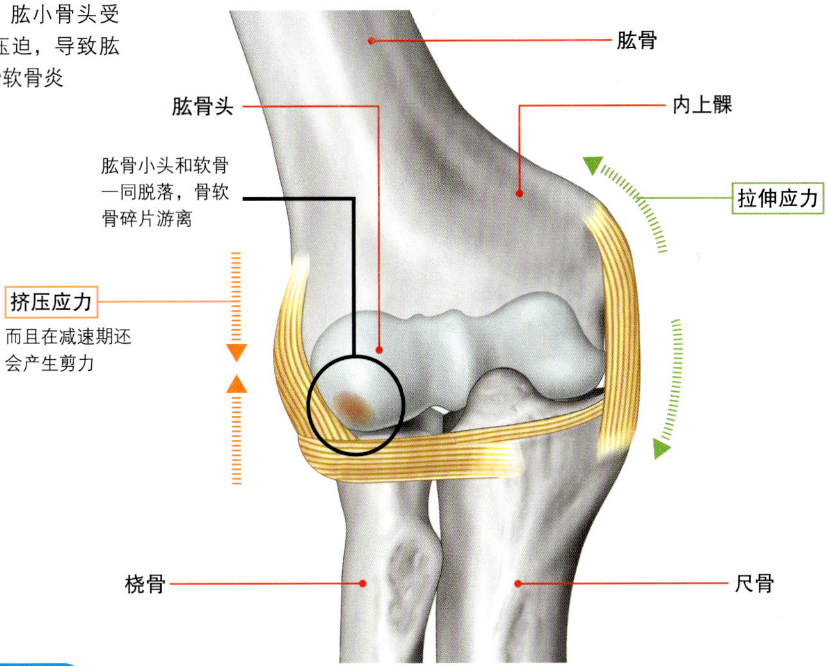

调整投球姿势

【手肘过低】

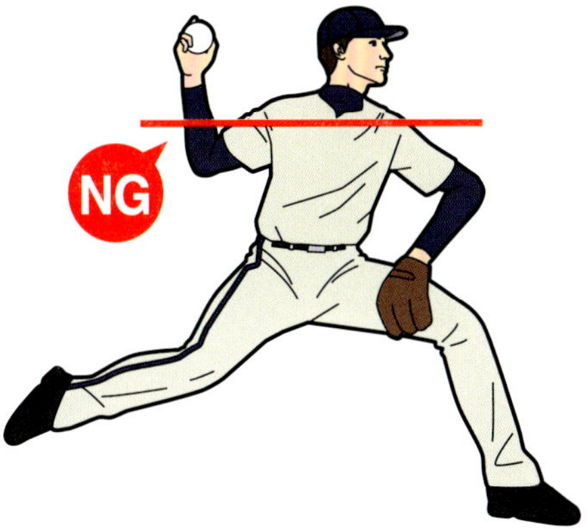

如果投球一侧的手肘比两肩低，肘关节内侧会受到强烈的外翻应力，容易形成棒球肘

【正确的投球姿势】

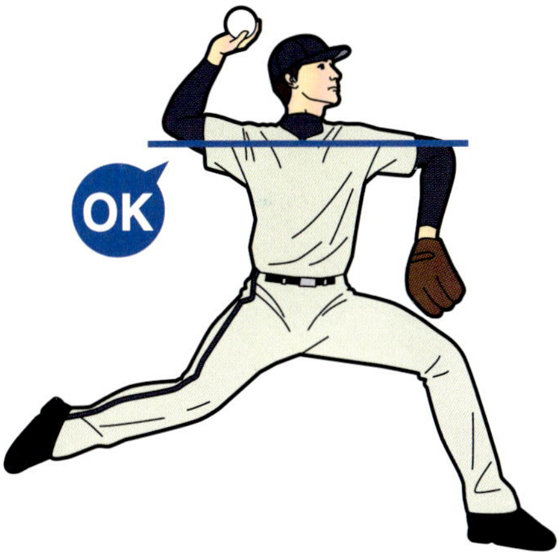

如果手肘比两肩高，肘关节受到的应力就会被吸收，运动也能顺利传递到躯干、上肢带、上臂、前臂和手指

知识链接

什么是“关节鼠”？

你听说过“手肘内的老鼠”吗?

所谓的老鼠的真实身份其实是“关节游离体”，通过普通 X 光片，可以发现游离的骨软骨碎片悬浮在肘关节内。关节游离体如老鼠般在关节内活动，因此一般被称为“关节鼠”。如果出现“关节鼠”，就会导致剧烈疼痛以及关节无法活动的绞锁症状。

● 手关节和手部的运动 ▶P60

网球肘

网球肘是常见于中年网球爱好者的慢性运动损伤，羽毛球、乒乓球、高尔夫等使用球拍或球杆的运动也容易引发网球肘。

什么是网球肘

网球肘常见于球拍运动爱好者，是引起肘关节疼痛的疾病的总称。

根据受损部位的不同，网球肘可以分为内侧型网球肘和外侧型网球肘（▶下图）。

❶ 内侧型网球肘：疼痛从肱骨内上髁周围蔓延至手部屈肌，又称正手网球肘或高尔夫肘。

❷ 外侧型网球肘：疼痛从肱骨外上髁周围蔓延至手部伸肌，也被称为反手网球肘。

无论业余选手还是专业选手，外侧型网球肘的发生率更高。接下来笔者将着重介绍外侧型网球肘。

外侧型网球肘

外侧型网球肘，一般被称为肱骨外上髁炎。多见于 35 ~ 50 岁的中年人，不打网球的普通主妇也会出现类似症状，因此人们认为其与年龄增长导致的肘部肌肉和肌腱的退行性病变有关。

肱骨外上髁炎是指，肘部外侧参与腕关节背屈的腕伸肌群（尤其是桡侧腕短伸肌▶P60）的起点发生病变，产生疼痛或压痛。病情严重时，肘部外翻应力也会增加。如果病情较轻，则只在运动时感到疼痛，休息时无痛感。另外，除了运动以外，患者做拧毛巾等动作也会感到疼痛。

网球肘的分类 根据病变发生的部位可分为内侧型网球肘和外侧型网球肘

【内侧型网球肘】

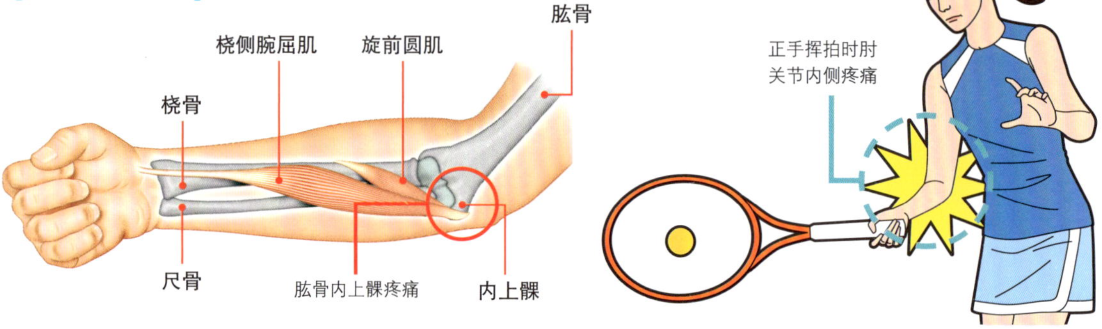

【外侧型网球肘】

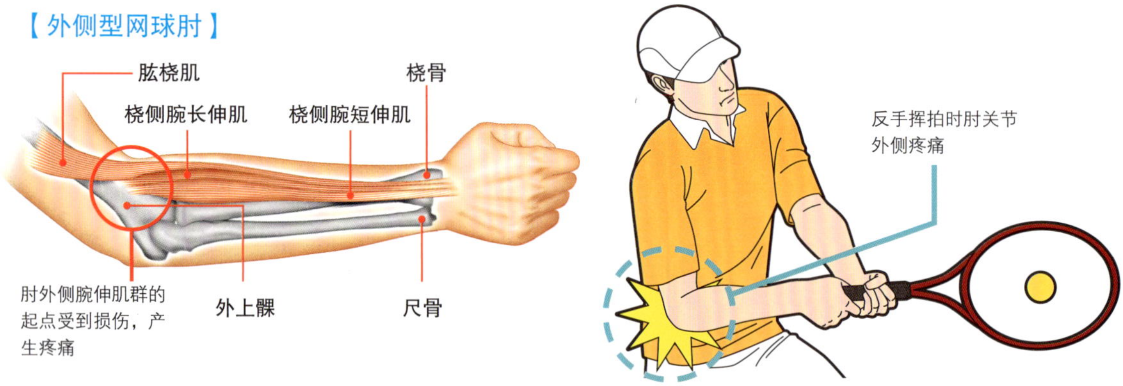

医生可以通过**抬椅试验**（chair test）、**汤姆森试验**（Tnomsen test）、**中指伸展试验**（middle finger extension test）等徒手检查的方式对肱骨外上髁炎进行诊断，如果在任何一项检查中发现患者从肘外侧蔓延到前臂的疼痛，就可以诊断为网球肘。特别是前两者，通过屈曲手指，可以排除起点同样位于外上髁的指总伸肌的影响。

一般采用康复治疗等**保守疗法**进行治疗。疼痛剧烈的急性期应使其局部休息，用**胶带固定**以减轻腕关节背屈肌群的负担。当疼痛缓解，可以恢复比赛时，佩戴**网球肘支具**（▶下图）等以防止复发。

另外，重要的是，在运动开始前后仔细做好肩部到腕关节的拉伸，以**预防复发**。

调整比赛风格

同为反手击球，**单手反手击球**比双手反手击球更需要腕关节做大幅度背屈动作，因此更容易引发网球肘。反手击球技术的改进也有助于预防网球肘复发。另外，如果击球时的击球点**偏离甜点***，就会加剧撞击时的振动，从而导致网球肘。

此外，一般认为球拍的**重量过重**也容易引发网球肘。这时最好重新挑选球具，如尽可能选择轻量的球拍等。

肱骨外上髁炎

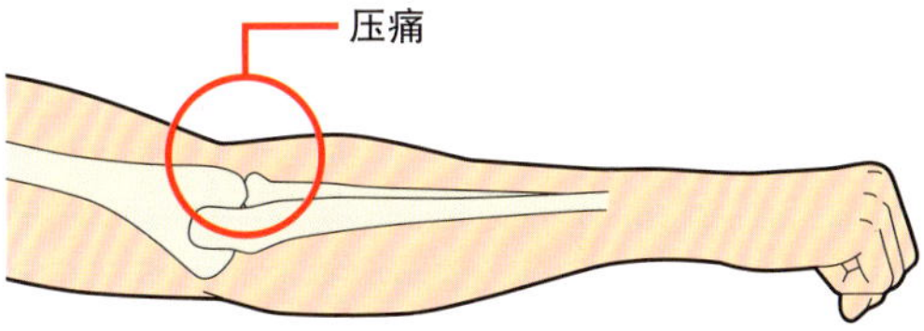

肱骨外上髁的手部伸肌群起点出现压痛

网球肘支具

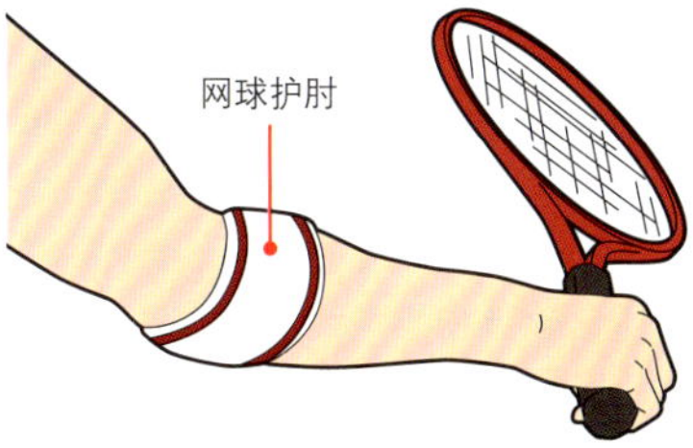

用网球护肘压迫肌肉，减轻外上髁的负担

网球肘的徒手检查

【抬椅试验】

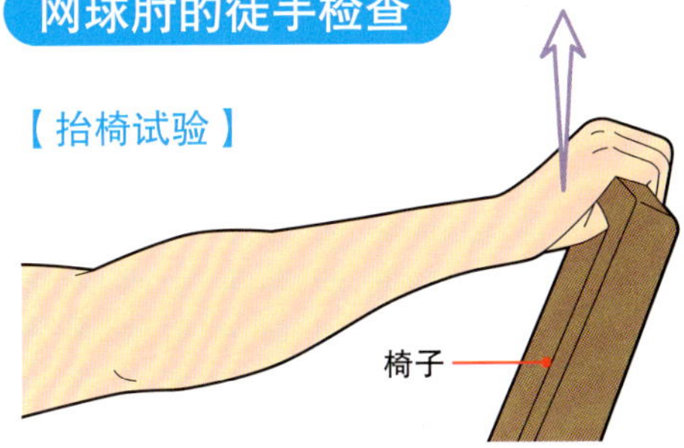

肘部保持伸展并抬起椅子

【汤姆森试验】

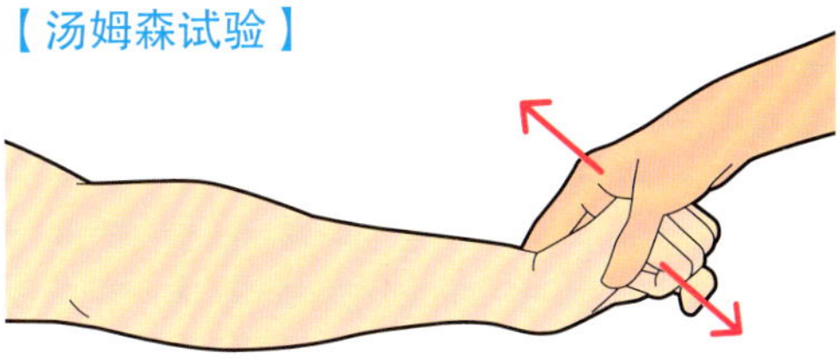

手肘保持伸直，腕关节背屈并对其施加阻力

【中指伸展测试】

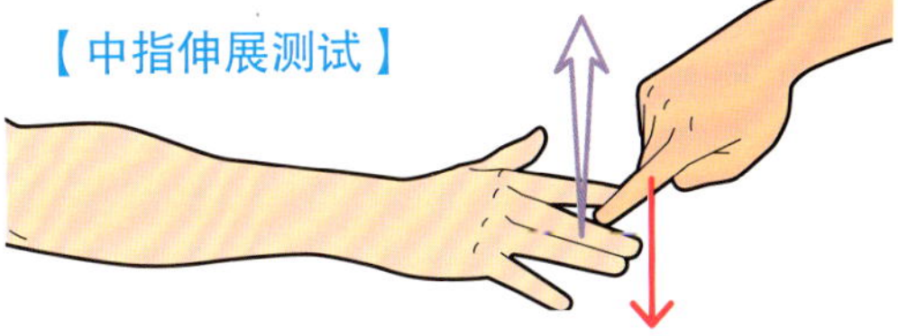

保持肘部伸展，伸展中指并对其施加阻力。但是，很难判断受损的是否为指总伸肌

关键词

* **甜点** Sweet Spot

指用网球拍、棒球棒等击球时，最有效的击球点。

• 膝关节的结构和运动 ▶ P78

髂胫束综合征

髂胫束综合征是“跑步膝”的代表性疾病。其特征为，因过度使用膝盖等而导致的跑步中膝盖疼痛。

什么是髂胫束综合征

髂胫束综合征是“跑步膝”（因跑步产生的膝关节周围受损）的一种，患者主要在髂胫束的股骨外侧髁附近感到疼痛。

髂胫束起于髂结节和臀大肌前上部及阔筋膜张肌，止于胫骨附近的外侧结节（Gerdy结节），是人体最大的韧带。大腿和膝关节处于伸展位时髂胫束位于大转子后方、股骨外上髁前方，而在大腿和膝关节处于屈曲位时位于大转子前方、股骨外上髁后方。

髂胫束综合征是指在反复屈伸膝盖的过程中，由于髂胫束与股骨外上髁摩擦，使滑膜或滑膜囊产生炎症，导致行走时感到疼痛的疾病（▶下图）。

另外，女性有时会在大转子部位感到摩擦。

髂胫束综合征是马拉松等长跑运动员的常见疾病，不过也常见于自行车或滑雪等项目的运动员，尤其是脂肪少、肌肉发达的人。

诱发髂胫束综合征的各种因素

很多因素可能诱发髂胫束综合征，主因为过度使用。跑步距离或时间过长，以及柔韧性下降、热身不足等也可能引发髂胫束综合征。此外，与坚硬的路面和下坡等赛道、坚硬的鞋等也有关系。此外，作为下肢力学对线的特征，当伴有弓形足和膝内翻（▶P78），或者过度足内旋*和膝外翻（▶P78）时，容易造成髂胫束综合征，也可能并发鹅足滑囊炎*。

髂胫束综合征

髂胫束综合征是因膝关节反复屈伸运动而产生炎症

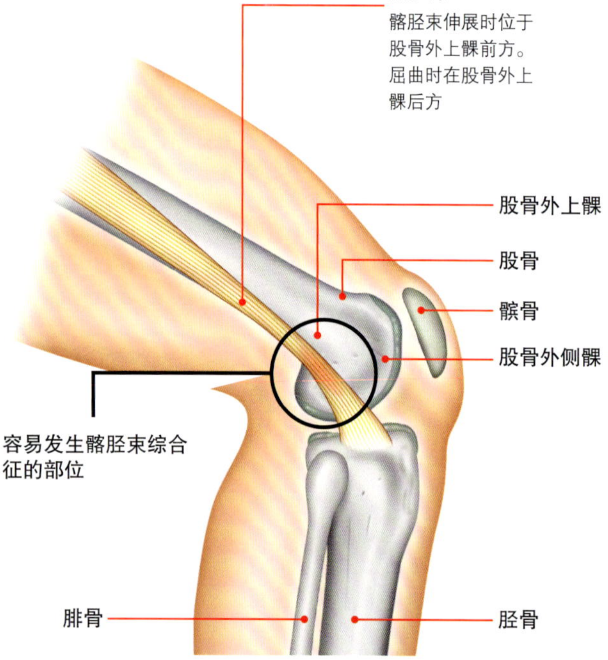

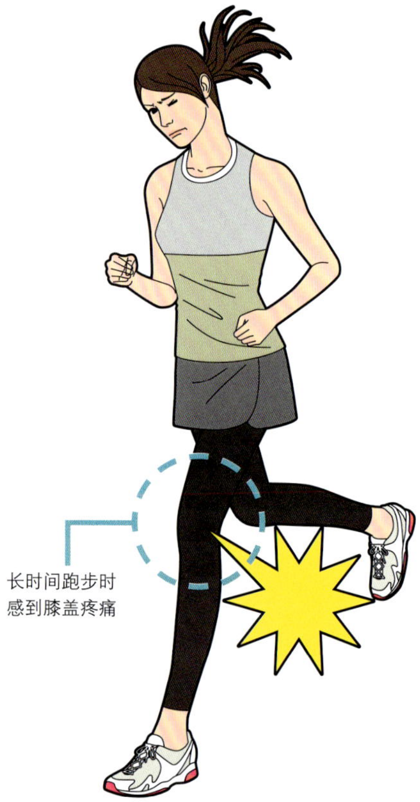

诊断和治疗

医生诊断时首先**确认压痛**（▶下图）。按压髌骨外侧的股骨外侧髁周围，确认压痛点。

医生一般采用徒手检查的方式诊断髂胫束综合征，其中**抓握测试**（grasping test▶下图）较为有效。让患者的膝关节处于屈曲位，在外上髁部按压髂胫束后再让其屈伸膝关节，就会诱发疼痛。

在髂胫束综合征的急性期，患者**运动时会感到疼痛**，**休息时疼痛消失**。但是，反复运动后疼痛会加剧，有时还会导致行走困难。

治疗以禁止运动、局部休息的**保守疗法**为主。恢复运动后，要充分做好拉伸运动。另外，还可以用胶带朝着减轻疼痛的方向进行固定。

此外，跑步时需要尽量选择草地或泥土地等柔软的地面，避开坡道等对膝盖有负担的路线。

髂胫束综合征压痛点

诊断髂胫束综合征时，先确认压痛点

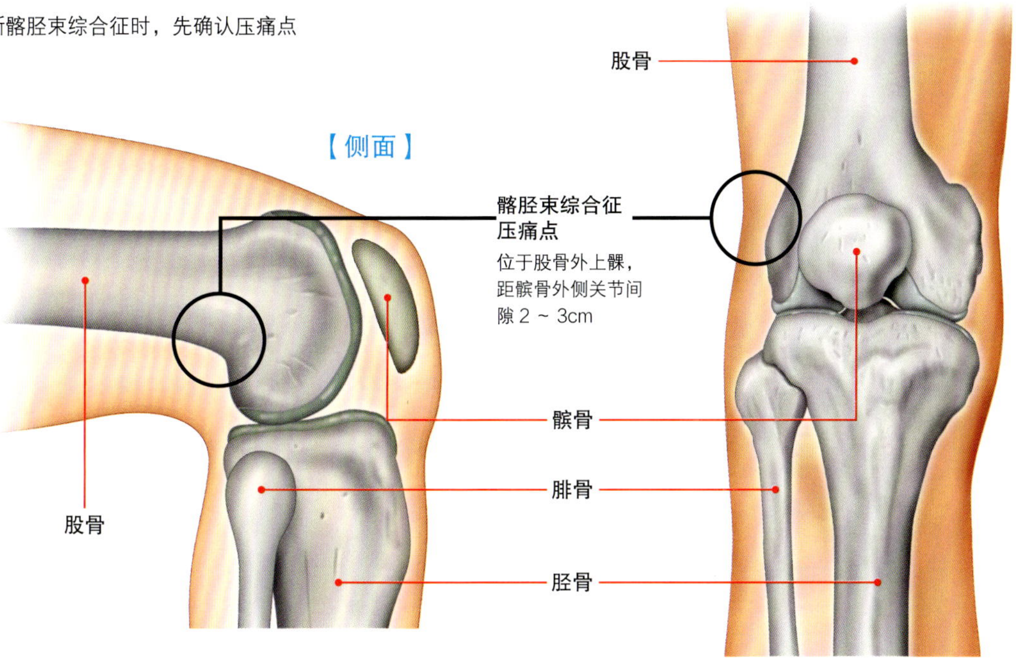

抓握测试（Grasping test）

让患者处于膝关节屈曲位，用拇指按压外踝部髂胫束的压痛部位，同时使其进行膝关节的屈伸

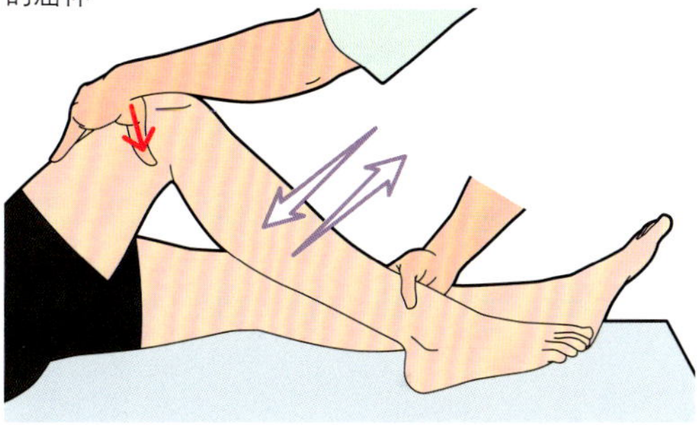

关键词

＊ **过度足内旋**

指拇趾侧承担较多的体重负荷，使足部过度旋前的状态。由此引起膝关节外翻。

＊ **鹅足滑囊炎** pes anserinus bursitis

附着在胫骨内侧上部的鹅足浅层（缝匠肌、股薄肌、半腱肌）和鹅足深层（半膜肌）的拉伸应力引起的炎症。

索引

G

H

J

Z

图书在版编目（CIP）数据

3D 人体解剖图：骨骼、关节、肌肉 /（日）竹井仁编著；赵百灵译 . -- 南昌：江西科学技术出版社，2023.9

ISBN 978-7-5390-8649-1

Ⅰ . ① 3… Ⅱ . ①竹… ②赵… Ⅲ . ①人体解剖学－图解 Ⅳ . ① R322-64

中国国家版本馆 CIP 数据核字 (2023) 第 135825 号

3D 人体解剖图：骨骼、关节、肌肉

［日］竹井仁　编著　　赵百灵　译

策划制作：北京书锦缘咨询有限公司
总 策 划：陈　庆
策　　划：肖文静
责任编辑：钱伟捷
设计制作：柯秀翠

出版发行　江西科学技术出版社
地址　南昌市蓼洲街 2 号附 1 号
　　　邮编：050061　电话：（0791）86623491　86639342（传真）
印刷　和谐彩艺印刷科技（北京）有限公司
经销　各地新华书店
开本　185mm × 260mm
字数　200 千字
印张　11
版次　2023 年 9 月第 1 版
印次　2023 年 9 月第 1 次印刷
书号　ISBN 978-7-5390-8649-1
定价　79.00 元

赣版权登字-03-2023-109　　ZK2023082